臨床検査学実習書シリーズ

# 生理機能検査学実習書

監修 一般社団法人
日本臨床検査学教育協議会

編 今井 正

医歯薬出版株式会社

# 『臨床検査学実習書シリーズ』の発行にあたって

　臨床検査技師教育は昭和46年（1971年）にその制度が制定されて以来，本年で37年目を迎えた．また衛生検査技師教育を含めると約半世紀がたとうとしている．その間に臨床検査学の教育内容も充実し，確立したものとなった．今から約8年前の平成12年（2000年）に臨床検査技師学校養成所指定規則の改正が行われ，カリキュラムが大綱化された．それは科学技術の発展に即応した先端技術教育の実践や，医療人として豊かな人間性と高い倫理性をもつ人材の育成，そして総合的なものの考え方や広い視野の下で，医療ばかりではなく，予防医学・健康科学・食品衛生・環境検査などにも対応できる教育の充実を目標として改正されたものだった．時代の変遷とともに求められる臨床検査技師というものが変化し，技術主体から問題解決能力をもつ臨床検査技師の育成が求められるようになった．しかし，いくら自動化や機械化が進んだとしても臨床検査技師の養成に技術教育をお座なりにしてよいものではない．卒前教育において十分な基礎技術を身につけ，現場においてどんな場面においても的確に対応できる人材が必要となる．

　日本臨床検査学教育協議会は平成18年（2006年）の法人化に伴い事業の一環として実習書の発行を企画した．その目的は，現在，標準となる臨床検査学の実習書がないこと，そして実習内容は各養成施設独自に定められており卒前教育として必要な技術が明確になっていないことなどがあげられる．それに加え，学内実習の標準化がなされれば臨地実習の内容統一にもつながってくることが期待される．このようなことからも実習書の作成は急務なものであった．医歯薬出版株式会社の協力の下，この『臨床検査学実習書シリーズ』が発行されることは，今後の臨床検査技師教育の発展に大きな足跡を残すことになると編者一同自負している．

　編者は日本臨床検査学教育協議会の理事を担当されている先生に，そして執筆者は現在，教育に携わっている先生方を中心にお願いした．いずれも各専門科目において活躍し，成果を上げられている方がたである．

　利用するであろう臨床検査技師養成施設の学生は，本書を十分に活用して，臨床検査技師として必要な技術を身につけていただき，将来社会で大いに活躍することを願うものである．

2008年8月

有限責任中間法人（現・一般社団法人）日本臨床検査学教育協議会・理事長

三村　邦裕

# 序文

　1903年，オランダ人医師ウィレム・アイントーフェンは，自身の体を使い心臓の電気現象の記録に成功して，心電計開発の先駆けとなった．困難を乗り越えて彼が開発した心電計（検流計）は，背丈ほどもある代物で，ちなみに重量は約270kgと記録されている．現在のホルター心電計は数十gの製品もあり，いかに巨大かがわかる．その当時も心臓病にかかる人たちは多かったが，本人ですら，その業績がその後の心臓病患者にどれほどの福音をもたらすかを知る由もなかった．しかし，その21年後の1924年，彼はその優れた業績が認められ，「心電図の発明とその医学的応用」でノーベル賞（生理学・医学分野）を受賞することになった．また，この年は奇しくもドイツの精神科医ハンス・ベルガーがはじめて脳波を記録することに成功し，生理学研究にとってはともに記念すべき年となった．それから現在まで80余年を経て，電気生理学はめざましい発展を遂げた．MRIやMEGおよび光トポグラフィに代表されるような生体機能と画像の融合した機能画像解析技術も多数出現し，発展は今後もさらに加速していくことが予測される．

　さて，話を生理機能検査学に戻そう．この学問領域は生体を構成する各器官の機能を理解し，外部環境にどのように順応し生命を維持しているかを理解することと，なんらかの原因によりその機能が崩壊し，生体の内部環境のバランスを欠いて疾病に罹患したとき，生体が示す形態学的，電気学的，化学的および力学的変化を正確に計測し，自然科学的立場から病態を解明することを目的としている．

　生理機能検査学は，生物化学分析検査学や病因・生体防御検査学のような検体検査ではなく，患者に直接接触し検査するという大きな特徴がある．それだけに，生体に対しての安全性の確保が最重要課題である．このため，電気的安全の知識，機器の構造，準備，使用方法にいたるまで，完全な理解と遂行能力の確保が要求される．また，検査項目のなかには負荷法・賦活法を伴う検査もあり，検査中に緊急事態の発生が予測されるので，緊急対応についても十分な理解と対応能力が要求されているところである．

　本書は以上のポイントを十分に考慮して，学内実習はもとより，臨地実習に橋渡しできる内容を含んだ標準的生理機能検査学実習書として計画された．各項目を担当する執筆者は実際に大学等で授業を担当し，その専門性と理解のしやすさでは定評のある日本を代表する方がたにお願いできた．学生諸君には，ぜひとも本書を十分に活用して多くの技術を習得していただければ幸いである．

　最後に，本書がさらに優れた実習書となるには読者諸氏のご意見やご指摘が欠かせないと思う．多くのご叱正をいただければ幸いである．

2012年5月

編者／著者を代表して　　今井　正

臨床検査学実習書シリーズ
生理機能検査学実習書

# 目次

『臨床検査学実習書シリーズ』の発行にあたって　iii
序文　v
口絵　xi

## I　生理機能検査学実習の到達目標　1

1　生理機能検査学実習の到達目標　2

## II　生理機能検査学の特徴　3

1　生理機能検査学の特徴　4

## III　循環機能検査　7

1　心電図検査　8
　1　心電計と12誘導心電図記録　8
　2　負荷心電図（禁忌事項を含む）　13
　　a. マスター2階段試験　17
　　b. 自転車エルゴメータ負荷試験，トレッドミル負荷試験　18
　3　Holter（ホルター）心電図　21
　4　その他の心電図（加算平均心電図）　24
2　心音図・心機図検査　25
3　指尖容積脈波検査　30

## IV　呼吸機能検査　33

1　換気機能検査　34
　1　肺活量（VC；Vital Capacity）　34
　2　努力呼気曲線とフローボリューム曲線　37

　　　　3　機能的残気量　40
　2　肺胞機能検査　42
　　　　1　肺内ガス分布，クロージングボリューム　42
　　　　2　肺拡散能力　46
　　　　3　呼気ガス分析　49
　3　血液ガス分圧測定　51
　　　　1　動脈血液ガス分圧測定（電極法）　51
　　　　2　経皮的ガス分圧検査　54
　　　　3　パルスオキシメータ検査　56
　4　その他　58
　　　　1　基礎代謝測定法　58

# V　神経筋機能検査　61

　1　脳波　62
　　　　1　脳波計　62
　　　　2　脳波検査　67
　　　　3　賦活法　72
　2　誘発電位　76
　　　　1　事象関連電位（ERP；event-related potential）　76
　　　　　A．P300　77
　　　　　B．随伴陰性電位（CNV）　80
　3　筋電図　83
　　　　1　筋電計の取り扱い方　83
　　　　2　針筋電図検査の準備　87
　　　　3　表面筋電図検査　90
　4　誘発筋電図　93
　　　　1　運動神経伝導速度（MCV）検査　94
　　　　2　F波伝導速度検査（正中神経を用いて）　99
　　　　3　感覚神経伝導速度（SCV）検査　103

# VI　感覚機能検査　109

　1　体性感覚誘発電位（SEP）　110
　2　視覚機能検査　114
　　　　1　眼底写真検査　114
　　　　2　視覚誘発電位（VEP）　117

## 3 聴覚機能検査 120

1 標準純音聴力検査（気導聴力検査および骨導聴力検査） 120
2 聴性脳幹反応（ABR；auditory brainstem response）検査 123

## 4 平衡機能検査 127

1 体平衡機能検査 127
　A. 静的体平衡機能検査（立ち直り反射検査） 127
　B. 動的体平衡機能検査（偏倚検査） 130
2 眼振検査 133
　A. 注視時検査 133
　B. 非注視時検査 133
3 電気眼振図検査（ENG；electronystagmography） 134

## 5 その他 145

1 味覚検査 145
2 嗅覚検査 148

# VII 超音波検査 151

## 1 超音波検査 152

1 超音波検査の概要 152
2 超音波検査の原理・装置 154

## 2 心臓超音波検査 156

1 心臓超音波検査の準備 156
2 心臓超音波検査の実際 158
3 心臓超音波検査の実地見学 161
4 心臓超音波画像の読影 162

## 3 臓器別画像解析 163

1 腹部臓器（消化器，産婦人科，泌尿器領域） 163
2 体表臓器（甲状腺，乳腺，頸動脈） 173
　A. 甲状腺検査 174
　B. 乳腺検査 176
　C. 頸動脈検査 178

## VIII 磁気共鳴画像検査（MRI） 181

- 1 装置 182
- 2 検査法 184

## IX 熱画像検査 189

- 1 熱画像検査（サーモグラフィ検査） 190

## X 一次救命処置 197

- 1 一次救命処置（BLS；basic life support） 198
  - 1 自動体外式除細動器（AED）操作を含む一次救命処置 198

## XI 実習モデル 201

- 1 学内実習モデル 202

## XII 臨地実習 205

- 1 臨地実習の心構え 206
- 2 臨地実習の一例（終日12日間実習） 207

# 口絵

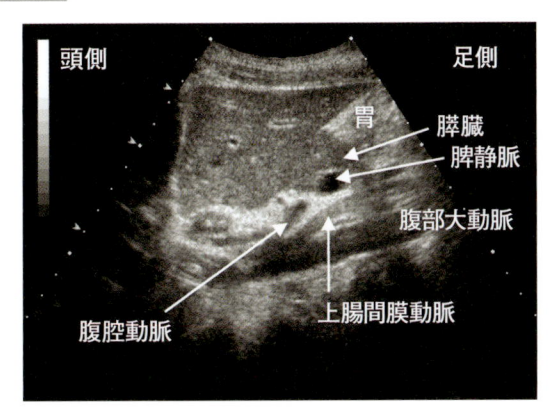

口絵Ⅶ-1 心窩部縦走査（☞ p.168）

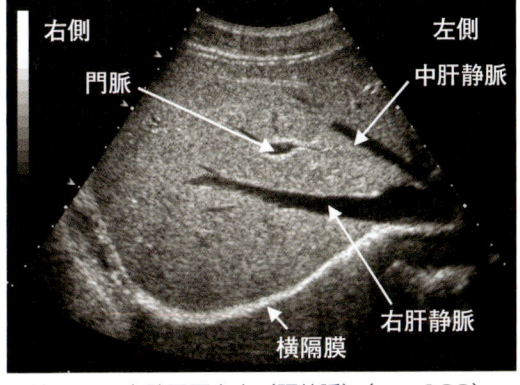

口絵Ⅶ-2 右肋弓下走査（肝静脈）（☞ p.168）

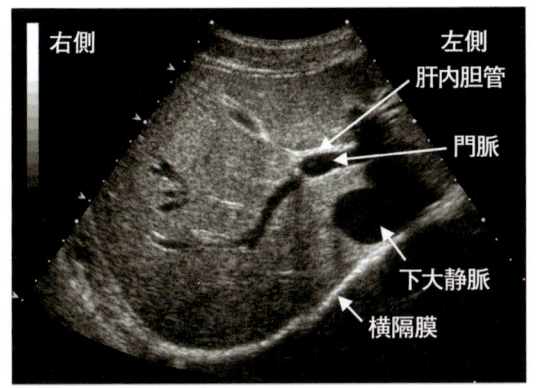

口絵Ⅶ-3 右肋弓下走査（門脈・肝内胆管）（☞ p.168）

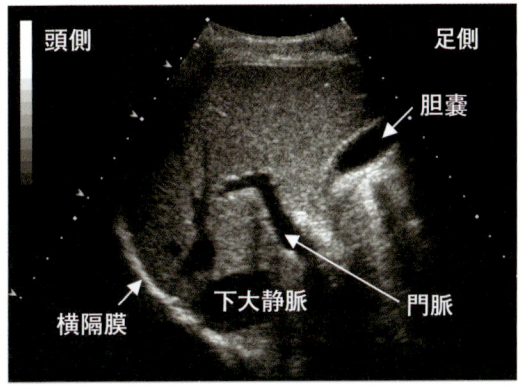

口絵Ⅶ-4 右肋間走査（門脈）（☞ p.168）

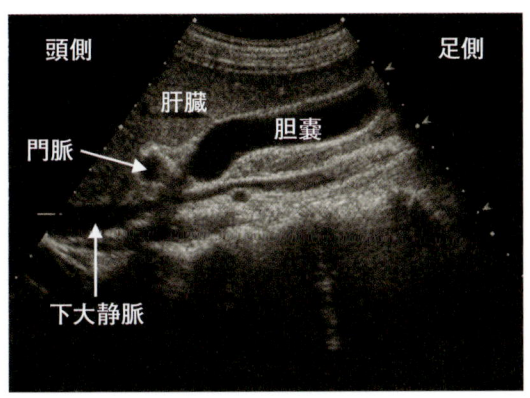

口絵Ⅶ-5 右季肋部走査（胆嚢長軸像）（☞ p.168）

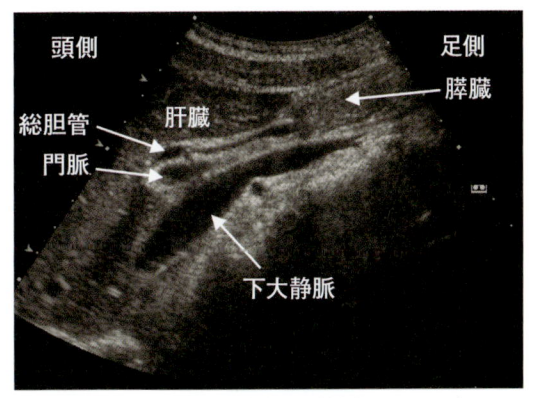

口絵Ⅶ-6 右季肋部走査（総胆管）（☞ p.168）

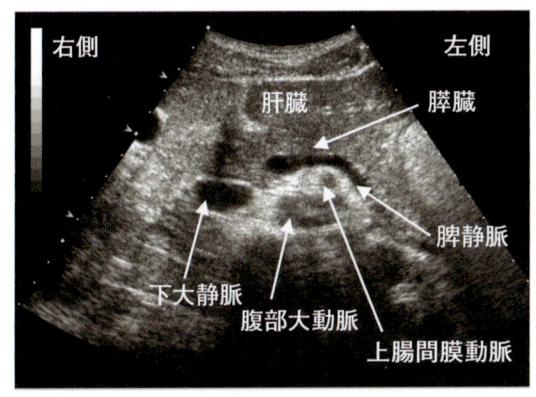

口絵Ⅶ-7 心窩部横走査（膵臓）（☞ p.169）

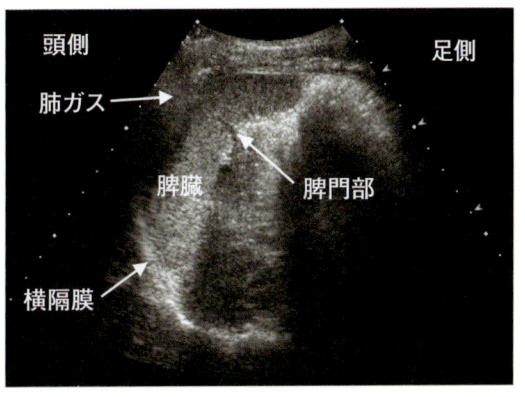

口絵Ⅶ-8 左肋間走査（脾臓）（☞ p.169）

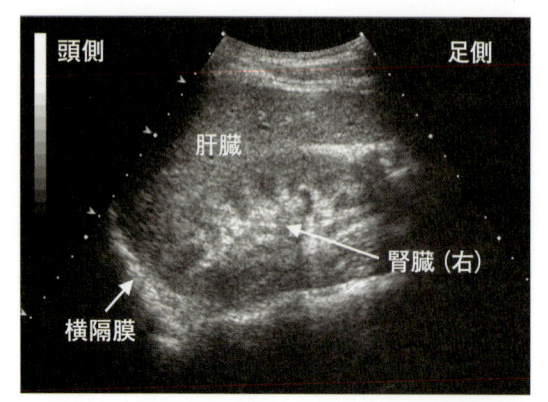

口絵Ⅶ-9　右側腹部縦走査（右腎）（☞ p.169）

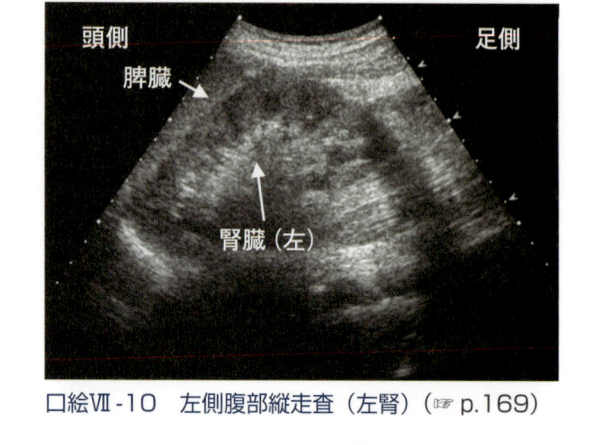

口絵Ⅶ-10　左側腹部縦走査（左腎）（☞ p.169）

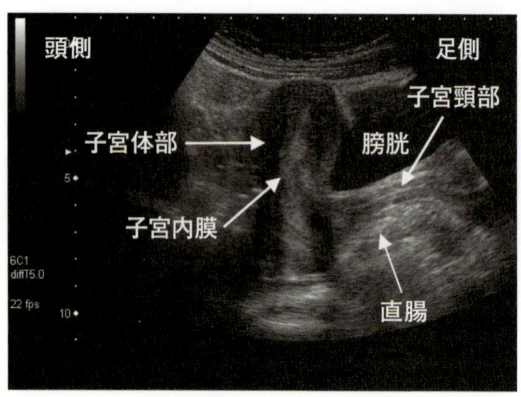

口絵Ⅶ-11　下腹部縦走査（子宮長軸像）（☞ p.170）

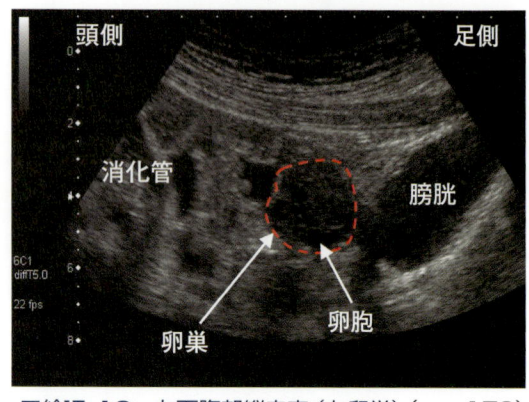

口絵Ⅶ-12　左下腹部縦走査（左卵巣）（☞ p.170）

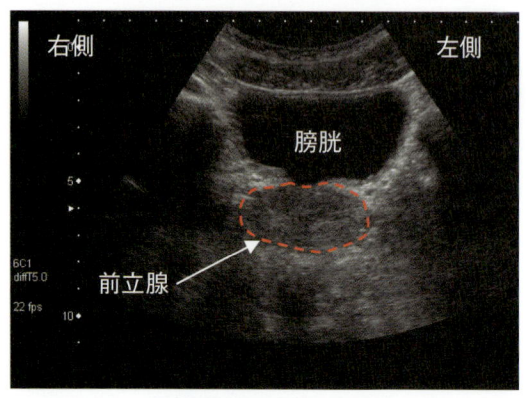

口絵Ⅶ-13　下腹部横走査（前立腺短軸）（☞ p.170）

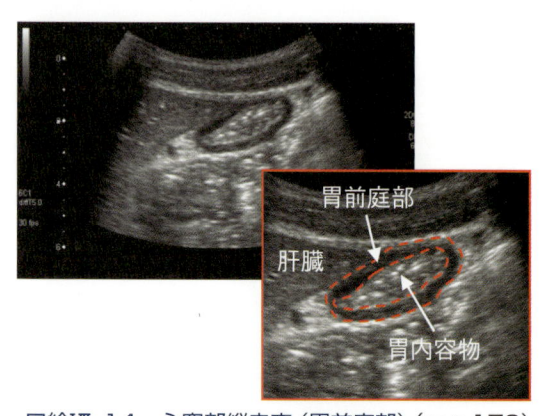

口絵Ⅶ-14　心窩部縦走査（胃前庭部）（☞ p.170）

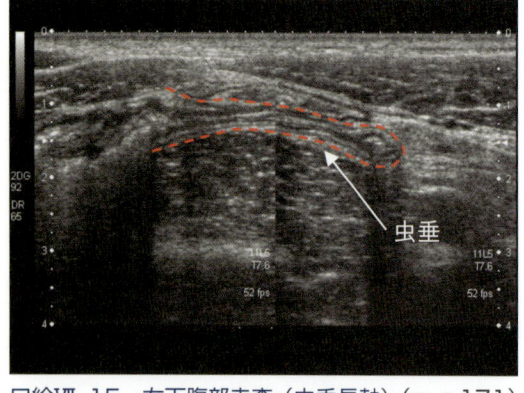

口絵Ⅶ-15　右下腹部走査（虫垂長軸）（☞ p.171）

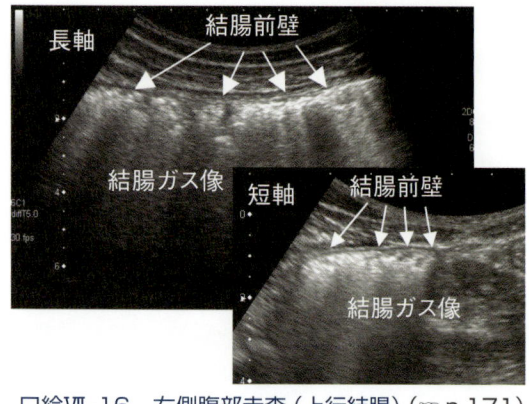

口絵Ⅶ-16　右側腹部走査（上行結腸）（☞ p.171）

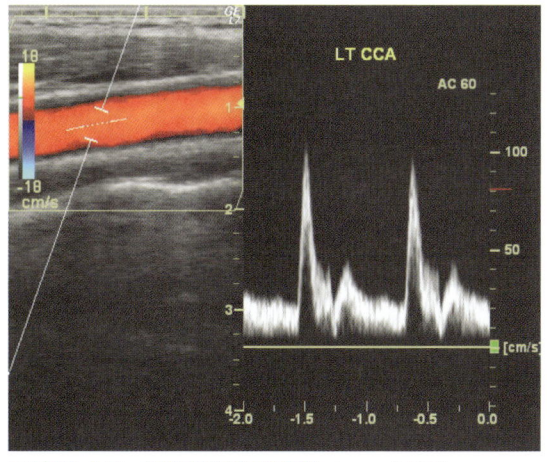

口絵Ⅶ-17　総頸動脈血流波形（☞ p.179）

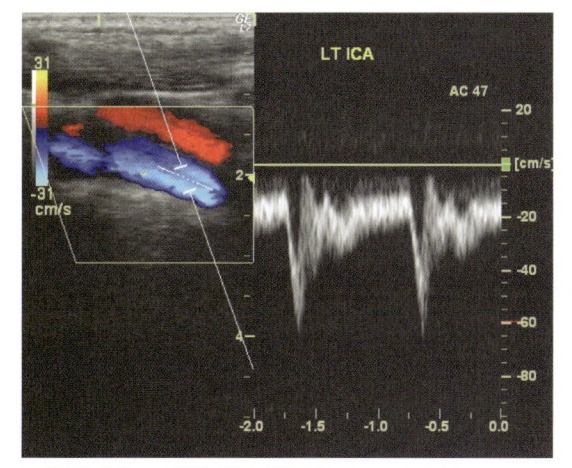

口絵Ⅶ-18　内頸動脈血流波形（☞ p.179）

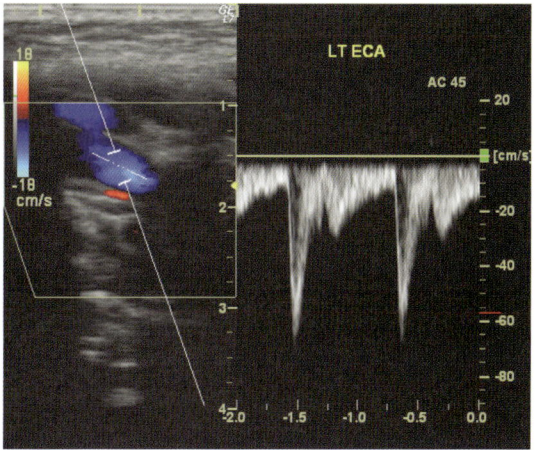

口絵Ⅶ-19　外頸動脈血流波形（☞ p.179）

（口絵Ⅶ-17〜19：天理よろづ相談所病院腹部超音波室提供）

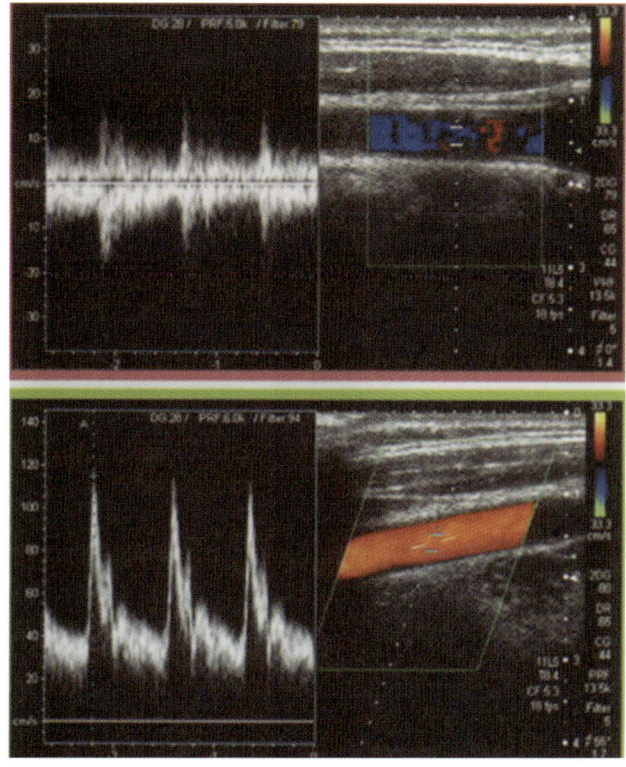

口絵Ⅶ-20　ドプラビームの角度による血流波形の変化
上段のようにドプラの入所角度が悪い場合でも下段のようにアプローチの方向やスラント機能を用いて正しく血流を測定することができる。（☞ p.179）

（遠田栄一ほか：Medical　Technology別冊／頸動脈・下肢動静脈超音波検査の進め方と評価法．医歯薬出版，2004，p 30より）

# I 生理機能検査学実習の到達目標

# 1 生理機能検査学実習の到達目標

I 生理機能検査学実習の到達目標

### ①生理機能検査学の重要性

　検査を通して，人の生体機能情報を直接得る技術学を「生理機能検査学」と称し，①循環機能検査，②呼吸機能検査，③神経機能検査など，現在22項目が法律で規定されている．

　人体の生理を十分に知ったうえで，さまざまな技術と検査機器を駆使して生体情報を取り出し，それを各診療科へ提供し，病気の診断・治療や予後の推定，さらには健康診断にも広く利用される重要な科目である．

　学生が実習において習得すべき項目を下に記載する．他の実習とは大きく異なった内容もあるので，参考にして積極的に実習に臨んでほしい．

### ②一般目標（GIO）

①各実習項目の目的を十分理解し，必要な基礎的知識・技術を習得する．
②学生同士がお互い検者と被検者になり，生体の生理的状態を正確に記録できるようにする．また，それを通じて患者心理の理解および接遇などを習得する．
③検査データと疾患との関係を学び，病態解析の手法を習得する．
④各種計測機器の構造，電気的安全性に関する実際的知識・技術を習得する．
⑤緊急対応が必要な状態の理解と，それが判断できる知識を習得する．

### ③行動目標（SBOs）

各実習項目の最初に〔実習目標〕として記載した．

（今井　正）

# II 生理機能検査学の特徴

# 1 生理機能検査学の特徴

## II 生理機能検査学の特徴

### 目的

生理機能検査は，呼吸・循環・神経機能検査や組織形態に関する画像検査などを通じて，人の生理・病態機能の変化を計測することによって，病気の診断に役立つ補助的データを診断医に提供することを目的とした検査である．検査対象は，検体検査と異なり直接人体に触れる生体検査であることから，生身の被検者が対象となる．学内実習では，ヒトの正常機能と正常な形態学を主とした生理学の面から正常被検者を対象とする．臨地実習では，正常被検者の正常機能から外れた病態生理・機能を学ぶ被検者（患者）が対象となる．しかし臨地実習では検体検査と異なり，まだ無資格であることから，患者に直接触れる生理検査は見学が主となる．そしてここでは，正常被検者である同僚や先輩技師が被検者となって，実際の患者環境下において学内実習で学んだ検査法をさらに詳しく学び，同時に提示された患者検査データの判読法や患者の接遇のしかた，データ整理，安全対策などを実地に学ぶことが主となる．したがって学内実習では，正常被検者を対象として種々の生理機能検査法やヒトの正常機能を理解するとともに，患者を対象とした臨地実習に備えて，患者の取り扱い方，安全対策，救急処置法などに必要な基礎的知識を理解することを目的としている．

### 被検者の心理

直接人体に触れる検査であるから，被検者との対話が必要である．対話を通じて，被検者が安心して検査に協力し参加できる工夫が，それぞれの検査項目で必要である．実際の患者検査では，検査項目の種類によって，また患者も新生児から小児・学童児・成人・老人，男女差，病気の重症度などによって多様であるため，患者への説明方法や対処法もそのつど異なる．また，検査室ばかりではなく，病棟や手術室など種々の医用室，室温・湿度などの外部環境などにより検査を受ける患者の緊張の程度や恐怖感もまちまちであり，そのつど患者の心理状態を素早くとらえて，安心して検査に協力してもらえる検査環境を整える必要がある．さらに，生理機能検査の実習では直接患者に多くの電極・リード線やプローブなどが装着されるため，どのような検査が実施されるのか不安をもつ患者が多い．実習では，これらの患者の緊張や不安を取り除いて検査に協力してもらうことが，より信頼度の高い検査データを得る最良の方法であることを学

ぶ．このためには，患者の心理状態が今どのような状態にあるのか，緊張や不安をもった状態で検査したらどのような検査データとなるかを知ることが必要で，そのうえで患者に対する接遇を通じてできるだけ患者の心理状態を把握し不安や緊張を取り除く努力が必要である．したがって学内実習では，患者の心理状態を把握するうえで，積極的にまず自分自身が被検者となって検査を受けることが大切である．

### 生体情報の特徴

生理機能検査が対象となる生体情報には，①心電図・脳波・筋電図などの生体の電気現象などを電極によって検出するもの，②脈波・心音図・呼吸気流量・血圧・体温などの生体の物理現象を生体に接着した変換器（以下，トランスデューサ）によって電気信号に変換して検出するもの，③生体外より光・超音波・磁力線などの物理的エネルギーを与えて，このエネルギーの吸収・反射・透過などによる生体の変化に伴うエネルギー変化を検出して記録，画像化するものに大きく分類できる．

また，生体情報の検査は以下の特徴を有している．

(1) 生体信号を検出する電極やトランスデューサが人体表面に接着しているため，被検者が動いたり協力が得られないと生体信号に雑音が混入しやすい．
(2) 1つの電極やトランスデューサによって検出される生体信号は，異なる種類の信号や異なる周波数帯域をもついくつかの生体信号が重畳しているため，それぞれの信号検出には適切なフィルタが必要である．
(3) 生体は電極やトランスデューサを介して直接商用交流100Vで駆動する生体計測装置と接続されているため，計測装置側からの被検者側への漏れ電流による電撃を受ける可能性をもっている．
(4) 直接患者と接続されているため，検者ばかりではなく電極やトランスデューサ，ときに計測装置本体も細菌汚染の対象となることがある．

### 生理検査機器の構成

生体情報は必ず電極やトランスデューサによって電気信号に変換される．基本的にはこれらの微弱な電気信号は増幅された後，種々の雑音処理や信号処理が行われる．これらの雑音や信号処理のためにはコンピュータによる処理が必要である．このためには生体から検出したアナログ電気信号をデジタル信号に変換する（A/D変換）必要がある（**図Ⅱ-1**）．また，生体信号の大きさを校正するために校正信号発生器が入力部にある．

図Ⅱ-1 生理機能検査機器の構成

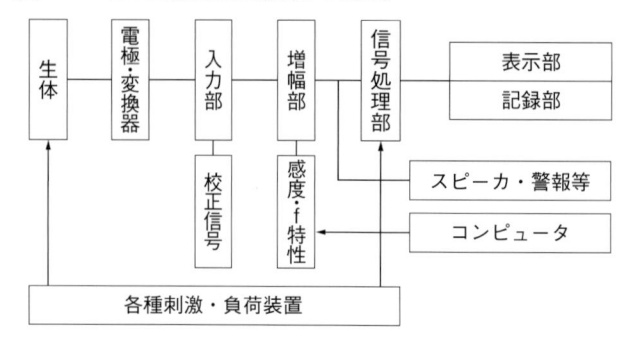

```
生体 → 電極・変換器 → 入力部 → 増幅部 → 信号処理部 → 表示部
                                              → 記録部
                     校正信号   感度・f特性 ← スピーカ・警報等
                                        ← コンピュータ
         各種刺激・負荷装置
```

## 安全対策

生理機能検査は，ヒトが電極などを介して機器と直接接続されているため，機器からの漏れ電流による電撃に対する安全対策（機器の保護アースをしっかり接続する／被検者を直接アースに接続しない／きちんと保守・点検された機器を使用するなど）が必要である．また，筋電図検査用の針電極や感染を疑われる患者に使用した電極やリード線などの滅菌法や使い捨て電極などの知識，呼吸機能検査では医用ガスのパイピングのはずれ，ゴム管の亀裂やガス漏れ，マウスピースの安全管理などがある．さらに検査機器の劣化によるデータの信頼性が損なわれることによる誤診や患者の確認ミスなど間接的な原因で生ずる事故，またさらに検査中の患者がけいれん発作でベッドから転げ落ちる場合や心筋梗塞，心停止などの発生を想定した安全対策なども念頭に置かなければならない．

## 救急処置法

生理機能検査では，前述したようにけいれん発作，急性期の心筋梗塞や心停止，呼吸停止など患者が急変することがしばしばある．このような場合に備えて，検査室や病棟では種々の治療薬や治療機器が用意されている．しかし大事なことは，検査を実施する前にできるだけ患者の既往歴や臨床診断，年齢など患者情報を把握したうえで検査を始めることが必要である．検査中は患者から絶対に目を離さないことも大切である．また患者が急変した場合には，周囲の同僚や看護師に声をかけて至急に医師にきてもらうようにする．また，緊急連絡網が整備されている施設では緊急コールをしてもらう．その間，技師は患者のそばを離れずに患者がベッドから転落などしないように監視するとともに，できるだけ検査を中断することなく検査データの記録に努めることが必要である．筋電図検査中や術中の針電極などによる針刺し事故や，感染患者の血液・体液・分泌物または汚染物が不用意に切り傷のある皮膚に接触した場合なども，至急に先輩技師や医師に報告し，必要に応じてその施設の院内感染対策のためのガイドラインに沿った処置を受ける必要がある．これらの救急処置あるいは緊急処置に関しては，学内実習において繰り返し学んだうえで臨地実習に備えることが大切である．

（石山陽事）

# III 循環機能検査

# 1 心電図検査

## 1 心電計と12誘導心電図記録

### 目的

心臓の活動に伴い発生する起電力を，心電計で記録したものが心電図である．通常は四肢・胸部からの組み合わせで12誘導が標準とされて記録され，狭心症や心筋梗塞などの虚血性心疾患，各種の不整脈および電解質異常などの病態を評価することができる．

ここでは，心電計の構造，電気的安全を理解し，学生同士がお互い検者と被検者になり，正確に心電図が記録できるようにする．また，患者心理の理解および接遇などを習得する．

### 実習前の基礎知識

①心臓の解剖を説明できる．
②心筋細胞の電気現象と興奮伝導系を説明できる．
③心電図の各波形の意味が説明できる．
④心電図の誘導法を説明できる．
⑤心電図の校正波形の意味が説明できる．
⑥心電計の構成と働きを説明できる．
⑦交流障害が説明できる．
⑧弁別比が説明できる．
⑨電撃ショックとその対策が説明できる．

### 実習目標（＝行動目標）

①患者心理の理解と接遇ができる．
②正しく心電図の記録と整理ができる．
③波形の計測ができる．
④心電計の保守・管理ができる．

> ### 検討課題

①呼吸による心拍数の変化．
②筋電図の混入の影響と除去．
③交流障害の影響の有無．
④四肢誘導の電極を入れ替えた場合の波形．
⑤代表的異常心電図の特徴．

> ### 実習準備

#### ■ 心電図室
①室温を25〜26℃，湿度約60％に設定する．
②ベッド，シールドマットのアースを確認する．
③酒精綿，ペーストの準備をする．

#### ■ 心電計の準備
①アース接続の確認．
②誘導コード，電極の点検．
③電源入力（電源を入れてから安定するまで15分ほど静置）．
④校正電圧入力（10mm/1mV）により紙送り速度（25mm/秒），時定数（3.2秒以上）を確認．

**器具**　心電計，酒精綿，ペースト，生体やすり，ティッシュペーパー

**誘導法**

■ 標準12誘導法（電極位置）（図Ⅲ-1）
①双極肢誘導は以下の2点間の電位差を表す（①，②共に前額面電位を表す）．
　Ⅰ誘導：左手（陽極）　右手（陰極）
　Ⅱ誘導：左足（陽極）―右手（陰極）
　Ⅲ誘導：左足（陽極）―左手（陰極）
②単極肢誘導：ウィルソンの結合電極法は，構成する3つの電極回路にそれぞれ5kΩの抵抗が入り1点に接続され，不関電極（基準電極）としている．ゴールドバーガーの増大単極誘導法は，ウィルソンの結合電極法を構成する3つの電極の1つから抵抗を取り除き，その部位を関電極とする方法で，ウィルソンの結合電極を用いる場合に比べ心電図は1.5倍の大きさに記録される．
　$aV_R$：右手（関電極）―左手・左足の中間端子（不関電極）
　$aV_L$：左手（関電極）―右手・左足の中間端子（不関電極）
　$aV_F$：左足（関電極）―右手・左手の中間端子（不関電極）

③単極胸部誘導（水平断面電位）（図Ⅲ-2）

$V_1$：第4肋間胸骨右縁（$C_1$）

$V_2$：第4肋間胸骨左縁（$C_2$）

$V_3$：$V_2$と$V_4$の中点（$C_3$）

$V_4$：第5肋間左鎖骨中線との交点（$C_4$）

$V_5$：$V_4$の高さで左前腋窩線との交点（$C_5$）

$V_6$：$V_4$の高さで左中腋窩線との交点（$C_6$）

④追加誘導

$V_{3R}$：$V_3$と対称の右胸部位置

$V_{4R}$：$V_4$と対称の右胸部位置

⑤特殊誘導

高位誘導：高位側壁梗塞など

低位誘導：肺気腫などで心臓が下部へ押されて位置している場合など

図Ⅲ-1　誘導法

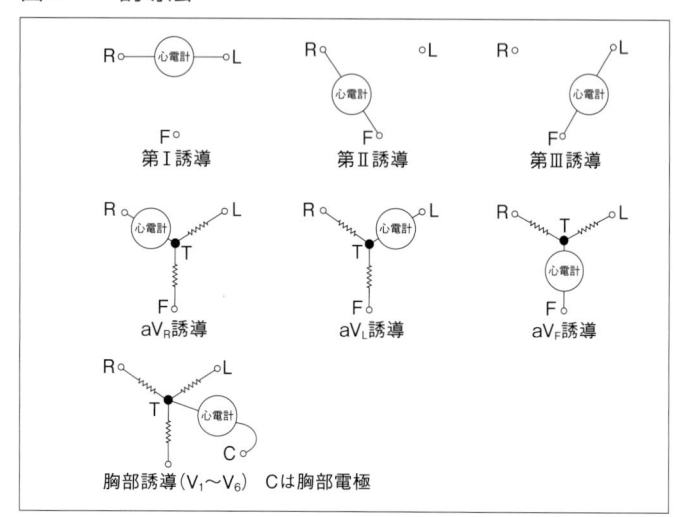

図Ⅲ-2　胸部電極の定位置

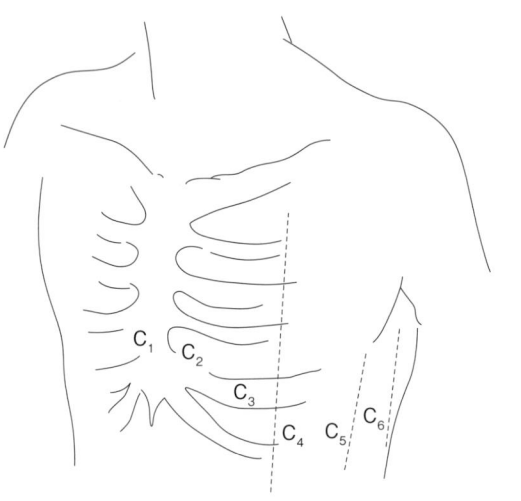

（大久保善朗ほか；臨床検査学講座，生理機能検査学．第3版，医歯薬出版，2011, p7.）

（大久保善朗ほか；臨床検査学講座，生理機能検査学．第3版，医歯薬出版，2011, p9.）

**測定法**

①名前を確認する．

②検査内容の説明をして緊張を和らげる．

③時計・貴金属を外し靴下を脱ぎ，上半身を脱衣し，ベッドで仰臥位になる．

④肢誘導用電極をつけるため，手首・足首付近の衣服をまくり皮膚を露出する．

⑤四肢・胸部の電極誘導部位を酒精綿で清拭する．

⑥電極をセットし，胸覆いタオルをかけ，心電図を5～6拍とる．

⑦ノイズや基線の動揺がないかを確認する．

⑧正確に記録がとれたことを確認し電極を外す．その後，皮膚についたペーストをティッシュペーパーで軽くぬぐい取る．

⑨記録した心電図を台紙に張り整理する．

**基準値**

1　心拍数と調律（リズム）の確認
 1）心拍数計測：正常60〜100回／min
　　心拍数＜60回／min⇒徐脈，100／min＜心拍数⇒頻脈（上室性，心室性）
 2）P-P間隔：一定⇒洞調律，不整：ペースメーカ移動，上室性期外収縮
 3）P波：脱落⇒洞不全症候群（高度徐脈，洞停止や洞房ブロック，徐脈頻脈症候群）
　　　　　消失⇒心房細動（f波出現），心房粗動（F波出現）
 4）R-R間隔：不整⇒心室性期外収縮，心房細動（絶対性不整脈）
2　平均電気軸を求める⇒電気的位置，心臓の回転など
　　基準値＝－30°〜＋110°（－側に大きくなると左軸偏位⇒左室肥大他，＋側に大きくなると右軸偏位⇒右室肥大他）
3　各波形を計測する（基準値）
 1）P波：$aV_R$を除く全誘導で上向き．Ⅲで下向きの場合も正常とする．
　　①高さ：　0.25mV＜P⇒右房負荷
　　②時間（幅）：0.10秒＜P⇒左房負荷
　　③形：尖鋭化P⇒肺性P，2峰性P⇒僧帽性P
 2）PQ（PR）時間：正常0.12〜0.2秒
　　①0.2秒＜PQ⇒第1度房室ブロック
　　②PQが次第に延長し，QRSの脱落を伴うもの⇒第2度房室ブロック・ウエンケバッハ型（モビッツⅠ型）
　　　PQが一定で，QRSの脱落を伴うもの⇒第2度房室ブロック・モビッツⅡ型
　　③第3度房室ブロック（完全房室ブロック）P波とQRS波は無関係に出現し，QRS波の数はP波の半分以下
　　④PQ＜0.12秒⇒早期興奮症候群（WPW）
 3）QRS波
　　①R波の高さ
　　　　増高⇒7mm＜$V_1$⇒右室肥大，26mm＜$V_{5-6}$⇒左室肥大
　　　　減少⇒粘液水腫，浮腫，心筋梗塞など
　　②QRS時間　正常　0.06〜0.1秒
　　　　0.12秒＜QRS　⇒左右・脚ブロック，WPW，心室性期外収縮
　　③R波の形：2峰性：$V_{1-2}$⇒完全右脚ブロック，$V_{5-6}$⇒完全左脚ブロック，J点上昇を伴う不完全右脚ブロック型⇒ブルガタ症候群
　　④Q波の形：心筋梗塞⇒1mm＜幅，R波の高さの25％＜Q波の深さ
　　⑤VAT（心室興奮時間）：$V_1$で0.035秒以内，右室肥大で延長．$V_{5-6}$で0.045秒以内，左室肥大で延長
　　⑥QRS-Tの調律が失われ，大小不同の不規則波出現⇒心室細動

4）ST区間：基線と同じ高さで平坦であること
　ST低下：労作性狭心症，低K血症，ジギタリス効果（盆状降下）
　ST上昇：心筋梗塞，異型狭心症，心筋炎，心膜炎，ブルガダ症候群
5）T波：
　①T波の向き：$aV_R$は下向き．その他の誘導は上向き．ただし，若年層ではⅢ，$V_{1-2}$で下向きの場合も正常とする．
　$V_{1-3}$でT波の陰性化または平坦化⇒右心室負荷
　$V_{5-6}$でT波の陰性化または平坦化⇒左心室負荷
　②T波の形：増高T波（テント状T波）⇒高K血症，T波の減高⇒低K血症
　③冠性T波：左右対称の陰性T波：心筋梗塞で出現
6）QTc時間（バゼットの式で補正）：正常0.35〜0.44秒
　QTc<0.35秒⇒高Ca血症，0.44秒<QTc⇒低Ca血症，遺伝性QT延長症候群
7）U波：陽性波は正常，陰性波は虚血の疑い
8）移行帯：胸部誘導において，R/Sは右側誘導の$V_1$が最も小さく，左側誘導になるほど大きくなる．R波高は一般に$V_5$が最も大きい．移行帯はR/Sがほぼ1になる場所で，$V_{3-4}$誘導でみられる．
9）右胸心の主な特徴
　①肢誘導：Ⅰ誘導で上下の極性が逆になり，P波，主峰（QRS波の），T波が下を向く．$aV_R$の主峰は上向き，aVLは下向き．
　②単極胸部誘導：$V_1$〜$V_6$のR/Sは変わらず，左側誘導部位に行くほど波高は小さくなる．この場合，右側誘導を必ずとること．
10）その他
　①ペースメーカ心電図⇒鋭い立ち上がりのスパイク状の波が，P波やQRS波の直前に出現する．

---

**結果**
①波形の計測を行い，結果を記録表に記入する．
②結果は基準値を参考に正常か異常かを判定し，異常があればどのような可能性があるかを分析する．

---

**評価**
①検討課題の結果を考察する．

---

文献：
1）大久保善朗ほか：臨床検査学講座／生理機能検査学．医歯薬出版，2011．
2）日本医師会編：心電図のABC．2007．
3）早川弘一：新版心電図マニュアル．昭林社，2004．
4）小沢友紀雄：心電図診断基準110．中外医学社，1998．
5）土居忠文：手にとるようにわかる心電図入門．ベクトルコア，1998．

（今井　正）

# 2 負荷心電図 (禁忌事項を含む)

## 目的

潜在的な虚血性疾患，また虚血の重症度や予後の評価，治療効果の判定，不整脈の診断，運動耐容能の評価，リハビリテーションなどに応用されるようになってきた．

## 実習前の基礎知識

①負荷心電図における検査方法について理解する．
②運動負荷試験を行う目的を理解する．
③運動負荷試験を行うにあたっての禁忌事項（絶対的禁忌，相対的禁忌）を理解する．
④運動負荷試験の中止基準（絶対的基準，相対的基準）を理解する．
⑤運動負荷試験の判定基準を理解する．

## 実習目標

①被検者を危険な状態に陥れる可能性があり，実施にあたっての運動負荷の意義や病態を理解し検査を実施できる．
②マスター2階段試験，エルゴメータ負荷試験，トレッドミル負荷試験の原理や装置の構造から，それぞれの長所・短所を理解し検査を実施できる．
③検査目的に適った負荷量の決定と検査方法を身につけ正確に検査を実施できる．
④検査の遂行だけを目的とせず，適切なエンドポイントを見極め，必要に応じた負荷の中止や不慮の事故防止対策をとりながら正確に検査を実施できる．

## 検討課題

①緊急時対応としての心肺蘇生法（CPR；cardio-pulmonary resuscitation）と自動体外式除細動器（AED；automated external defibrillator）の使用法を身につける．
②患者接遇について，検査技師としての心構えを理解する．

**原理**　負荷のかけ方（**図Ⅲ-3**）として，単一段階負荷法と多段階負荷法がある．単一段階負荷法は一定強度の負荷を一定時間負荷する方法で，一般的に負荷試験が簡便で負荷量が日常生活レベルであることから，マスター2階段試験が広く用いられている．

多段階負荷法は運動強度を一定時間ごとに増加させて負荷する方法で，トレッドミルや自転車エルゴメータなどの装置が用いられ，低負荷から徐々に負荷量を増加させるため安全性が高く，負荷中の心電図モニターや血圧測定が行いやすい．一定時間ごと（通常は3分ごと）に運動強度

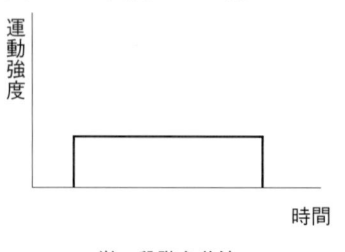

図Ⅲ-3 負荷のかけ方

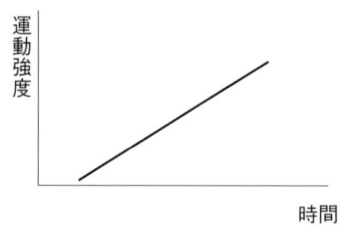

単一段階負荷法

多段階負荷法（ステップ負荷）

多段階負荷法（ランプ負荷）

を増加させるステップ負荷と，1秒ごとに一定量の運動強度を増加させるランプ負荷がある．

**器具**

■マスター2階段試験

マスター2階段試験は，**図Ⅲ-4**に示すような凸型の2階段を昇降し，その前後で心電図を記録する．マスター台は，8の字に昇降（**図Ⅲ-5**）を繰り返すと，めまいを防ぐことができる．

■自転車エルゴメータ負荷試験

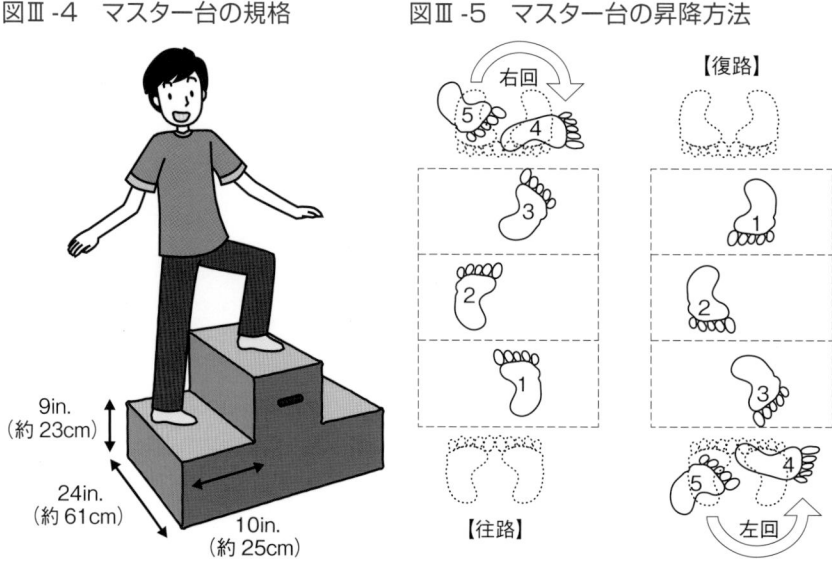

自転車エルゴメータ（**図Ⅲ-6**）は，固定式の自転車で，回転軸に抵抗をかけることにより，負荷量を調整している．負荷の調整として，摩擦を利用した機械式と，一般に多く使用されている電磁式がある．電磁式は，ペダルの回転数が多少変化しても一定の仕事率になるように設計されている．指定された回転数のなかで，回転数が遅くなると重くなり，速くなると軽くなるように自動的に調整される．

■トレッドミル負荷試験

トレッドミル（**図Ⅲ-7**）は電動式のベルトの上を歩いたり走ったりして負荷をかけるものであり，ベルトの回転速度と傾斜によって負荷量が決定される．

図Ⅲ-4 マスター台の規格　　図Ⅲ-5 マスター台の昇降方法

9in.（約23cm）
24in.（約61cm）
10in.（約25cm）

図Ⅲ-6　自転車エルゴメータ　　図Ⅲ-7　トレッドミル

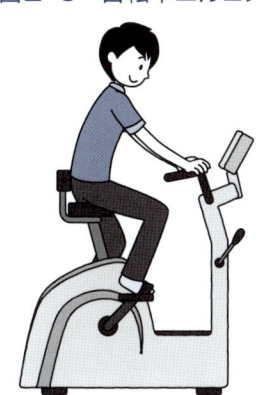

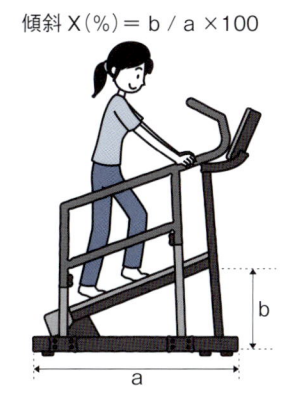

傾斜 X(%) ＝ b / a ×100

## 実習の注意点

### ■ 運動負荷試験の禁忌事項（表Ⅲ-1）

運動負荷試験は，被検者の状態によっては重大な危険を伴うことがある．運動負荷試験を行う前に医師による問診や状態確認を行い，問題がないと判断された場合にのみ運動負荷試験を行うべきである．急性心筋梗塞などの重篤な疾患に限らず，風邪・気管支炎などにおいても禁忌となることに注意する．

### 表Ⅲ-1　運動負荷試験実施における禁忌事項

（American Heart Association;AHA からの抜粋）

| 絶対的禁忌 | ・急性心筋梗塞（3〜5日以内）<br>・不安定狭心症<br>・症状または血行動態障害を起こすコントロールされていない不整脈<br>・活動性心内膜炎<br>・症候性重症大動脈狭窄症<br>・コントロールされていない症候性心不全<br>・急性肺塞栓または肺梗塞<br>・運動機能に影響を及ぼすか，運動によって悪化するおそれのある急性の非心臓性疾患(例:感染症，腎不全，甲状腺中毒症など)<br>・急性心筋炎または心膜炎<br>・安全で適正な試験の実施を妨げる身体障害<br>・下肢の血栓症 |
|---|---|
| 相対的禁忌* | ・左主幹部冠動脈狭窄またはそれと同等の状態<br>・中程度の狭窄性弁膜症<br>・電解質異常<br>・著明な動脈高血圧または肺高血圧<br>・頻脈性不整脈または徐脈性不整脈<br>・肥大型心筋症<br>・試験協力不能を招く精神的障害<br>・高度房室ブロック |

*利点が運動のリスクを上回る場合には，相対的禁忌であっても試験を実施してよい

### ■ 運動負荷試験の中止基準（表Ⅲ-2）

運動負荷の中止点を決定することはきわめて重要である．負荷の中止が早すぎると十分な負荷がかからず，遅すぎると被検者を危険な状態に陥れることになる．異常な反応が生じた場合は，最大負荷に達する前でも運動負荷をすみやかに中止しなければならないことに留意すべきである．

### 表Ⅲ-2 運動負荷試験の中止基準

（American Heart Association;AHA からの抜粋）

| 絶対的基準 | 相対的基準 |
|---|---|
| ・運動強度の増加にもかかわらず，収縮期血圧が直前の測定値より 10mmHg 以上低下する場合（他の心筋虚血の徴候を伴う）<br>・中等から重症狭心症発作<br>・中枢神経症状の増強（運動失調，めまい，失神など）<br>・末梢循環不全の徴候（チアノーゼ，皮膚蒼白）<br>・心電図，血圧の監視が技術的に困難となった場合<br>・被検者からの中止要求<br>・持続性心室頻拍<br>・異常 Q 波のない誘導（$V_1$ と $aV_R$ を除く）における 1mm 以上の ST 上昇 | ・運動強度の増加にもかかわらず，収縮期血圧が直前の測定値より 10mmHg 以上低下する場合（他の心筋虚血の徴候を伴わない）<br>・ST または QRS の変化（2mm 以上の水平または下降型の ST 変化，明白な軸偏位）<br>・持続性心室頻拍以外の多形性心室期外収縮，3 連発心室期外収縮，上室頻拍，徐脈性不整脈<br>・疲労，息切れ，喘鳴，下肢けいれん，跛行<br>・心室頻拍と鑑別不可能な脚ブロックまたは心室内伝導遅延の出現<br>・胸痛の増強<br>・高血圧反応（収縮期血圧 250mmHg 以上，拡張期血圧 115mmHg 以上のいずれか，または両方） |

**負荷量の決定**

■ プロトコール

**マスター2階段試験**

年齢・体重・性別により決められた昇降回数（表Ⅲ-3）を3分間で実施するダブル負荷試験（表Ⅲ-4）が一般的に行われている．マスターダブル負荷試験中の酸素摂取量は，およそ6.5METs（metabolic unit）である．

1METsは，安静時座位の体酸素摂取量で，3.5ml$O_2$/kg/minに相当する．

### 表Ⅲ-3 single master 2 階段試験の昇降回数

| 年齢<br>体重(kg) | 5-9 男 | 5-9 女 | 10-14 男 | 10-14 女 | 15-19 男 | 15-19 女 | 20-24 男 | 20-24 女 | 25-29 男 | 25-29 女 | 30-34 男 | 30-34 女 | 35-39 男 | 35-39 女 | 40-44 男 | 40-44 女 | 45-49 男 | 45-49 女 | 50-54 男 | 50-54 女 | 55-59 男 | 55-59 女 | 60-64 男 | 60-64 女 | 65-69 男 | 65-69 女 |
|---|---|---|---|---|---|---|---|---|---|---|---|---|---|---|---|---|---|---|---|---|---|---|---|---|---|---|
| 18-22 | 35 | 35 | 36 | 35 | | 33 | | | | | | | | | | | | | | | | | | | | |
| 23-26 | 33 | 33 | 35 | 33 | 32 | 32 | | | | | | | | | | | | | | | | | | | | |
| 27-31 | 31 | 31 | 33 | 32 | 31 | 30 | | | | | | | | | | | | | | | | | | | | |
| 32-35 | 28 | 28 | 32 | 30 | 30 | 29 | | | | | | | | | | | | | | | | | | | | |
| 36-40 | 26 | 26 | 30 | 28 | 29 | 28 | 29 | 28 | 29 | 28 | 28 | 27 | 27 | 26 | 27 | 24 | 26 | 23 | 25 | 22 | 25 | 21 | 24 | 21 | 23 | 20 |
| 41-44 | 24 | 24 | 29 | 27 | 28 | 26 | 28 | 26 | 28 | 27 | 27 | 25 | 26 | 25 | 26 | 23 | 25 | 22 | 25 | 22 | 24 | 21 | 23 | 20 | 22 | 19 |
| 45-49 | 22 | 22 | 27 | 25 | 27 | 25 | 28 | 25 | 28 | 26 | 27 | 25 | 26 | 24 | 25 | 23 | 25 | 22 | 24 | 21 | 23 | 20 | 22 | 19 | 22 | 18 |
| 50-53 | 20 | 20 | 26 | 23 | 26 | 23 | 27 | 25 | 27 | 25 | 26 | 24 | 25 | 23 | 25 | 22 | 24 | 21 | 23 | 20 | 23 | 19 | 22 | 18 | 21 | 18 |
| 54-58 | 18 | 18 | 24 | 22 | 25 | 22 | 26 | 24 | 27 | 24 | 26 | 23 | 25 | 22 | 24 | 21 | 23 | 20 | 23 | 19 | 22 | 19 | 21 | 18 | 20 | 17 |
| 59-63 | 16 | 16 | 23 | 20 | 24 | 20 | 25 | 23 | 26 | 23 | 25 | 22 | 24 | 21 | 23 | 20 | 23 | 19 | 21 | 18 | 22 | 17 | 20 | 17 | 20 | 16 |
| 64-67 | | | 21 | 18 | 23 | 19 | 24 | 22 | 25 | 22 | 24 | 21 | 24 | 20 | 23 | 19 | 22 | 19 | 21 | 18 | 20 | 17 | 20 | 17 | 19 | 16 |
| 68-72 | | | 20 | 17 | 22 | 17 | 24 | 21 | 25 | 20 | 24 | 20 | 23 | 19 | 22 | 19 | 21 | 18 | 20 | 17 | 20 | 16 | 19 | 16 | 18 | 15 |
| 73-76 | | | 18 | 15 | 21 | 16 | 23 | 20 | 24 | 19 | 23 | 19 | 22 | 18 | 22 | 18 | 21 | 17 | 20 | 16 | 19 | 16 | 18 | 15 | 18 | 14 |
| 77-81 | | | | 13 | 20 | 14 | 22 | 19 | 23 | 18 | 23 | 18 | 21 | 17 | 21 | 17 | 20 | 16 | 19 | 16 | 18 | 15 | 18 | 14 | 17 | 13 |
| 82-85 | | | | | 19 | 13 | 21 | 18 | 22 | 17 | 22 | 17 | 21 | 16 | 20 | 16 | 19 | 15 | 18 | 14 | 17 | 14 | 16 | 14 | 16 | 13 |
| 86-90 | | | | | 18 | 12 | 20 | 17 | 22 | 16 | 21 | 16 | 20 | 15 | 19 | 15 | 18 | 14 | 17 | 13 | 16 | 13 | 16 | 13 | 15 | 12 |
| 91-94 | | | | | | | 19 | 16 | 21 | 15 | 21 | 15 | 20 | 15 | 19 | 14 | 18 | 14 | 17 | 13 | 16 | 13 | 15 | 12 | 15 | 11 |
| 95-99 | | | | | | | 18 | 15 | 21 | 14 | 20 | 14 | 19 | 14 | 18 | 13 | 17 | 13 | 17 | 13 | 16 | 12 | 15 | 11 | 14 | 11 |
| 100-104 | | | | | | | 17 | 14 | 20 | 13 | 20 | 13 | 19 | 13 | 18 | 13 | 17 | 12 | 16 | 12 | 15 | 11 | 14 | 11 | 13 | 10 |

### 表Ⅲ-4 マスター 2 階段負荷試験の負荷量

| Single Master | マスター表 x の回数を 1 分 30 秒で行う |
|---|---|
| Double Master | 3 分で Single Master の 2 倍の昇降回数を行う |
| Triple Master | 4 分 30 秒で Single Master の 3 倍の昇降回数を行う |

#### 自転車エルゴメータ負荷試験

統一されたプロトコールはないが，3分ごとに運動強度を増加させる多段階負荷試験（ステップ式）が一般的である（**表Ⅲ-5**）．呼気ガス分析でanaerobic threshold（AT：嫌気的代謝閾値）を測定するには，直線的に運動強度が増すランプ負荷が行われる．運動量はWatt（ワット）で定量できる．

#### トレッドミル負荷試験

3分ごとにベルトの回転速度と傾斜角度を増加させるBruce法が一般的に行われている（**表Ⅲ-6**）．運動量はMETsで表し，労作時の代謝率と安静時座位の代謝率の比で酸素消費量が基準となる．

表Ⅲ-5 自転車エルゴメータのプロトコール（一例）

| 負荷段階 | 体力のある男性 | 一般男性<br>体力のある女性 | 一般女性高齢者 |
|---|---|---|---|
| Stage 1 | 50（Watt） | 50（Watt） | 25（Watt） |
| Stage 2 | 100 | 75 | 50 |
| Stage 3 | 150 | 100 | 75 |
| Stage 4 | 200 | 125 | 100 |
| Stage 5 | 250 | 150 | 125 |

表Ⅲ-6 トレッドミルのプロトコール（Bruce法）

| 段階 | 時間（分） | 速度（mph：kph） | 傾斜（%） | METs |
|---|---|---|---|---|
| 1 | 3 | 1.7：2.7 | 10 | 4.9 |
| 2 | 3 | 2.5：4.0 | 12 | 7.0 |
| 3 | 3 | 3.4：5.5 | 14 | 10.0 |
| 4 | 3 | 4.2：6.7 | 16 | 13.1 |
| 5 | 3 | 5.0：8.0 | 18 | 16.1 |
| 6 | 3 | 5.5：8.8 | 20 | 19.4 |
| 7 | 3 | 6.0：9.7 | 22 | 22.1 |

mph：mile per hour, kph：km per hour, 1mph=26.7m/min

### ■ 目標心拍数（Target Heart Rate）

目標心拍数＝〔（220－年齢）/min〕×0.85〜0.9

（または0.8〜0.9．掛ける係数は施設により異なる）

**測定法**

#### a. マスター2階段試験

臨床の場では，原則として医師の立ち会いのもとに行う．

①被検者に体調や症状の有無を確認する．

②あらかじめ検査に必要な記録紙の量を確認する．途中で機器トラブルによる検査の中断を防ぐ．

③運動負荷前の標準12誘導心電図を記録する（心電図に異常がないことを確認する）．

④被検者に検査の説明をする.
・運動負荷中に自覚症状(胸痛,胸部圧迫感,下肢疲労感)があった場合,すぐに申し出てもらう.
⑤運動開始
・ストップウォッチとメトロノームを用いて,階段昇降を正確に行う.
・階段昇降時に転倒しないように注意する.
・常に被検者の顔色や呼吸などに注意する.
・胸部症状がないか確認する(胸部症状出現時には,医師の指示に従う).
⑥運動終了後ただちに心電図を記録する.
・運動前後で胸部誘導の電極位置がずれないように注意する(いかに素早く記録するかがポイント).
・12誘導心電図は原則として運動直後・1分後・3分後・5分後・7分後と記録するが,必要に応じて延長して記録する(不整脈出現時には低速で連続記録を行う).
・症状が出現した場合は,心電図を記録し,痛みの性質・強さ・持続時間などの内容を記載しておく.
⑦運動負荷施行前と同じ状態(症状・心電図)になったことを確認して終了する.

**判定基準**
正常:心拍数は増加するが,QRS・ST-Tにはほとんど変化がない.
異常:ST上昇・低下,不整脈の出現,T波の逆転など.

**誘導法**
b. 自転車エルゴメータ負荷試験,トレッドミル負荷試験
Mason-Likar誘導法が一般的に用いられる(**図Ⅲ-8**).

**測定法**
臨床の場では,運動生理と運動負荷心電図の知識をもち,救急蘇生術のできる医師と検査技師の2名のペアで行うのが普通である.
①被検者に体調や症状の有無を確認する.

図Ⅲ-8 Mason-Likar法

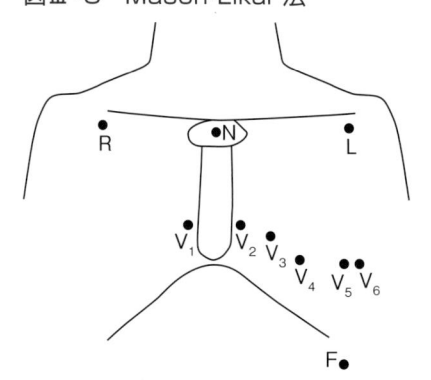

②あらかじめ検査に必要な記録紙の量を確認する．途中で機器トラブルによる検査の中断を防ぐ．

③運動負荷前の安静仰臥位での心電図を記録する（心電図に異常がないことを確認する）．

④被検者に検査の説明をする．
- 自転車エルゴメータは，3分ごとに負荷量が重くなることを説明する．
- トレッドミルは，転倒防止を促す．
- 運動負荷中に自覚症状（胸痛・胸部圧迫感・下肢疲労感）があった場合，すぐに申し出てもらう．

⑤運動開始
- 開始前に座位にて心電図を記録する．同時に血圧測定をする（仰臥位から立位に体位変換による心電図変化を確認する）．
- 1分ごとに心電図，血圧の測定を行う（プロトコールに準ずる）．
- 負荷中止は，心拍数・血圧・心電図変化・症状などを監視し，医師の指示に従う．

⑥運動終了
- 負荷終了後は，すぐに運動をやめず，クールダウンを数分行う．
- 被検者に体調や症状の有無を確認する．

⑦運動負荷施行前と同じ状態（症状・心電図・血圧）になったことを確認して終了する．

血管迷走神経反射：
運動中は，主働筋である下肢の血液量が増加し，筋ポンプ作用で心臓に還流する．負荷直後は，筋ポンプ作用がなくなり静脈還流が急速に低下する．比較的空虚になった心臓に対して交感神経刺激が続くと，迷走神経反射が亢進し，心抑制的に作用して血圧低下，心拍減少，冷汗，気分不快をきたす．

**判定基準**

■STの変化の測定基準点

PQ部の等電位部を基準とするが，P波の再分極波であるTa波の影響（図Ⅲ-9）を少なくするため，できるだけQ波に近い点を基準とする．

■ST低下の計測

ST部スロープの型別測定点および陽性基準を下表に示す．

| 上向型（up-sloping；U型） | J点より60msecの点にて，−1.5mm以上 |
| 水平型（horizontal；H型） | J点より60msecの点にて，−1.0mm以上 |
| 下向型（down-sloping；D型）（sagging；S型） | J点にて，−1.0mm以上 |

図Ⅲ-9 P波の再分極波（Ta波）のST下降への影響

Ta波：
心房の再分極波で，R波の再分極波のT波と異なりP波と逆方向の極性をもつ．運動負荷によってP波の電位が高くなり，陰性成分であるTa波が深くなる．Ta波の成分がST部の初期まで持続することで，ST部が下降しているように見える．P波およびTa波の持続時間は約450〜600msecとの報告がある．運動で短縮するとされるがST部にかかるに十分な長さである

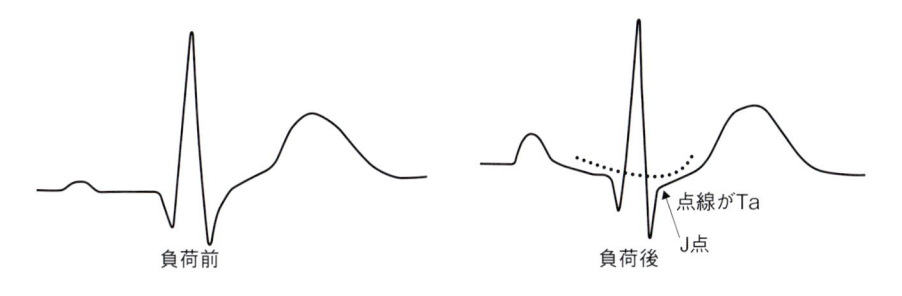

負荷前　　　　　　負荷後　　点線がTa　J点

図Ⅲ-10　トレッドミル負荷試験
(71歳男性．負荷後9分，息切れにて負荷中止．負荷7分ごろよりⅡ・Ⅲ・aV_F・V_4・V_5・V_6にST低下を認め，8分50秒で最大となる)

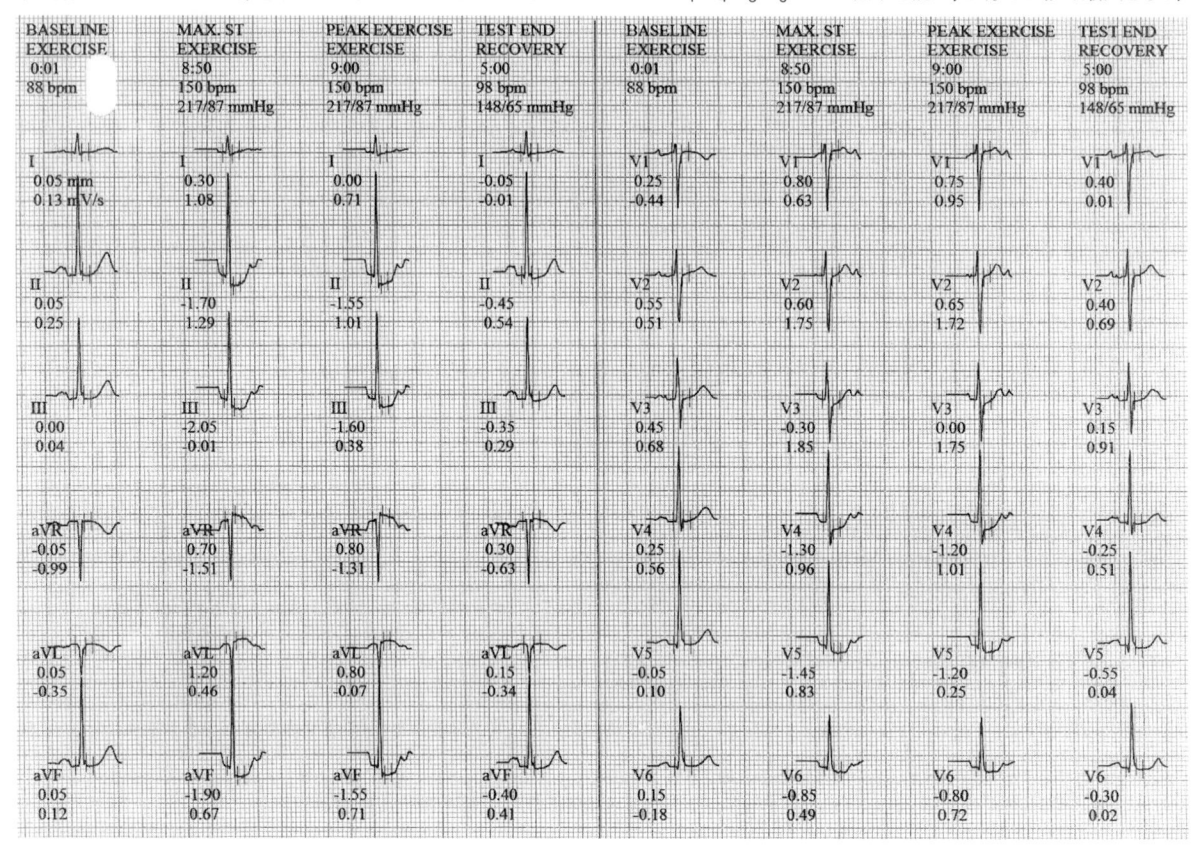

いずれの場合にも，運動負荷前の心電図でJ点が基線より上昇している場合は，負荷後のST低下の絶対値を，運動負荷前の心電図でJ点が低下している場合は，負荷前後の差をもって評価する．

■ST上昇の計測

ST上昇は，J点で測定し運動負荷前との差を評価する．

トレッドミル報告の一例を図Ⅲ-10に示した．

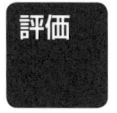

**評価**　検討課題の結果を考察する．

(尾形申弐)

# 3 Holter（ホルター）心電図

### 目的

心電図は，24時間を1単位とした連続記録心電図で，在宅時などの不整脈や狭心症発作をとらえることに有効である．表Ⅲ-7にHolter（ホルター）心電図検査の目的を示す．

### 実習目標（＝行動目標）

①誘導法を理解する．
②電極の装着の注意点と，きれいな心電図を記録するコツを習得する．

### 検討課題

①ノイズの少ない波形が記録できる電極装着法を身につける．
②ホルター心電図解析で，どのような処理（トレンドグラム，ヒストグラムなど）が用いられているか調べてみよう．
③解析結果（ヒストグラム，トレンドグラム）から不整脈・心筋虚血の出現状態を理解する．

表Ⅲ-7　ホルター心電図検査の目的

- 自覚症状と心電図変化の評価
- 不整脈の定量的，定性的評価
- 一過性心筋虚血の診断
- 抗不整脈薬や抗狭心症薬などの治療効果の判定
- 心臓ペースメーカの作動評価
- 心拍変動と自律神経機能評価（HRV）
- QT間隔評価
- R-R間隔解析
- レートポテンシャル

**誘導法**　誘導は，胸壁表面での2点間の電位差を記録する方法で，心臓の遠位部に（－）電極，近位部に（＋）電極とする双極誘導である．

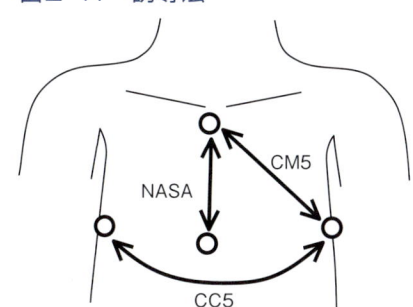

図Ⅲ-11　誘導法

表Ⅲ-8 誘導法の種類（図Ⅲ-11）

| 誘導名 | 関電極<br>（＋） | 不関電極<br>（－） | 特徴 | ノイズ |
|---|---|---|---|---|
| CM5 | $V_5$ | 胸骨上端 | ・$V_5$の波形に類似<br>・ST-T変化をとらえやすい<br>・P波が比較的大きく記録できる | 比較的多い |
| CC5 | $V_5$ | $V_{5R}$ | ・$V_5$またはⅠ誘導の波形に類似<br>・ST-T変化をとらえやすい<br>・R波が比較的大きく記録できる | 比較的多い |
| NASA | 胸骨下端 | 胸骨上端 | ・P波が比較的大きく記録できる<br>・不整脈の診断に有用<br>・$V_1$, $V_2$に類似するが，ときにⅡ，Ⅲ，$aV_F$に類似することもある | 比較的少ない |

**電極装着**

①電極と皮膚の接触不良はアーチファクト混入の原因になるので，電極装着時の皮膚前処理は大切である．
・酒精綿で装着部位を皮膚がやや赤くなる程度に擦る．
・生体ヤスリ・皮膚前処理剤で擦ることで，角質層を適度に除去できる．
②電極とリード線の脱落を防ぐために，電極とリード線の接続部およびリード線を粘着テープで固定する．
③リード線のゆるみはアーチファクトの原因になるので，余った部分はひとまとめにして粘着テープで固定する．

**結果**

①圧縮波形表示例
図Ⅲ-12に圧縮波形表示例を示す．
②トレンドグラム（例：ST変化）
各時間におけるST変化と心拍数の変動を観察できる（図Ⅲ-13）．

図Ⅲ-12 圧縮波形表示例

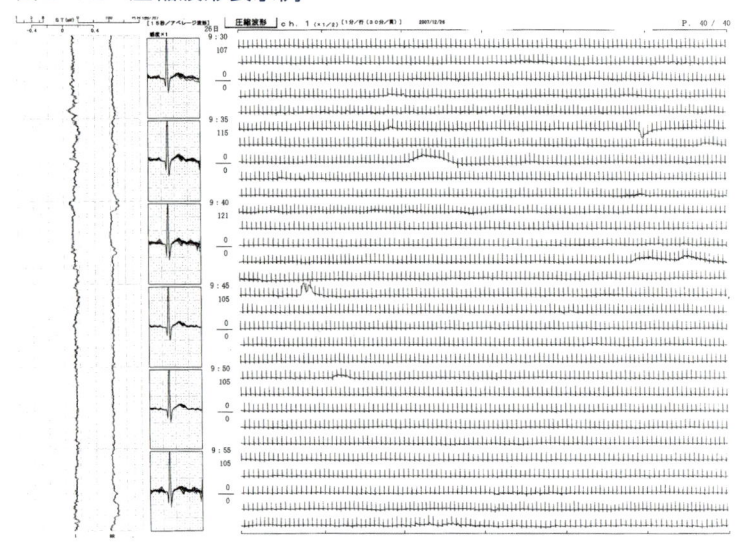

図Ⅲ-13　トレンドグラム

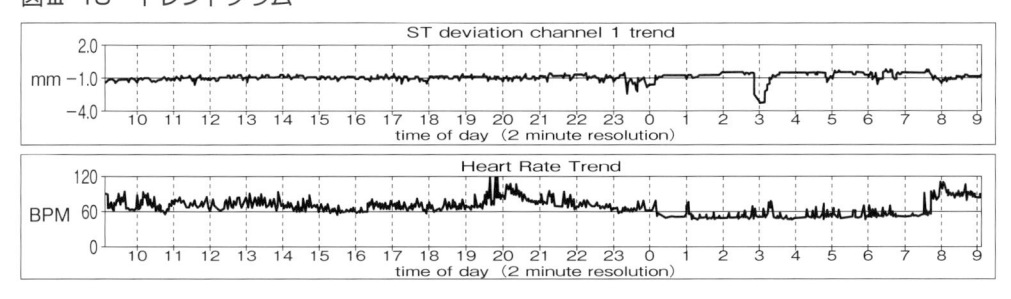

図Ⅲ-14　ヒストグラム

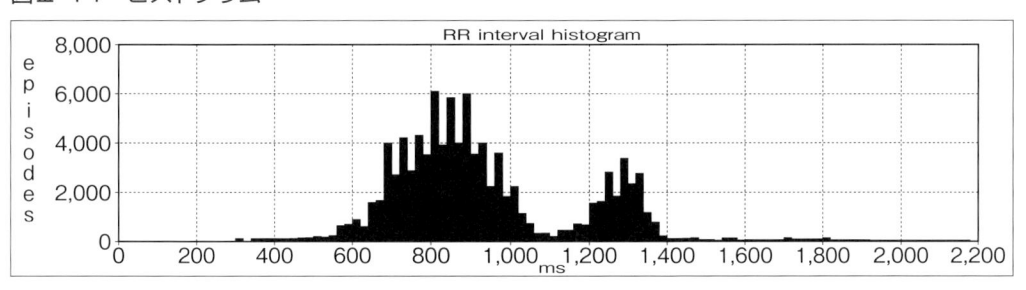

③ヒストグラム（例：RR間隔）

正常心拍と徐脈性心拍の二山がみられ，RR時間の出現度合が観察できる（図Ⅲ-14）．

（尾形申弐）

# 4 その他の心電図（加算平均心電図）

## 心室遅延電位（レートポテンシャル late potential；LP）

**目的**

加算平均心電図とは，各心拍の信号の時相を一致させて加算させ加算回数で平均化することで，ランダムに発生するノイズは平均化されて零に近づき，周期的な心電図信号だけを取り出す方法である．本法を用いることで，非観血的に心内微小電位が検出できる．

**誘導法・記録法**

12誘導心電図記録の電極装着部位より，コンピュータ演算によるX・Y・Z誘導とRMS（root mean square）の波形が記録される．
加算回数は一般に100〜500心拍であり，40〜250Hzのバンドパスフィルタが通常用いられている．

**解析基準**

加算平均心電図の記録例を図Ⅲ-15に示す．
加算平均心電図による心室遅延電位は，健常者では記録されない．心室遅延電位は，心室筋の中にリエントリー回路が存在することを表し，心室頻拍の患者によく検出され，突然死の予測に有用であるとされている．

図Ⅲ-15　Simson法による記録例

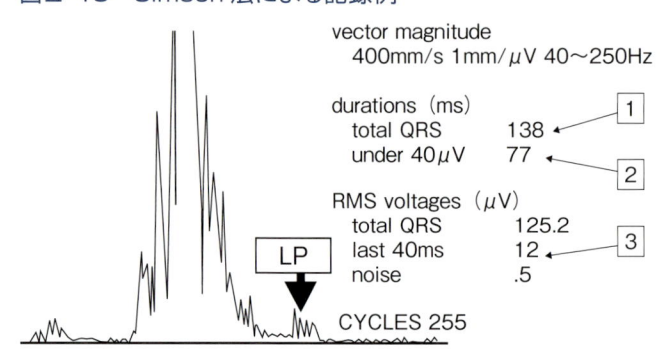

vector magnitude
400mm/s 1mm/μV 40〜250Hz

durations (ms)
total QRS       138    ← 1
under 40μV      77     ← 2

RMS voltages (μV)
total QRS       125.2
last 40ms       12     ← 3
noise           .5

CYCLES 255

①40〜250Hzの帯域フィルタで処理した空間マグニチュード心電図のQRS時間（f-QRS：filtered QRS duration）が114（または120）ms以上
②f-QRS終末における40μV以下の電位の持続時間（LAS40：low amplitude signal duration）が38ms以上
③f-QRSの終末40msの電位の二乗平均（RMS：root mean square voltage of the last 40ms）が20μV未満
以上3項目のうち2項目以上を満たす場合を陽性と判定する．

（尾形申弐）

# 2 心音図・心機図検査

## 目的

心音図・心機図検査とは，心臓から発生する機械的拍動（心音，心尖拍動，頸動脈拍動，頸静脈拍動など）をマイクロホンでキャッチし，ポリグラフで客観的に記録したものである．それらを解析することにより，

　①血管系の聴診，視診，触診の所見から，弁膜症，先天性疾患などの異常を客観的に表示することができる．

　②心音図と頸動脈波を用いて左室収縮時間を計測することにより，左室ポンプ機能の良否の評価ができる．

ここでは聴診および心音図・心機図検査の実習を行う．

## 実習前の基礎知識

①聴診方法と聴診の部位を説明できる．
②心周期（心時相）を説明できる．
③心音の成因（Ⅰ音，Ⅱ音，Ⅲ音，Ⅳ音）を説明できる．
④Ⅱ音の分裂を説明できる．
⑤過剰心音（クリック音，OS（オープニングスナップ）音，ノック音など）を説明できる．
⑥主な心疾患の心雑音（最強点の部位，時相，雑音の形，周波数（高音・中音・低音），逆流性，駆出性など）を説明できる．
⑦主な心疾患の心音図・心機図所見（頸動脈波に頸静脈波，心尖拍動図も含めて）：弁膜症，先天性心疾患，心筋症，冠動脈疾患などを説明できる．

## 検査前の準備および前処置

①検査室は温度・湿度が適度であることなど心電図の検査室と同じであるが，心音図を記録するので，外部の雑音が入りにくい静かな検査室（防音室が理想）が必要である．
②被検者には特別の前処置は必要ない．
③検査の内容と目的を十分説明し，なんら苦痛も危険もないことを理解させる．

## 聴診および心音図・心機図検査に要する時間

実習（健常者）では約15分（疾患では症例の難易度にもよるが，20〜40分程度である）．

### 実習目標（行動目標）

①3〜4人のグループをつくり，グループ内で相互に聴診および心音図・心機図検査を実施する．

②実際に記録したデータを用いて，心音図・心機図検査の波形の理解と計測（左室収縮時間など）および分析を行う．

③記録方法，聴診および心音図・心機図検査所見，考察をまとめ，レポートとして提出する．

**装置・器具**

- ポリグラフ（心音図・心機図記録装置）
- 心音図および脈波用マイクロホン（図Ⅲ-16），心電図用患者コードおよび電極
- 消耗品：記録紙（サーマルレコーダ用），両面テープ
- 聴診器
- 診察台

**聴診**

■ 聴診の実際

①聴診器（図Ⅲ-17）

低音用のベル型と中・高音用の膜型に切り換えできるようになっている．

- 低音をベル型で聴診する場合——外部の雑音が混入しない程度に軽く密着させることがコツである．胸壁に強く押しつけると，低音が消える．低音の心音・雑音：Ⅲ音，Ⅳ音，拡張中期ランブルなど
- 中・高音を膜型で聴診する場合——胸壁に強く押しつけて聴診する．中・高音の心音・雑音：Ⅰ音，Ⅱ音，OS音，クリック，駆出性収縮期雑音，逆流性収縮期雑音，逆流性拡張早期雑音など

②呼吸

通常，呼気位で停止させる．肺動脈領域（第2肋間，胸骨左縁）では，呼吸中でⅡ音を聴く．

③体位

心尖部（左室領域）は左側臥位で，他の部分は仰臥位で聴診する．

**触診**

左側の頸動脈拍動を触診する場合には，被検者に仰臥位をとらせ，枕を外し，軽く右上方に向かせることにより頸部が伸展する．そこで，左胸鎖乳突筋と気管との間を右手の第2および第3指を用いて探れば，その拍動が指先に感じられる．

**心機図の記録装置**

心機図は，一般にポリグラフ（心音図・心機図記録装置）を用いて記録する．

その構成を大別すると次の3部門となる．

①心音，脈波の振動をキャッチし，電気信号に変換するトランスデューサ

図Ⅲ-16　心音用マイクロホン（左）と脈波用マイクロホン（右）

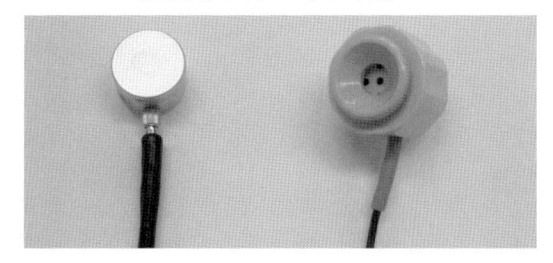

図Ⅲ-17　聴診器
左：膜型（中音・高音用），右：ベル型（低音用）

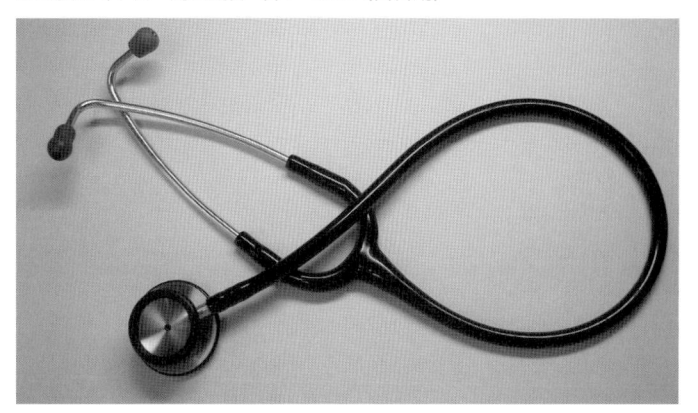

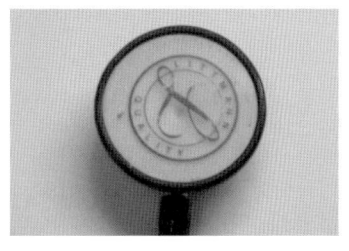

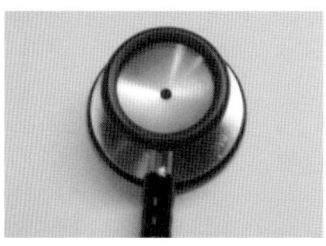

②トランスデューサによって得られた電気信号を歪みなく増幅する増幅器
③増幅した電気信号を忠実に記録する記録器

良好な心機図波形を得るためには，上述の3部門とも性能の優れているものを選ぶ必要がある．

**測定法**

■ 心音図・心機図の記録方法
①記録に先立って胸壁上や頸部の動・静脈の拍動部位，性状などを目で見て（視診），手で触れ（触診），耳で聴き（聴診），被検者の病態を正確に把握すること，②マイクロホンを含めた記録装置の性能が優れていること，③複雑な心雑音を有する疾患は別として，記録方法の順序をある程度決めておくこと，などである．

■ 心音図・頸動脈波記録の実際
頸動脈波は手圧法により頸動脈拍動部位に脈波用マイクロホンを装着する．心音図は加速度マイクロホンを用い，第4肋間胸骨左縁に両面テープで装着する．また，同時記録する心電図はQRS波が大きく，その開始が鋭い誘導（一般に第Ⅱ誘導）を選ぶ（左室収縮時間の計測に影響するため）．図Ⅲ-18は実際に記録した波形である．

■ 実際の記録操作
ブラウン管で各波形が良好に表示されていることを確かめ，記録器（サーマルレコーダ，ジェット式レコーダなど）を低速（毎秒25mm）で搬送し，半呼気時で呼吸停止をさせて各波形の振幅と基線を調整しておく．記録の用意が整えば，もう一度呼吸を停止させ，毎秒100mmで

6〜8心周期を含む波形を記録する．

■ 左室収縮時間の計測法および算出法（図Ⅲ-18）

左室収縮時間（left ventricular systolic time intervals；LVSTI, STI）は，左室機能（左室のポンプ機能および収縮能）を評価するうえで有用な方法である．

図Ⅲ-18に示したように頸動脈波，心基部の高音心音図および心電図を同時記録する．

①先行心拍数（先行R-R）の求め方

左室収縮時間(STI)はその値が心拍数によって影響を受ける．したがって，STIを実測した頸動脈波の先行R-R間隔を求めて心拍数（HR）に換算する．

　　換算式：心拍数（HR）／分＝1,000msec÷先行R-R msec×60

②Q-Ⅱ時間（全収縮期：total systole）

心電図のQ波開始（Q波がない場合は，R波の立ち上りを開始点とする）から心音図のⅡ$_A$音まで．

　Q-Ⅱ時間の正常値の算出法および正常範囲（±11msec）

　　男性：$490.5 - 1.7 \times HR$

　　女性：$500.5 - 1.7 \times HR$

図Ⅲ-18 左室収縮時間の計測方法
先行R-R，Q-ⅡおよびETを実測する．PEPは（Q-Ⅱ）－ETで算出する

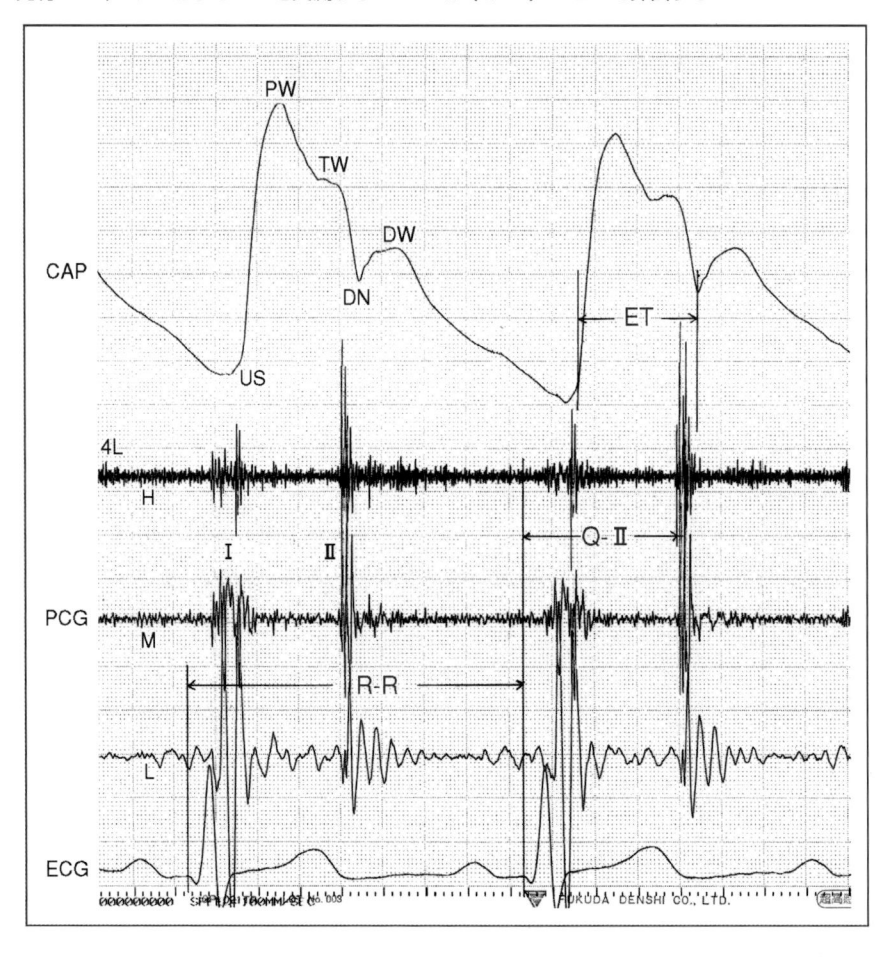

実測値（Q-Ⅱ）−正常値（Q-Ⅱ）＝⊿Q−Ⅱ（±11msec）

③ET（駆出時間：ejection time）

頸動脈波の立ち上り点USから切痕DNまで．

　ET時間の正常値の算出法および正常範囲（±10msec）

　　男性：352.7−1.09×HR

　　女性：362.7−1.09×HR

　実測値ET−正常値ET＝⊿ET（±10msec）

④PEP（駆出前期：pre-ejection period）

心電図Q波から大動脈弁開放まで．

　PEPの求め方：PEP＝（Q−Ⅱ）−ET

　PEP時間の正常値の算出法および正常範囲（±8msec）

　　男性・女性：137.8−0.60×HR

　　実測値PEP−正常値PEP＝⊿PEP（±8msec）

⑤ET/PEP（駆出指数：ejection index）

ET/PEPは心拍数による補正を必要とせず，同一症例で経過を追う場合に有用である．

　　正常値　ET/PEP＝2.95±0.55

**結果**

①波形の計測を行い，結果を記録表に記入する．

**評価**

実際に記録した心音図・心機図検査所見と主な心疾患（弁膜症，先天性心疾患，心筋症，冠動脈疾患など）の所見を比較検討し，心疾患の特徴を理解する．

文献：
1) 東條尚子, 川良徳弘編：最新臨床検査学講座／生理機能検査学. 医歯薬出版, 2017.
2) 吉川純一編著：循環器フィジカル・イグザミネーションの実際. 文光堂, 2005.
3) 大木　崇監修, 福田信夫：心疾患の視診・触診・聴診—心エコー・ドプラ所見との対比による新しい考え方—. 医学書院, 2002.
4) 沢山俊民：イラスト心臓病診断. 中外医学社, 1996.
5) 坂本二哉：心音図の手引き（第3版）. 日本医事新報社, 1990.
6) 山本誠一：心臓病検査診断学（第2版）. 柳本印刷, 2015.

（山本誠一）

# 3 指尖容積脈波検査

III 循環機能検査

## 目的

① 被検部位（指尖）の末梢血管の血液量の変動（収縮期～拡張期）をみたものである．
② ヘモグロビンの変動量を容積変動量としてとらえたもので，主には脈の伝達に伴う血管病変の検査として使用される（**図Ⅲ-19**）．
③ 器質性疾患として閉塞性動脈硬化症（ASO），大動脈炎症候群（脈なし病，高安病），閉塞性血栓血管炎（バージャー Buerger 病），機能性疾患としてレイノー（Raynaud）病などの疾患に有用である．
④ 以前は，指尖容積脈波を二次微分（加速度脈波と呼称）して，血管の状態を診ようとする指尖容積脈波計も市販されていた（**図Ⅲ-20**）．

## 実習前の基礎知識

① 指尖容積脈波計の原理を説明できる．
② 測定条件を説明できる．
③ 指尖容積脈波の計測項目と方法を説明できる．
④ 主な疾患における指尖容積脈波の波形の特徴を説明できる．

## 検査前の準備および前処置

① 末梢の血管は自律神経の影響を受ける．
② 室温が低すぎたり，緊張すると末梢循環が悪くなり，波形が安定しないので環境を整える．

図Ⅲ-19　指尖容積脈波計の原理
（フクダ電子社の説明書より）
ヘモグロビンの吸光度を波形として描出

発光ダイオード
（近赤外線で光波長 840 nm）

フォトダイオード（受光部）

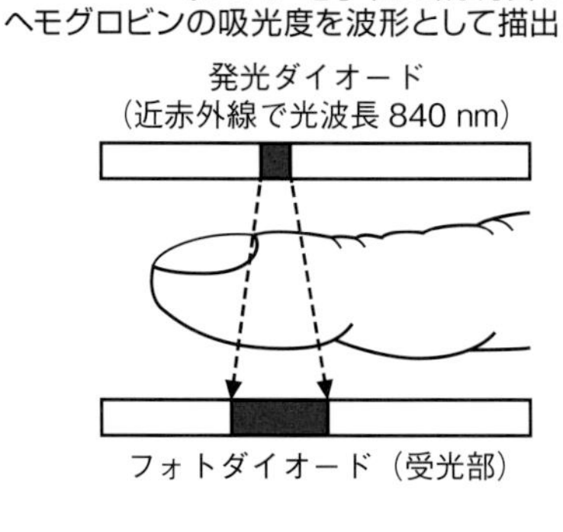

③室温は21～24℃が最適である．

### 実習目標（＝行動目標）

①2～3人のグループをつくり，グループ内で相互に指尖容積脈波検査を実施する．
②実際に記録したデータを用いて，指尖容積脈波の波形の計測を行う．
③記録方法，指尖容積脈波検査所見および考察をまとめ，レポートとして提出する．

**被検者の準備**
①仰臥位にして安静にする．
②爪のマニキュアを取り除く．
③腕や指を圧迫しない（衣服などで）．

**器具**
・指尖容積脈波計（図Ⅲ-20）
・脈波センサ（図Ⅲ-20）
・消耗品：記録紙（サーマルレコーダ用感熱紙）
・診察台

**測定法**
図Ⅲ-21，22．
①指尖容積脈波計をセットする．
②被検者は仰臥位で安静にしてもらう．

図Ⅲ-20 指尖容積脈波計
（加速度脈波計，SDP-100，フクダ電子社製）

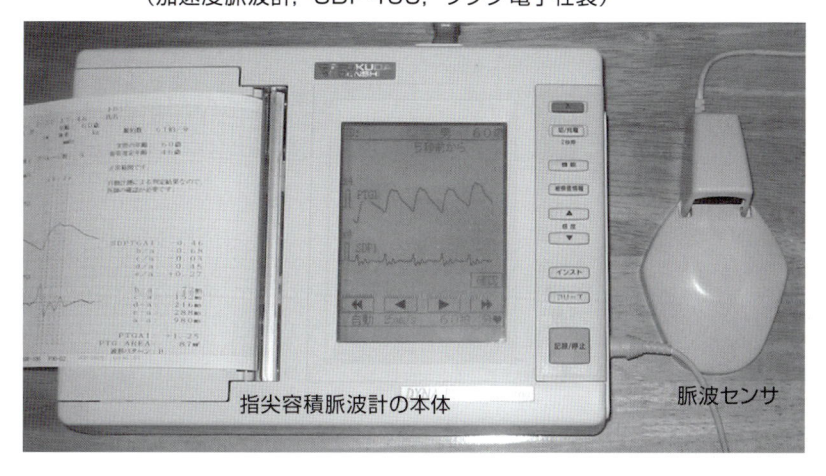

図Ⅲ-21 脈波センサを右手人差し指の指先に装着している場面

図Ⅲ-22 指尖容積脈波を記録している実習場面

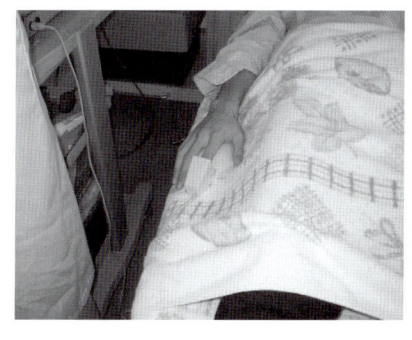

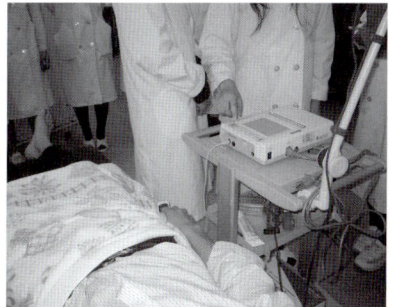

図Ⅲ-23 指尖容積脈波の波形の名称と計測法

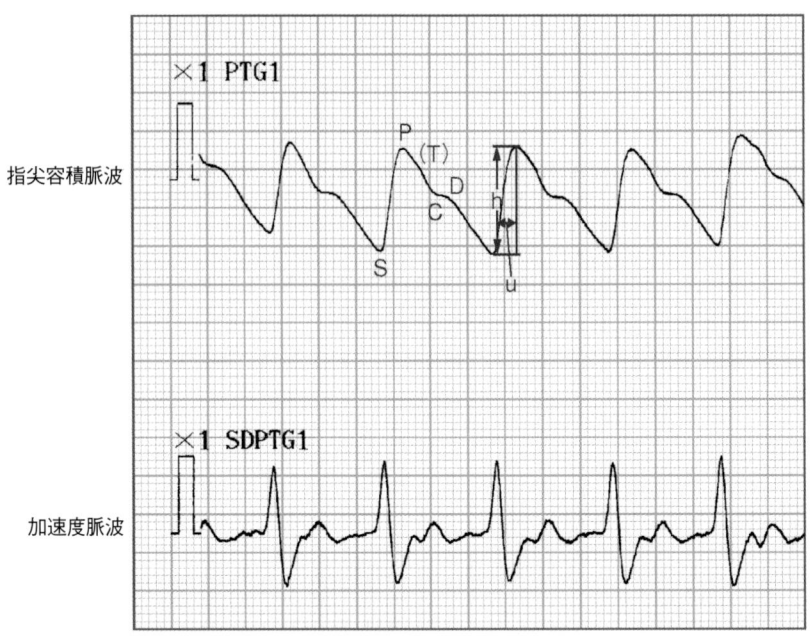

感度1=10mm，紙送り速度：25mm/秒

③脈波センサの位置をほぼ心臓の高さにし，脈波センサに左第2手指を挿入する（センサの部分に正確に入れる）．記録後，右第2手指を挿入し，記録する．
④紙送り速度は毎秒25mmで記録する．

**結果**

図Ⅲ-23．
①波形の名称を入れ，計測を行い，結果を記録表に記入する．
②指尖波高の正常値：15～30mm
③昇脚時間の正常値：0.13±0.01秒で0.2秒を超えない

**評価**

実際に記録した指尖容積脈波所見と主な疾患（閉塞性動脈硬化症，大動脈炎症候群，バージャー病，レイノー病など）に生じる異常波（硬性波，単相波（三角波），末梢性プラトー波，平坦波など）と比較検討し，疾患の波形の特徴を理解する．

文献：
1) 東條尚子, 川良徳弘編：最新臨床検査学講座／生理機能検査学. 医歯薬出版, 2017.
2) 菅野剛史, 松田信義編：臨床検査技術学／生理検査学・画像検査学（第3版）. 医学書院, 2003.
3) 山本誠一：心臓病検査診断学（第2版）. 柳本印刷, 2015.

(山本誠一)

# IV 呼吸機能検査

IV 呼吸機能検査

# 1 換気機能検査

### 目的

スパイロメータ spirometer の測定原理を理解し，学生同士がお互い検者と被検者になり，正しくスパイロメトリー spirometry ができるようにする．また，患者心理の理解および接遇などを習得する．

## 1 肺活量（VC；Vital Capacity）

### 実習前の基礎知識

①実習で使用するスパイロメータの測定原理が説明できる．
②スパイロメータの取り扱い方が説明できる．
③スパイロメトリーでは測定できない気量と測定できない理由を説明できる．
④吸気肺活量，呼気肺活量，2段肺活量の測定方法の違いについて説明できる．
⑤%肺活量の正常値と臨床的意義について説明できる．

### 実習目標（＝行動目標）

①患者心理の理解と接遇ができる．
②肺気量分画が図示できる．
③スパイロメトリーが手際よくできる．
④スパイログラフが適正に記録できているか否かを判断できる．
⑤スパイロメータの保守・管理ができる．

### 検討課題

①マウスピースから空気が漏れた場合のスパイログラム
②被検者が胸を反らした場合と前かがみの場合のスパイログラム
③ATPS（ambient temperature and pressure saturated with water vapor），BTPS（body temperature and pressure saturated with water vapor）とはなにか．また，両者の関係について述べる．測定結果はどちらで表示されているか．

④スパイロメータについて，ベネディクト・ロス型，ローリングシール式，フライシュ（Fleisch）型流量計，熱線流量計の構造と測定原理，特徴について調べる．

### 実習準備

①マウスピース，ノーズクリップ，感染防止用の使い捨てフィルター，リークテスターを準備する．予測肺活量に必要となる**性別，年齢，身長**を記録する．
②スパイロメータに電源を入れる．

**器具**　スパイロメータ，マウスピース，ノーズクリップ，感染防止用の使い捨てフィルター，リークテスター，ティッシュペーパー

**測定法**
①スパイロメータに感染防止用の使い捨てフィルターとマウスピースを取り付ける．
②名前を確認する．
③被検者の理解と協力が得られなければ良い測定ができないので，検査の目的や重要性についてわかりやすく説明し，測定時の呼吸方法を指導する．
④座位または立位で，被検者にマウスピースをくわえさせ，ノーズクリップをつけ，リークテスターで空気の漏れがないか確認する．
⑤スパイログラムをモニターしながら，以下の手順で測定を行う．

- 普通の安静呼吸を4～5回行わせ，一回換気量が一定になり，安静呼気位がそろっていることを確認する．
- 呼気に合わせて号令をかけ，そのままゆっくり一定の速さで吐けなくなるまで吐ききらせて最大呼気位まで呼出させる．最大呼出のプラトー（モニター上で2秒以上気量に変化がなく曲線が水平状態になる）に達していることを確認する．
- ゆっくり一定の速度で吸えなくなるまで胸いっぱい吸わせて最大吸気位まで吸入させ，最大吸気位のプラトーに達していることを確認する．
- 再び，ゆっくり一定の速さで吐けなくなるまで吐ききらせて最大呼気位まで呼出させ，最大呼出のプラトーに達していることを確認後，普通の安静呼吸にもどし測定を終了する．
- **妥当性の確認**：測定後，記録されたスパイログラムで，①安静呼気位が安定で，肺活量の呼気側3分の1から2分の1あたりに位置していること，②最大呼気位と最大吸気位のプラトーが確認できること，③呼気肺活量が吸気肺活量とほぼ同じであることが確認できれば，妥当なスパイログラムと判断する．妥当でない場合には，良くない点を被検者に説明し，再度測定を行う．
- **再現性の確認**：妥当な2回の測定結果が得られ，最大の肺活量と2

番目に多い肺活量の差が200ml以内であれば再現性があると判断する．肺活量が最大値を示したスパイログラムを採択して検査終了とする．差が200ml以上の場合は検査を繰り返す．最大4回まで実施しても再現性が得られない場合は，妥当な測定結果のうち肺活量が最大のものを採択し，検査終了とする．

**結果**

①肺活量（VC），予測肺活量（predicted VC），％肺活量（％VC），予備呼気量（ERV），一回換気量（TV），予備吸気量（IRV），最大吸気量（IC）の値を記録する．

**評価**

①検討課題の結果を解釈する．
②測定した％肺活量について評価する．
③呼気肺活量が吸気肺活量より少ない値を示すことがある肺疾患はなにか．また，その理由はなぜか．

（今井　正）

# 2 努力呼気曲線とフローボリューム曲線
(flow-volume 曲線, $\dot{V}$-V 曲線)

## 実習前の基礎知識

①実習で使用するスパイロメータの測定原理が説明できる.
②スパイロメータの取り扱い方が説明できる.
③努力呼気曲線とフローボリューム曲線から測定できる指標について説明できる.
④Tiffeneauの一秒率とGaenslerの一秒率について説明できる.
⑤努力肺活量(FVC), 一秒量(FEV1), 一秒率(FEV1%)の正常値と臨床的意義について説明できる.

## 実習目標(=行動目標)

①患者心理の理解と接遇ができる.
②努力呼気曲線とフローボリューム曲線の関係が図示できる.
③努力呼気曲線とフローボリューム曲線の測定が手際よくできる.
④努力呼気曲線とフローボリューム曲線が適正に記録できているか否かを判断できる.
⑤スパイロメータの保守・管理ができる.

## 検討課題

①努力肺活量とフローボリューム曲線の関係を図示する.
②呼出努力をいろいろと変えてフローボリューム曲線を記録する.
③慢性閉塞性肺疾患(COPD;Chronic Obstructive Pulmonary Disease)とはなにか. また, スパイロメトリーによるCOPDの重症度分類について調べる.

## 実習準備

①マウスピース, ノーズクリップ, 感染防止用の使い捨てフィルター, リークテスターを準備する.
②スパイロメータに電源を入れる.

**器具** スパイロメータ, マウスピース, ノーズクリップ, 感染防止用の使い捨てフィルター, リークテスター, ティッシュペーパー

**測定法** 図Ⅵ-1(フローボリューム曲線のチェックポイント).
①スパイロメータに感染防止用の使い捨てフィルターとマウスピースを取り付ける.
②名前を確認する.
③被検者の理解と協力が得られなければ良い測定ができないので, 検

査の目的や重要性についてわかりやすく説明し，測定時の呼吸方法を指導する．

④座位または立位で，被検者にマウスピースをくわえさせ，ノーズクリップをつけ，リークテスターで空気の漏れがないか確認する．

⑤フローボリューム曲線をモニターしながら，以下の手順で測定を行う．

- 普通の安静呼吸を4～5回行わせ，安静呼吸が安定した後，安静呼気位から吸えなくなるまで胸いっぱい吸わせて，最大吸気位まで吸気させる．次の瞬間，「吐いて！」と号令をかけて，最大限の力で一気に最大呼気位まで努力呼出をさせる．

- 「吐いて，吐いて，吐いて，もう一息吐いて…」と号令をかけ続けて，最低6秒以上呼気努力を続けさせ，最低2秒以上呼気量が変化しないことを確認して測定終了とする．

- **妥当性の確認**：①フローボリューム曲線のパターンが良好であること：最大吸気ができているか，呼気開始が良好であるか，呼気早期にピークが得られているか，最大呼気努力が得られているか，全体に咳や声出しなどのアーチファクトがないかを確認する．②呼吸開始が良好であること：外挿気量（Extrapolated Volume）が努力肺活量（FVC）の5％または150mlのいずれか大きい方より小さいことを確認する．③十分な呼気ができていること：努力呼気曲線において2秒以上のプラトーが確認できること．妥当でない場合には，よくない点を被検者に説明し，再度測定を行う．④努力肺活量（FVC）が肺活量（VC）よりも5％を越えて大きい場合には，肺活量測定時の努力不足が考えられるので肺活量を再検査する．

- **再現性の確認**：妥当な測定結果が3つ得られたら，フローボリューム曲線のパターンを比較する．そのうち，ピーク到達までの呼気量が少なく，ピークが高く，呼気努力の最も良好な曲線をベストカーブ，次に良好な曲線をセカンドベストカーブとする．ベストカーブの決定にあたっては努力肺活量（FVC）と一秒量（$FEV_1$）の和がより大きいことも参考にする．ベストカーブの一秒量（$FEV_1$）とセカンドベストカーブの一秒量（$FEV_1$）の差が200ml以内であること，かつ，両者の努力肺活量（FVC）の差が200ml以内であれば再現性があると判断し，ベストカーブの測定結果を採択して検査終了とする．再現性が悪い場合，採択の判断が難しい場合は検査を繰り返す．最大8回まで検査を行う．

### 図Ⅳ-1　フローボリューム曲線のチェックポイント
（中村雅夫ほか：臨床検査技師のための呼吸機能検査ハンドブック．真興交易医書出版部，2005より）

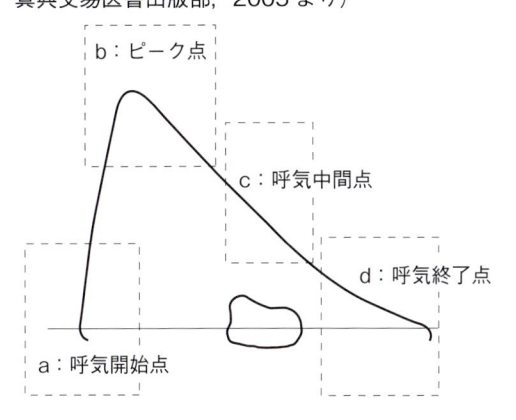

a：呼気開始点
① 立ち上がり良好　② 1回呼出後後呼出　③ 立ち上がり不良

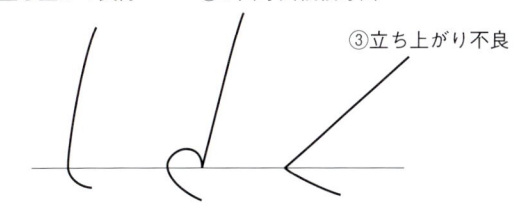

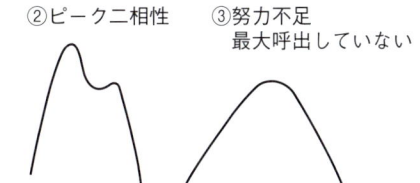

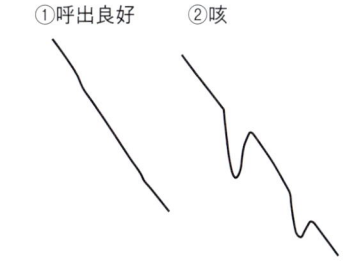

b：ピーク点
① ピーク良好　② ピーク二相性　③ 努力不足 最大呼出していない

c：呼気中間点
① 呼出良好　② 咳

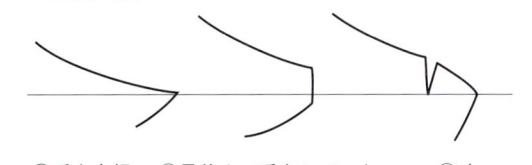

d：呼気終了点
① 呼出良好　② 最後まで呼出していない 声帯閉鎖，息を止めている　③ 咳

---

**結果**
① 努力呼気曲線：努力肺活量（FVC），一秒量（$FEV_1$），%一秒量（%$FEV_1$），Gaenslerの一秒率［$FEV_1$%（G）］，最大呼気中間流量（MMF），空気とらえ込み指数（ATI）を記録する．
② フローボリューム曲線：最大呼気流量（PEF），$\dot{V}_{50}$，$\dot{V}_{25}$，$\dot{V}_{50}/\dot{V}_{25}$を記録する．

**評価**
① 一秒率と%肺活量による換気障害分類で測定結果を評価する．
② 呼出努力をいろいろと変えてフローボリューム曲線を記録すると（検討課題），努力性肺活量の1/4ほどの肺気量位になると，努力のいかんに関係なく記録が一致する．どうして，そのようになるかを考察する．

（今井　正）

# 3 機能的残気量
(FRC；Functional Residual Capacity)

　機能的残気量の測定方法には，測定原理の違いによって①Heを指示ガスとする閉鎖回路法（変量式，恒量式），②$N_2$を指示ガスとする開放回路法，③体プレチスモグラフ（body plethysmograph）法などがある．ここでは，最も普及しているHeを指示ガスとする閉鎖回路法（恒量式）について説明する．

### 実習前の基礎知識

①実習で使用する検査装置の測定原理が説明できる．
②検査装置の取り扱い方が説明できる．
③機能的残気量の正常値と臨床的意義について説明できる．

### 実習目標（＝行動目標）

①患者心理の理解と接遇ができる．
②機能的残気量の測定が手際よくできる．
③機能的残気量が適正に測定されているか否かを判断できる．
④検査装置の保守・管理ができる．

### 検討課題

①測定結果に影響を与える要因を調べる．

### 実習準備

①マウスピース，ノーズクリップ，感染防止用の使い捨てフィルター，リークテスターを準備する．結果計算に必要な体表面積を**身長，体重**から求めておく．
②検査装置の校正を行う．
③ソーダライム，$O_2$ガス，Heガスの確認を行う．
③検査装置に電源を入れる．
④検査装置の検査項目から機能的残気量（FRC）を選択する．
⑤ガス回路内の洗い出しを行う．
⑥ガス回路内に空気，$O_2$ガス，Heガスを供給する．
⑦ガス回路内のHeガス濃度が一定になるまでガスを攪拌する．

**測定法**
①検査装置に感染防止用の使い捨てフィルターとマウスピースを取り付ける．
②名前を確認する．
③被検者の理解と協力が得られなければ良い測定ができないので，検査の目的や重要性についてわかりやすく説明し，測定時の呼吸方法を指導する．

④座位で，被検者の口の高さと三方活栓に取り付けたマウスピースの高さが合うように調節する．
⑤被検者にマウスピースをくわえさせ，ノーズクリップをつけ，外気を安静呼吸してもらう．
⑥安静呼吸になったら，呼気の終わり（安静呼気位）で三方活栓をガス回路側に切り替える（測定開始）．
⑦息漏れがないか，被検者の状態に変化がないかを常に監視する．
⑧He濃度が安定したら検査を終了する．

**結果**

①機能的残気量（FRC）の測定値を記録する．
②全肺気量（TLC），残気量（RV），残気率を算出する．

**評価**

①測定結果について評価する．

参考文献
1) 日本呼吸器学会肺生理専門委員会（編）：呼吸機能検査ガイドライン，メディカルレビュー社，2006
2) 藤田保健衛生大学「臨床検査学入門」編集委員会（編著）：医学領域における臨床検査学入門，KTC中央出版，2007
3) 大久保善朗，川良徳弘，椎名晋一ほか（著）：臨床検査学講座生理機能検査学，医歯薬出版，2004
4) 日本臨床衛生検査技師会（編）：呼吸機能検査の実際，(株)高山，2005
5) 斉藤陽久（監），鈴木範孝（著）：レッツ・スパイロメトリー，新興交易（株）医書出版部，2007
6) 中村雅夫，飛田渉，池田裕次ほか（著）：臨床検査技師のための呼吸機能検査ハンドブック，新興交易（株）医書出版部，2005
7) 毛利昌史，工藤翔二，久田哲哉（著）：肺機能テキスト，文光堂，2003

（今井　正）

**Ⅳ 呼吸機能検査**

# 2 肺胞機能検査

## 1 肺内ガス分布 (Distribution of Ventilation inspired gas), クロージングボリューム (Closing Volume)

### 目的

肺内ガス分布異常があると，一部の肺胞は低酸素および二酸化炭素の蓄積を生じる．単一呼吸法は最大呼気から100％酸素を吸気すると，肺上部と肺下部の間に窒素濃度の差が生じる．呼出に伴って，ある肺気量レベルに達すると肺の下部での細気道の閉塞が始まると，呼出肺胞気窒素濃度は急速に上昇する．このような現象を利用した検査法である．この検査は換気不均等分布のある気道肺胞系に病変がある疾患の検出に役立ち，クロージングボリュームは早期に末梢気道病変を検出するのに有用である．ここでは以下を目的とする．
①測定機器の原理を理解し，正確に測定できるようにする．
②患者心理の理解および接遇などを習得する．
③測定結果の臨床応用を理解する．

### 実習前の基礎知識

①この検査の測定方法を説明することができる．
②吸入されたガスが肺内で不均等となる要因を説明することができる．
③呼気終末期の肺胞サイズの上下差，重力による肺内圧の上下差を説明することができる．
④単一呼吸法で記録されたグラフの第Ⅰ相，第Ⅱ相，第Ⅲ相，第Ⅳ相の成因を説明することができる．
⑤第Ⅲ相から$\Delta N_2/l$（Buist&Ross法），$\Delta N_2$（Comroe&Fowler法）の求め方を説明することができる
⑥第Ⅳ相からCV/VC（％），CC/TLC（％）の求め方を説明できる．

### 実習目標（＝行動目標）

①患者心理の理解と接遇ができる．
②肺内ガス分布，クロージングボリュームの測定が正確にできる．
③得られたデータの解釈できる．

④肺機能測定器の保守・管理ができる．

### 検討課題

①検査に酸素ガスを使用するのはなぜか．
②単一呼吸法以外の他の測定法を調べる．
③$\Delta N_2$，クロージングボリューム（CV）に影響する因子を調べる．
④$\Delta N_2$が増加する疾患について調べる．
⑤クロージングボリューム（CV）が増加する疾患について調べる．

### 実習準備

#### 測定前

①リザーババッグを100% $O_2$ガスで満たしておく．
②検査対象者の年齢・性別・身長・体重および室温を記録する．
③測定開始前に被検者に検査の目的と呼吸の仕方を具体的に説明し理解させておく．

図Ⅳ-2 単一呼吸法（single breath method）
（鈴木俊介ほか：呼吸機能の臨床（1）．中外医学社，1996 より）

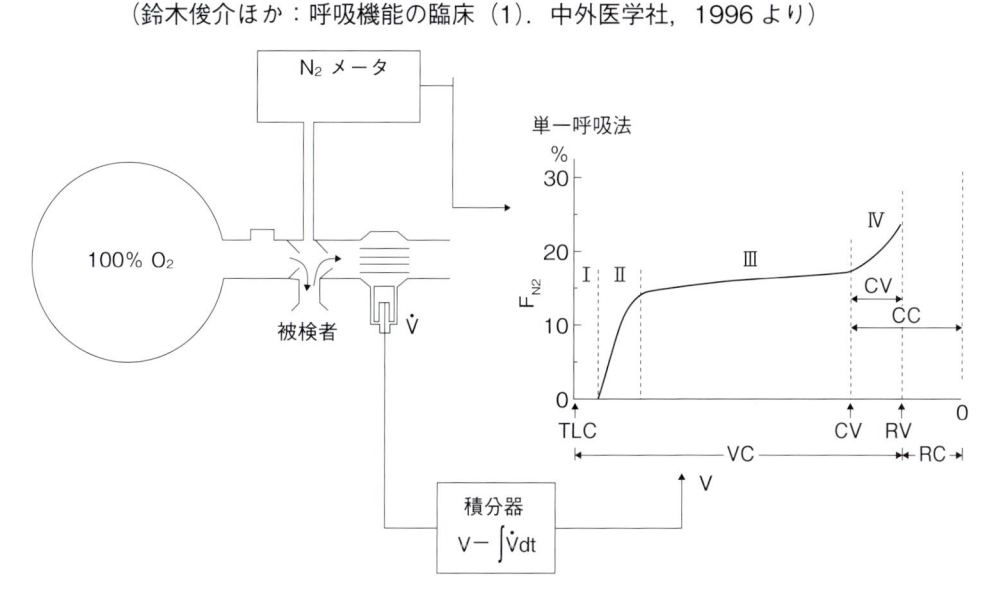

**器具**
・測定装置：多項目肺機能測定器（スパイロメーター，リザーババッグ，$N_2$濃度計からなる）
・100% $O_2$ガス
・ノーズクリップ
・マウスピース
・リークテスター（息漏れ検出器）
・フィルター（感染防止）

**測定法**

(1) 方法
①検査対象者の本人確認をする．
②座位にて被検者にマウスピースをくわえさせ，ノーズクリップを付け

安静換気を行わせる．

③安静呼吸後，これ以上吐けなくなる（最大呼気位）まで呼出させる．

④続いて深呼吸するようにゆっくりとリザーババッグ内の100% $O_2$ガスをこれ以上吸えなくなる（最大吸気位）まで吸入させる．

⑤これ以上吸えなくなったら，ゆっくりと一定流量（0.5 l/sec）で呼出させる．

⑥これ以上吐けなくなる（最大呼気位）まで呼出する．

⑦測定が終了すると，呼気$N_2$濃度が縦軸に呼気量が横軸に測定結果が表示される．

⑧測定後呼気速度が0.3～0.5（l/sec）以下の速度の範囲に入っていることを確認する．吸気肺活量と呼気肺活量の差が5%以下であることも必要である．

(2) 測定回数

測定は2～3回行う．

(3) 測定間隔

測定間隔は大きな深呼吸をした後，4分以上とする．

---

**結果**

①得られたデータを基準値と比較し評価する．

基準値

$\Delta N_2$/lはBuist&Rossの予測式から計算で求められる（**図Ⅳ-3**）．

男性　　　　　　　0.710＋0.010×年齢±0.43

女性　60歳未満　1.036＋0.009×年齢±0.57

　　　60歳以上　1.777＋0.058×年齢±1.30

$\Delta N_2$（Comroe&Fowler）

18～38歳：0.7±0.3%，50～77歳：1.8±1.1%

CV/VC（%）（Buist&Ross）

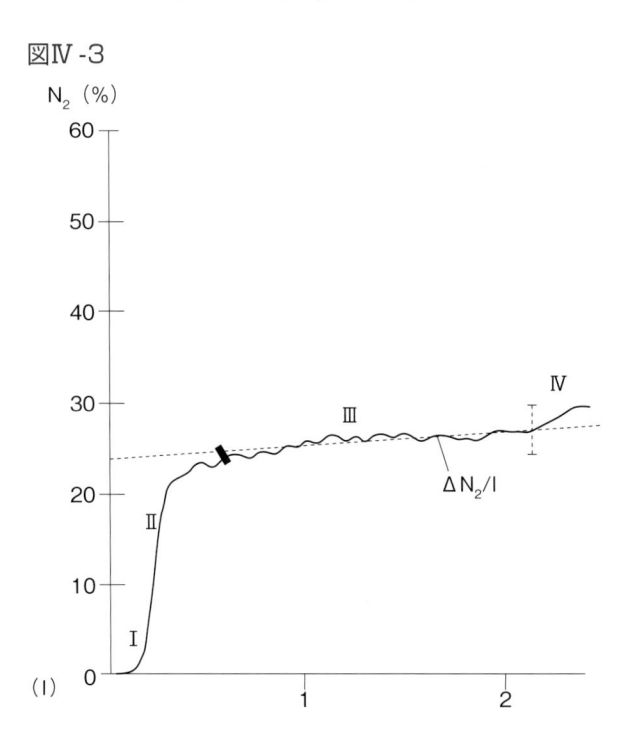

図Ⅳ-3

20歳代では5～10%，70歳代では25～30%

|  | 実測値 |
| --- | --- |
| △N$_2$/l (%) | 1.63 |
| CV (l) | 0.24 |
| CV/VC (%) | 10.0 |
| CC/TLC (%) | 39.4 |
| TLC (l) | 3.58 |

VC：肺活量，TLC：全肺気量

**評価** 検討課題の結果を考察する．

[文献]
1) 大久保善郎ほか：生理機能検査学(2)，251-254，医歯薬出版，東京，2011
2) 鈴木俊介ほか：呼吸機能の臨床(1)，94-103，中外医学社，東京，1996
3) 中村雅夫ほか：呼吸機能検査ハンドブック(1)，113-120，真興交易㈱医書出版部，東京，2005
4) 滑川妙子：クロージングボリューム，Medical Technology，26，661-665，1998
5) 大崎饒ほか：呼吸機能検査トレーニング(2)，104-109，中外医学社，1992

（吉田髙子）

## 2 肺拡散能力 (Diffusing capacity)

### 目的

拡散は濃度の高いほうから低いほうへガスが移動する現象である．肺拡散能力は肺胞気と毛細血管間の分圧の差（1mmHg）あたり,毎分通過するガス量（ml）と定義されている．

1回呼吸法では，被検者に低濃度の一酸化炭素（CO）ガスを吸入させた後，約10秒間息をこらえさせ，その間にCO濃度の減少，すなわちCOの移動の効率を測定する．

低酸素血症の時，肺拡散能力を測定する．そして間質性肺炎の重症度や予後判定に利用される．また 薬剤の副作用で間質性肺炎を合併する可能性の経過観察に利用されている．

### 実習前の基礎知識

①この検査方法を説明することができる．
②肺胞内ガス（気相）と肺毛細血管（気相）間の拡散について説明することができる．
③測定にCOガスを用いる理由を説明することができる．

### 実習目標（＝行動目標）

①患者心理の理解と接遇ができる．
②肺拡散能の測定が正確に測定できる．
③得られたデータの解釈できる．
④肺拡散能測定器の保守・管理ができる．

### 検討課題

①CO濃度を測定する仕組みを調べる．
②$DL_{co}$ の測定値は（ml/min/mmHg）で表わされるのはなぜか．
③1回呼吸法以外の測定法を調べる．
④肺拡散能に影響を及ぼす因子について調べる．
⑤拡散能を低下させる疾患について調べる．

**器具** 　実習準備
- 多項目肺機能測定器 （スパイロメーター，バルーンボックス， サンプリングバッグ）
- 呼気ガス分析器 （赤外線COアナライザー，Heメーター）
- 酸素，4種混合ガス（0.3％ CO，10％ヘリウムガス，20％酸素ガス，窒素バランス）

- ノーズクリップ
- マウスピース
- リークテスター（息漏れ検出器）
- フィルター（感染防止）

**測定法**

1回呼吸法
（1）測定前
①被検者は測定前5分以上安静座位を保つ．食後2時間以上経過していることが望ましい．
②ガス分析器はウォーミングアップを十分しておく．
③バルーンボックスに混合ガスを十分量注入し，測定装置の回路内を混合ガスで満たす．
④検査対象者の年齢・性別・身長・体重および室温を記録する．
⑤測定開始前に被検者に検査の目的と呼吸の仕方を具体的に説明し理解させておく．

（2）測定（図Ⅳ-4）
①検査対象者の本人確認をする．
②座位にて被検者にマウスピース（5方活栓）をくわえさせ，ノーズクリップを付け安静換気を行わせる．
③安静呼吸後，最大呼気位まで呼出させる．被検者が最大呼出したと思ったら膝をたたくよう合図させる．
④続いてただちに活栓を切り替え，混合ガスを一気に最大吸気位まで吸入させ呼吸停止をさせる．
⑤10秒間の呼吸停止後，一気に最大呼出させる．
⑥最初の750〜1,000mlを死腔とみなして捨て，活栓を切り替え，そのあとの500mlを肺胞気として採取する．
⑦測定が終了すると，サンプルバッグ中のガス濃度が測定される．
⑧ガス濃度の測定が終わると，測定結果が表示される．
⑨測定後，吸気量が肺活量の90％以上あること，呼吸停止時間が9〜11秒あることを確認する．

（3）測定回数
測定は最低2回以上行う．

（4）測定間隔
測定間隔は4分以上とする．

**結果**

①得られたデータを基準値と比較し評価する．
基準値
$DL_{co}$：25〜35ml/min/mmHg，$DL_{co}/VA$：5.0ml/min/mmHg/l（BTPS），％$DL_{co}$：80％以上

図Ⅳ-4　DLco

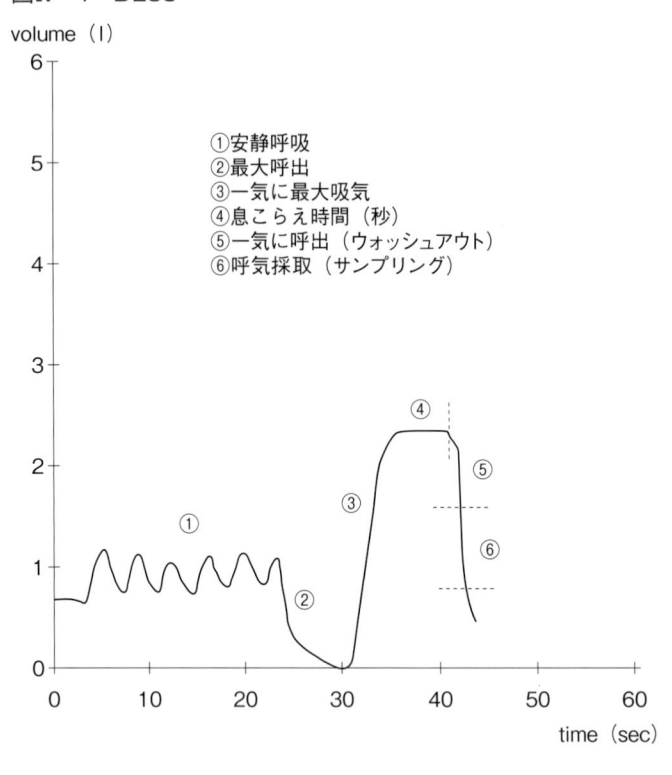

①安静呼吸
②最大呼出
③一気に最大吸気
④息こらえ時間（秒）
⑤一気に呼出（ウォッシュアウト）
⑥呼気採取（サンプリング）

**評価**　検討課題の結果を考察する．

[文献]
1) 大久保善郎ほか：生理機能検査学(2), 255-260, 医歯薬出版, 東京, 2006
2) 鈴木俊介ほか：呼吸機能の臨床(1), 62-71, 中外医学社, 東京, 1996
3) 中村雅夫ほか：呼吸機能検査ハンドブック(1), 127-139, 真興交易㈱医書出版部, 東京, 2005
4) 大久保輝男ほか：肺拡散能力, Medical Technology, 26, 654-660, 1998
5) 大崎饒ほか：呼吸機能検査トレーニング(2), 48-52, 中外医学社, 1992

（吉田髙子）

# 3 呼気ガス分析
(Analysis of expired gas)

### 目的

肺胞のガス交換の状態が判断でき，生体全体の代謝を総合的に示す指標として有用な検査法である．
また一定段階の運動負荷を実施したときは，分時換気量（$V_E$）がどの程度増加しうるかを観察することで換気量（$V_E$），換気能力の予備力を知るために行われる．

### 実習前の基礎知識

①この検査の測定方法が説明できる．
②呼気ガス量の測定方法を説明できる．
③呼気ガス量から分時換気量の求め方が説明できる．
④ガス濃度の測定方法が説明できる．
⑤ガス濃度からガス量の求め方が説明できる．
⑥呼吸商の求め方が説明できる．

### 実習目標（＝行動目標）

①患者心理の理解と接遇ができる．
②呼気ガス分析の測定が正確に測定できる．
③得られたデータの解釈できる．
④呼気ガス分析器の保守・管理ができる．

### 検討課題

①測定時の注意点を調べる．
②分時換気量（$\dot{V}_E$）を低下または増加させる病態について調べる．
③酸素摂取量（$\dot{V}_{O_2}$）を低下または増加させる病態について調べる．

### 実習準備

**測定前**
①ガス分析器はウオーミングアップを十分しておく．
②ダグラスバッグにもれがないかを調べる．
③検査時の室温・気圧を記録する．
④測定開始前に被検者に検査の目的と呼吸の仕方を具体的に説明し理解させておく．

**器具**
・ダグラスバッグ
・呼気ガス分析器
・マウスピース

**測定法**

方法
①検査対象者の本人確認をして，安静にさせる．
②ダグラスバッグを2〜3回被検者の呼気で洗う．
③3分間の呼気を採取する．
④呼気の採取が終了したら，バッグ内のガスを混和する．
⑤分析用のサンプルガスを少量採取し，酸素濃度，二酸化炭素濃度を測定する．
⑥残りのガスの換気量（VA）を測定する．

**結果**

①得られたデータを基準値と比較し評価する．
基準値
分時換気量（$\dot{V}_E$）6 l/min
酸素摂取量（$\dot{V}o_2$）240ml/min，二酸化炭素排出量（$\dot{V}co_2$）190ml/min，ガス交換率（R）0.8

**評価**

検討課題の結果を考察する．

[文献]
1) 大久保善郎ほか：生理機能検査学 (2), 287-293, 医歯薬出版, 東京, 2006
2) 清水加代子ほか：臨床生理学 (2), 194-195, 医学書院, 東京, 1998

（吉田髙子）

# 3 血液ガス分圧測定

## 1 動脈血液ガス分圧測定（電極法）

### 目的

血液中の$O_2$と$CO_2$の圧的変化を測定することで肺におけるガス交換の効率（患者の呼吸状態や組織への$O_2$供給の良否）を，血液のpHを測定することで酸-塩基平衡異常の有無とその程度を知る重要な指標となる．

### 実習前の基礎知識

①生体における血液循環の仕組みを説明できる．
②生体内における$O_2$と$CO_2$の運搬を説明できる．
③$HbO_2$解離曲線に影響する因子を説明できる．
④Haldane効果とBohr効果を説明できる．
⑤動脈血液ガス分圧の基準範囲と基準値に影響する生理的因子を説明できる．
⑥検体取り扱い時の注意点を説明できる．
⑦血液のpHとHenderson-Hasselbalchの式における関係を説明できる．
⑧酸-塩基調節障害の原因となる代表的な疾患を説明できる．
⑨代謝作用を説明できる．
⑩アニオンギャップを説明できる．
⑪動脈採血を説明できる．
⑫血液分析装置の種類や特徴，原理を説明できる．

### 実習目標

採血後，条件別に保存した静脈血の血液ガス分析結果から得られた情報をまとめて考察することにより，実際に臨床で行われている動脈血液ガス分析についての知識を得る．さらに，適切な検体の取り扱いの重要性について認識する．

### 検討課題（液体の種類・濃度の違いによる結果の検討）

グループ1：もっとも理想的に低温保存した場合採血後→ただちに測定→低温恒温槽内（4℃）で保存して10分後と2時間後に測定

グループ2：室温保存した場合
　　採血後→ただちに測定→室温（25℃）で保存して10分後と2時間後に測定

グループ3：高温保存した場合
　　採血後→ただちに測定→高温恒温槽（45℃）で保存して10分後と2時間後に測定

グループ4：空気注入後，室温保存した場合
　　採血後→ただちに測定→1mlの空気を注入後，室温（25℃）で保存して10分後と2時間後に測定……測定時には一時的に空気を抜く

## 原理

■ 電極法

血液中のpH，酸素分圧（$Po_2$），炭酸ガス分圧（$Pco_2$）を直接電気的に測定する方法．現在は3つのデータからの演算で重炭酸イオン（$HCO_3^-$）や過剰塩基（BE），酸素飽和度（$Sao_2$）などが算出される．

### ＜ガラス電極によるpH測定＞

pHの異なる2種類の溶液間に電位差が生じ，その大きさが両液間のpHの差に比例することを利用して測定．

### ＜Clark電極による$Po_2$測定＞

先端が$O_2$透過性のメンブレンでおおわれた還元電池の電極により，両電極間に生ずる還元電流を測定して$Po_2$に換算して表示する．
白金電極に約-0.6Vの電圧をかけて血液に接触すると，血液から電極側に$O_2$が拡散する．

　　白金電極（陰極）の反応　　　$2H_2O + O_2 + 4e^- \longrightarrow 4OH^-$
　　銀塩化銀電極（陽極）の反応　$4Ag + 4Cl^- \longrightarrow 4AgCl + 4e^-$

### ＜Stow-Severinghaus電極による$Pco_2$測定＞

外側を$CO_2$メンブレンでおおったpHガラス膜を使用する．血液中の$CO_2$がメンブレンを通過して電解質液に拡散することで水素イオン濃度を変化させる．このpHの変化をガラス電極で測定し，$Pco_2$に換算して表示する．

## 器具

- 血液ガス分析装置（1台）
- 4℃用低温恒温槽または冷蔵庫（1台）
- 45℃用高温恒温槽（1台）
- 21G～22Gディスポーザブルシリンジ（4本＋予備）
- 21G～22Gディスポーザブル注射針（4本＋予備）
- シリンジ先端部密閉用ゴム栓（4個）
- ヘパリンナトリウム液（1ml入り1本）．ただし臨床では血液ガス検体を用い，電解質の測定をすることもあり，ヘパリンリチウムが使用されている．
- 採血用セット（1組）
- ガーゼ（数枚）
- 各グループの結果記入用黒板またはホワイトボード（1台）

### ＜血液ガス分析装置について＞

- 2点間校正と標準液について
- 各測定電極の色について

## 測定法

**＜静脈血採血＞**

①ディスポーザブルシリンジの内壁にヘパリンナトリウム液を注入

必要最小限（検体血液が希釈による影響を受けないように注射筒の死腔を満たす程度）または乾燥ヘパリンリチウムが入ったシリンジを使用する．

②3mlの採血を行ったあとに素早く混入した気泡を出す．
③シリンジ先端部をゴムまたはゼリー入りキャップで密栓する．
④シリンジをきりもみ状に攪拌する．

**＜測定＞**

①シリンジ内血液凝固の有無を確認するため，シリンジの針部根元を外し，ガーゼ上にシリンジ先端から押し出した血液を1滴落とす（このとき，シリンジは上向きがよい）．
②血液ガス分析機の「READY」ランプ点灯を確認し，シリンジ先端部を血液吸入用ノズルに差し込み，「測定」または「スタート」ボタンを押す．
③吸引終了合図音後，シリンジ先端部を抜いて，ノズルに付着した血液をぬぐう（必要サンプル量は測定可能項目の種類や数によって異なるが40～300$\mu$m）．

再検査などを考慮して，採血量は最低でも1～1.5ml必要．

④約1分後に結果用紙がプリントアウトされる．

## 結果

黒板またはホワイトボードに各グループごとに経時的に並べて結果を記入する．

## 評価

・シリンジ内の血液放置状態下における血液中細胞の代謝の進みと温度の関係について考察する．
・シリンジ内空気と空気の接触による$CO_2$の拡散について考察する．

文献：
1) 江部　充：臨床生理検査学．講談社，2000．
2) 毛利昌史ほか：肺機能テキスト．文光堂，2003．
3) 大久保善朗ほか：臨床検査学講座／生理機能検査学．医歯薬出版，2010．
4) 工藤一彦：最新臨床生理検査学．裕文社，2000．
5) 大崎　饒：呼吸機能検査トレーニング．中外医学社，2000．
6) 清水加代子ほか：臨床検査技術学7／臨床生理学．医学書院，2000．
7) 橘　敏也：新・病態生理Ⅱ．（株）じほう，2005．
8) 日本生理学会編：生理学実習書．南江堂，2000．
9) 宮武邦夫ほか：実践生理機能検査テキスト．メディカ出版，2000．
10) 柴垣昌功ほか：やさしい電解質・血液学・酸塩基．中外医学社，2000．

（横尾智子）

# 2 経皮的ガス分圧検査

## 目的

一般呼吸管理，ICU，未熟児室の呼吸管理および睡眠時無呼吸症候群などの病態を評価することができる．

ここでは経皮的ガス分圧測定装置の構造，安全性を理解し，学生同士がお互い検者と被検者になり，正確に検査できるようにする．また，患者心理の理解および接遇などを習得する．

## 実習前の基礎知識

①生体の呼吸機能とガス分圧および末梢循環を説明できる．
②装置の原理を説明できる．
③使用上の注意点について説明できる．
④臨床的意義を説明できる．

## 実習目標（＝行動目標）

①患者心理の理解と接遇ができる．
②正しく検査の記録と整理ができる．
③測定値の評価ができる．
④装置の保守・管理ができる．

## 検討課題

①電極接着部位に空気が混入した場合の値の変化
②長時間電極を同一場所に貼り付け，測定した場合の危険性
③電極温度が44℃前後でなければならない理由
④異常値を示す代表的疾患の特徴

**実習準備**

&lt;装置の準備&gt;
①アース接続の確認
②電源コード，電極の点検
③電源入力（電源を入れてから安定するまで15分ほど静置）
④装置校正（通常は自動で行われる）

**器具**　コンタクト液，酒精綿，ティッシュペーパー

**測定法**

①名前を確認する．

②上半身を脱衣し，ベッドで仰臥位になる．

③検査内容の説明をして緊張を和らげる．

④右鎖骨下前胸部の電極誘導部位を酒精綿で清拭する．

⑤コンタクト液を使用し，測定用電極をつける．皮膚と電極の境界に空気が入り込まないように注意する．

⑥胸おおいタオルをかける．

⑦3～4時間おきに電極位置を変更する．実習時は値が安定したら測定は終了する．

⑧正確に測定が行われたことを確認し，電極を外す．その後，皮膚をティッシュペーパーで軽くぬぐい取る．

⑨片付けを行う．

**結果**

①結果を記録表に記入する．

②結果が正常か異常かを判定し，異常があればどのような可能性があるかを分析する．

**評価**

①検討課題の結果を考察する．

文献：
1) 大久保善朗ほか：臨床検査学講座／生理機能検査学（第2版）．医歯薬出版，2011．
2) 清水加代子ほか：臨床検査技術学7／生理検査学・画像検査学（第3版），2003．

（今井　正）

# 3 パルスオキシメータ検査

## 目的

換気障害，循環障害，手術後，睡眠時無呼吸症候群などのモニターとして，酸素飽和度と心拍数を非侵襲的に連続的に測定し，病態を評価することができる．ここでは，パルスオキシメータの構造，使用法または注意点を理解し，学生同士がお互い検者と被検者になり，正確に検査できるようにする．また，患者心理の理解および接遇などを習得する．

## 実習前の基礎知識

①酸素解離曲線の意味を説明できる．
②装置の原理を説明できる．
③使用上の注意点について説明できる．
④臨床的意義を説明できる．

## 実習目標（＝行動目標）

①患者心理の理解と接遇ができる．
②検査の記録と整理が正しくできる．
③測定値の評価ができる．
④装置の保守・管理ができる．

## 検討課題

①外部光の測定値に与える影響を調べる．
②測定部位の違いによる測定値の変化を調べる．
③異常値を示す代表的疾患の特徴．

**実習の準備**

＜装置の準備＞
①アース接続の確認（バッテリーの使用が多いので，その場合にはアースは不要）
②電源コード，センサの点検
③電源入力（電源を入れてから安定するまで15分ほど静置）

**器具**　酒精綿，除光液，ティッシュペーパー

**測定法**
①名前を確認する．
②通常，検査部位は手の第2指先を使用するものが多いが，耳朶用もある．
③センサ部位を酒精綿で清拭する．マニュキュアは除光液で取り除いておく．
④検査内容の説明をして緊張を和らげる．
⑤実習時は，値が安定したら測定は終了する．
⑥正確に測定が行われたことを確認し，センサを外す．
⑦片付けを行う．

**結果**
①結果を記録表に記入する．
②結果が正常か異常かを判定し，異常があればどのような可能性があるかを分析する．

**評価**
①検討課題の結果を考察する．

文献：
1) 大久保善朗ほか：臨床検査学講座／生理機能検査学（第2版）．医歯薬出版，2011．
2) 清水加代子ほか：臨床検査技術学7／生理検査学・画像検査学（第3版）．2003．

（今井　正）

# 4 その他

IV 呼吸機能検査

## 1 基礎代謝測定法

### 目的

安静仰臥位で覚醒状態の時，生命維持のために消費される必要最低限のエネルギー量を基礎代謝量といい，その値を正常予測値と比較して身体の代謝状態を評価する．

### 実習前の基礎知識

①基礎代謝量および基礎代謝率を説明できる．
②測定原理を説明できる．
③基礎代謝に影響する因子を説明できる．
④臨床的意義を説明できる．

### 実習目標（＝行動目標）

①被検者に測定法の意義を説明できる．
②正しく計測ができる．
③基礎代謝計の保守管理ができる．

### 検討課題

①代謝状態を評価できる他の検査法を検討する．
②直接法より間接法が臨床現場で使用される理由を検討する．

### 実習準備

①測定環境
②マウスピース
③酸素

**測定法** 間接基礎代謝測定法（ベネディクト・ロス型またはサンボーン型呼吸計）

■ 方法

①回路内にO₂ボンベから5～6Lを入れ閉鎖回路にする.

②被検者にマウスピースをくわえさせ，ノーズクリップで鼻をつまみ，はじめ空気呼吸をさせる.

③スイッチを入れ記録装置を回転させ，安静呼気位で活栓を閉塞循環回路にする.

④6分間呼吸曲線を描かせて呼気位で活栓を元に戻し，被検者をマウスピースから離す.

⑤蛇腹内の温度，気圧（ATPS→STPDへの換算のため），被検者の身長，体重（体表面積を求めるため），年齢，性別（正常予測値と比較するため）を必ず記載しておく.

⑥計算：呼吸曲線の呼気位で傾斜直線を引き，これよりVo₂（STPD）を求め，RQ=0.82，温当量4.825kcacl（Cal）としてBMRを計算する.付属Vo₂測定用スケールおよびBMR calculatorを用いて求めることもある.実測したVo₂（ATPS：室温，大気圧，水蒸気飽和状態）からSTPD（0℃，1気圧，乾燥状態）に換算する場合，次式を用いる.

$$V(STPD) = V(ATPS) \times \frac{273}{273+t} \times \frac{PB-P(H_2O)}{760}$$

V（ATPS）：測定時の容積，t＝測定時の温度，PB：測定時の気圧，P$_{H_2O}$：測定時の飽和水蒸気圧.後2項はSTPDファクター（係数）と呼ばれ，表で求められる.

**結果** 基礎代謝量および基礎代謝率を求める.

**評価**
①検討課題の結果を考察する.
②室温や測定までの被検者の状態，機器の状態を考慮し結果を考察する.

文献
1) 大久保善朗ほか：臨床検査学講座（第3版）生理機能検査学. 医歯薬出版, 2011, 284～294
2) 北村清吉ほか：臨床検査学講座（第2版）生理学. 医歯薬出版, 2004, 65～72

（今井　正）

# V

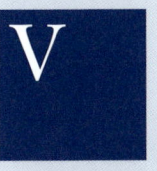

# 神経筋機能検査

# 1 脳波

V 神経筋機能検査

## 目的

脳波（electroencephalogram；EEG）とは，頭皮上に装着した表面電極から記録した脳の微細な電位変動である．脳波検査（electroencephalography）は，てんかん発作などの発作性症状の診断や，意識障害の程度および原因検索に重要で，特に脳死判定の際には必須の検査である．

近年，脳波計の性能は飛躍的に向上し，デジタル化とネットワーク化が進んでいる．

## 1 脳波計

①脳波計とは，数十μV（マイクロボルト）の0.5〜30Hz（ヘルツ）の周波数帯域の波を中心に増幅し，記録し，保存する装置である（**図V-1**）．

②脳波計は電気的な安全を確保するため，被検者と接する入力回路はアース回路から浮かし（フローティング回路），電源部から分離（アイソレーション）されている．

③電極接続箱は，多チャネルの電圧増幅用の差動増幅器（A）とアナログ・デジタル（A/D）変換器を内蔵する．

④すべての電極に共通の基準となる電極をシステムリファレンス（S）といい，人工雑音（アーチファクト）の混入しにくい頭頂部などに置かれる．

図V-1 脳波計の構成

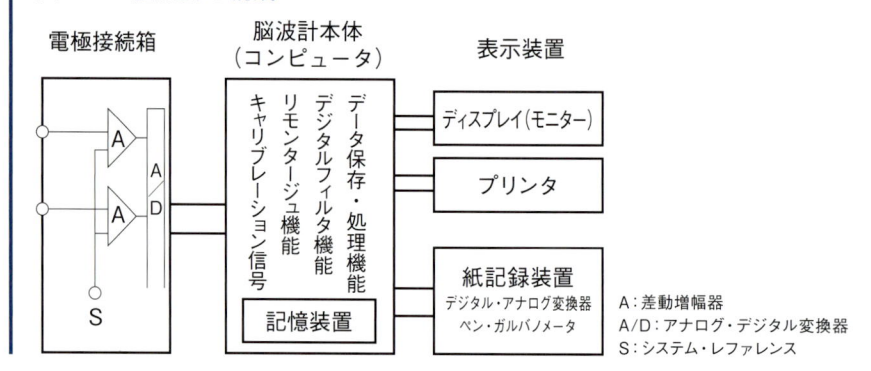

A：差動増幅器
A/D：アナログ・デジタル変換器
S：システム・レファレンス

⑤ペーパレス脳波計は紙記録を行わず，高解像度（1,600×1,200ビット以上）のモニターを用いて，画面上で脳波判読を行い，必要な箇所のみプリンタで印刷する．診療部門と中央検査部をネットワークでつなぐシステムを採用している病院や，データ量の多い終夜睡眠ポリグラフィ（polysomnography；PSG）検査などでは，もっぱらこの方法が行われている．

### 差動増幅器

①非生体現象を減衰させ，生体現象のみを増幅するため，2つの端子から入力される信号の電位差を増幅するのが差動増幅器である．

②増幅された同相信号（非生体現象）と非同相信号（生体現象）の比を同相除去比，あるいは弁別比（common mode rejection ratio；CMRR）といい，この値が高いほど差動増幅器の性能がよいことになる．

③差動増幅器を機能させるためには，基準点として平衡をとる電極（ニュートラル電極という）を，動きの少ない前額部などに置く（従来は機能アース，ボディアースなどと呼ばれることもあったが，差動増幅器の動作に必要な電極端子にすぎない）．

### デジタル化

①増幅された脳波のアナログ信号は，一定の時間間隔（200～500ミリ秒程度）でデジタルに変換（標本化，あるいはサンプリング）される（図V-2-a）．

②サンプリング間隔が短い（標本化精度が高い）ほど，原波形を忠実に再現できるが，データ数が増大して保存のために大きな記憶媒体が必要となる．

③原波形に混在する最も速い波の2倍の周波数（ナイキスト周波数という）より細かくサンプリングすれば，原波形の情報を失うことはない（これをサンプリング定理という）．

④振幅のデジタル化は量子化と呼ばれ，アナログ・デジタル（A/D）変換器の精度で決まる（図V-2-b）．

⑤最小の振幅単位（分解能）が小さい（量子化精度が高い）ほど，原波形を忠実に再現できるが，扱える信号（ダイナミックレンジ）が小さくなってしまう．

⑥きわめて大きなアーチファクトが混入すると，過剰飽和電位（サチュレーション電位）としてダイナミックレンジを超え，ゼロ電位の信号が出力されることになる．

図V-2 標本化精度と量子化精度

a. 標本化精度

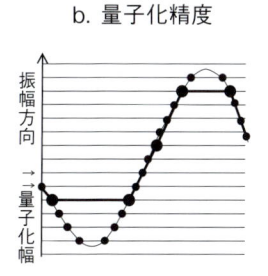

b. 量子化精度

時間領域の標本化間隔や振幅領域の量子化幅が大きいと，太線のように原波形を再現しなくなる

### 時定数とフィルタ（図V-3）

①通常の脳波記録時には，呼吸運動や皮膚電気活動（発汗）などの緩徐な生体信号を除くために時定数を0.3秒とするが，これは0.5Hzの波を30％ほど（－3dB）減衰させる低域遮断フィルタ（あるいは高域通過フィルタ）に相当する．

②それでも緩徐な信号が出現して基線がゆれ，脳波波形が観察しにくい場合には，時定数を0.1秒にして記録することもある（1.5Hzの低域遮断フィルタに相当）．

③通常の脳波記録では100Hz以上の速い周波数の信号を除くために高域遮断フィルタ（ハイカットフィルタ，あるいは低域通過フィルタ）を用いて記録する．

④それでも筋電図などの速い信号が重畳し，脳波波形が見にくいときには，60Hz（ときには30Hz）の高域遮断フィルタを用いて記録することがある．

⑤脳波計には交流雑音のみ（関東地域では50Hz，関西地域では60Hz）を特異的に減衰させるフィルタ（ノッチフィルタ，ACフィルタ，ハムフィルタ）が常備されている．

### 単極導出法と双極導出法（図V-4）

①差動増幅器の入力端子1（グリッド1；G1）に頭皮上の活性電極からの信号を入力し，端子2（グリッド2；G2）には基準となる電極からの信号を入力する方法を，基準電極導出法という．

②基準電極に対して，負の電位が入力されると上向き（陰性波）に，正の電位が入力されると下向き（陽性波）に記録される．

③通常は，同側の耳朶（耳垂）（すなわち，右半球の信号は右耳朶を，左半球の信号は左耳朶を基準とする）を基準電極として用い，これを単極導出法という．

④これに対し，2つの端子にいずれにも頭皮上の活性電極からの信号を入力し，その電位差を記録する方法を双極導出法という．

図V-3 増幅器の周波数特性

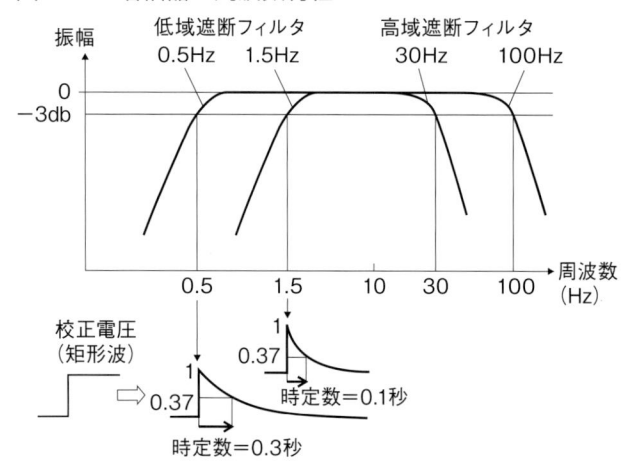

図V-4 単極導出法と双極導出法

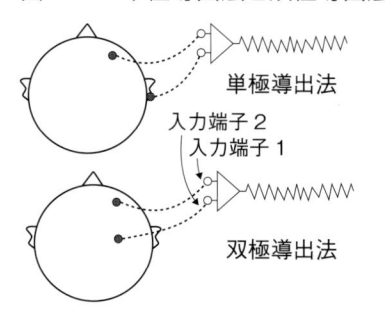

時定数とは，矩形波の校正電圧を入力した際に，およそ0.37（1/e：自然対数指数）まで減衰する時間（秒）をいい，低域遮断フィルタに相当する．時定数（TC）と遮断周波数（f）との間には，$f = 1/2\pi T$の関係がある

⑤単極導出法は，側頭部に大きな脳波波形が出現すると，その電位が耳朶に波及してしまう（基準電極の活性化と呼ばれる）．（図V-5）．
⑥一方，双極導出法では，電位勾配が乏しい波形，すなわち近接した部位間や，脳全体に出現する波形などが観察しにくくなる．

### その他の基準電極導出法（図V-6）

①平均基準電極法（average reference；AV法）は，頭皮上のすべての電極のそれぞれに1〜1.5MΩの高い抵抗をつけ，これらを1点に結んだ信号を基準として用いる．耳朶を基準としないため，側頭部の脳波波形を正確に評価できる．

②頭部外平衡基準電極法（balanced non-cephalic reference electrode；BNE法）は，第7頸椎棘突起と右胸鎖関節部に置いた電極に可変抵抗をつけ，これを調整して心電図の混入をキャンセルして基準とする．本来の波形と分布を観察できるため理想的な基準点であるが，操作が煩雑なため研究用に用いられることが多い．

③発生源導出法（source derivation；SD法）は，周囲の電極の電圧を平均化し，これを基準として用いる．局所の波形が際立ってみえることから，異常波の出現部位を同定するのに有用である．

### モンタージュとリモンタージュ

①脳波波形の配列をモンタージュという．基準電極導出法や双極導出法につき，8チャネル用，12チャネル用（図V-5などを参照），16チャネル用（図V-14などを参照）などの標準的な配列が提案されている．

図V-5　側頭部棘波

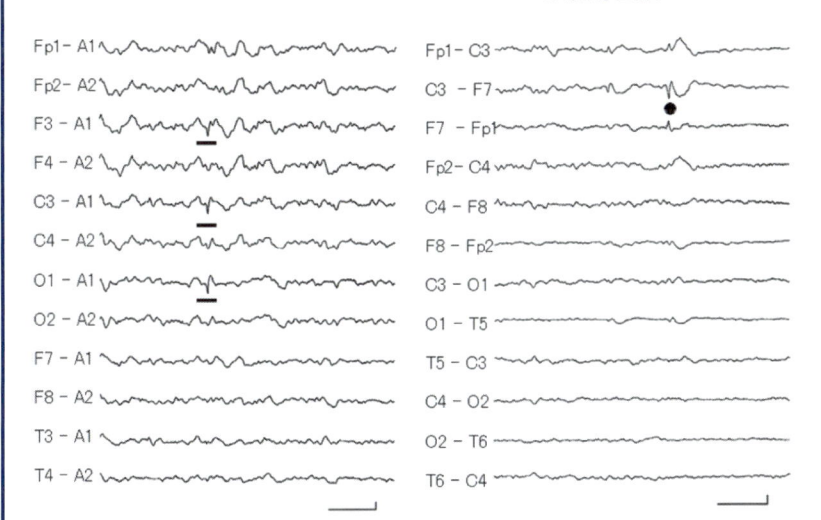

単極導出では左前側頭部（F7）の棘波が左耳朶を活性化させ，左前頭・中心・後頭部（F3，C3，O1）に下向き（陽性）の波が出現している（下線）．双極導出では，F7を中心に棘波の位相が逆転（●印）しており，ここが異常波の発生源であることがわかる

図V-6 その他の基準電極導出法

平均基準電極導出法

平衡型頭部外基準電極導出法

発生源導出法

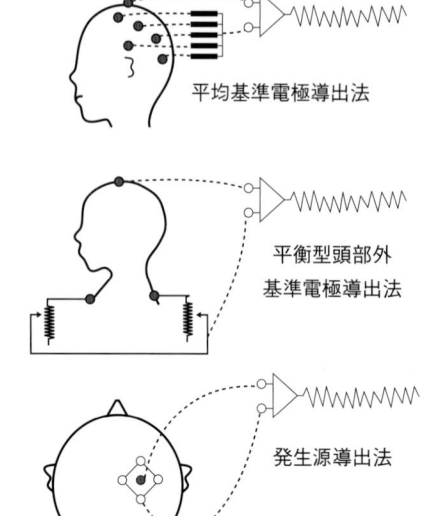

図V-7 校正曲線とペン書き紙記録

校正電圧（矩形波）
50μV

時定数
1.0秒
0.3秒
0.1秒

ペン圧
正常
高い↓オーバーダンピング
低い↓アンダーダンピング

ハイカット・フィルタ
100Hz
60Hz
30Hz

時定数を短くすると，校正曲線の減衰が大きくなる．ハイカットフィルタを強くかけると，尖った波形が丸く記録される．校正曲線によってペン圧も判断できる

②各施設で独自のモンタージュを工夫してよいが，左側半球の脳波波形を，右側半球よりも上に配列する．
③デジタル脳波計では，記録後に導出法やモンタージュを変えて波形を観察することができる（リフォーマット，あるいはリモンタージュという）．
④高振幅の突発波が出現し，波形が振り切れてしまっていても，ダイナミックレンジを超えていなければ，記録後に感度を下げて波形全体を観察することもできる（図V-16参照）．

### 校正曲線と紙記録（図V-7）

①50μVの校正電圧（矩形波）がどのような波形で記録されるかを表示したものを校正曲線（キャリブレーション）という．
②この波形をみれば，時定数や高域遮断フィルタの設定条件を知ることができる．
③紙記録の際には，紙送り速度3cm/秒，感度50μV/5mmで記録される．
④ペン圧が不適切であると，波形が歪むので注意が必要である．

### 脳波分析

①高速フーリエ変換（fast Fourier transformation；FFT）法などを用いて脳波の周波数分析を行うことがある．
②δ（0.5〜3.9 Hz），θ（4.0〜7.9 Hz），α（8.0〜13.9 Hz），β（14.0〜30.0 Hz）などの各帯域波の量（パワー）を二次元表示（トポグラフィ）すると患者や家族に異常波の分布を説明する際に有用である．
③脳波の周波数スペクトルを時間経過ごとに表示（鳥瞰図）すると，脳波変化の推移が一目でわかる．

（松浦雅人）

## 2 脳波検査

### 脳波用電極

①銀-塩化銀被膜でおおった直径7～8cmの円形・皿状電極を用い，電極糊（ペースト）で頭皮に接着する．

②新しい電極は分極電圧が生じ，増幅器に直流電圧が入力して基線が変動するアーチファクトの原因となるため，一晩生理食塩液に浸して電極表面に塩化膜を形成させる（エージング処理という）とよい．

③脳波用の針電極もあるが，頭皮内に刺入して用いるため痛みを伴う．感染の危険もあるため，使い捨て型の電極も市販されている．緊急検査などの場合に使用するが，ルーチン検査には用いない．

### 電極配置法

①電極は国際的に標準化された10-20法（図V-8）に従って配置する．電極部位はアルファベットと数字で表記され，数字の奇数は左半球を，偶数は右半球を意味する．

②通常は正中線上の5カ所を除いた16部位に電極を装着するが，乳幼児や緊急検査などでは8ないし12部位に電極を置く．

③左右対称に電極を配置することが重要で，頭の形が左右対称でない人もいるので，巻尺（メジャー）を用いて電極位置を計測する．

④電極位置を決めるには，まず鼻根と後頭結節を結んでFpz, Cz, Ozに印をつける（図V-9-a）．後頭結節がわかりにくいときは，首を前方に曲げ，頸椎棘突起を指標に正中線を確認する．

⑤次に，左右の耳介前点を結び，Czを通るライン上にT3, C3, C4, T4の印をつける（図V-9-b）．

⑥次いで，Fpz, T3, Oz, T4のライン上に，Fp1, Fp2, O1, O2を計測する．Fp1（2）とC3（4）の中点がF3（4）であり，C3（4）とO1（2）の中点がP3（4）である．

図V-8　10-20電極配置法

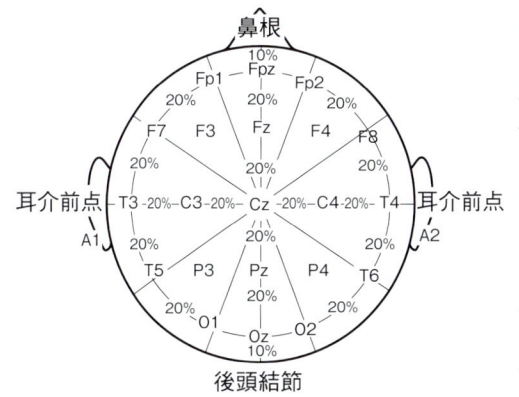

Fp1,2　左右の前頭極部
F3,4　　〃　前頭部
F7,8　　〃　前側頭部
T3,4　　〃　中側頭部
T5,6　　〃　後側頭部
C3,4　　〃　中心部
P3,4　　〃　頭頂部
O1,2　　〃　後頭部
Fpz　前頭極正中部
Fz　　前頭正中部
Cz　　中心正中部
Pz　　頭頂正中部
Oz　　後頭正中部

図Ⅴ-9　電極部位の計測

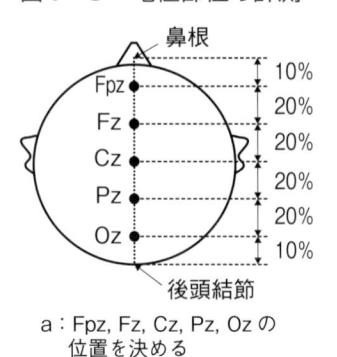

鼻根
Fpz　10%
Fz　20%
Cz　20%
Pz　20%
Oz　10%
後頭結節

a：Fpz, Fz, Cz, Pz, Oz の位置を決める

耳介前点　T3 C3 Cz C4 T4　耳介前点
10% 20% 20% 20% 20% 10%

b：T3, C3, Cz, C4, T4 の位置を決める

図Ⅴ-10　電極装着の実際

巻尺　カット綿　消毒用アルコール　皮膚研磨剤
頭皮に電極をつける　テープ　電極糊（ペースト）

## 電極装着の実際（図Ⅴ-10）

①差動増幅器を機能させるためには，2つの電極間の抵抗を小さくする必要がある．そのためには個々の電極接触インピーダンス（電極接触抵抗でもよい）を小さくすればよい．

②電極接触抵抗を下げるためにはアルコールによる皮脂成分の除去と，研磨剤による角質層の除去が効果的である．10 kΩ以下，100Ω以上を目標とするが，通常の脳波検査では30 kΩ以下であれば問題はない．

③実際の電極装着の際には，カット綿と消毒用アルコール（酒精綿），皮膚研磨剤，マーカー（ガラス色鉛筆など），巻尺，電極糊（ペースト），サージカルテープをそろえる．必要なら，ティッシュペーパー，タオル，伸縮性包帯なども準備する．

④頭皮をむき出しにし，研磨剤をつけたアルコール綿でこすり，そこにペーストを塗って電極を貼り付ける．

⑤前頭極部や耳朶などの皮膚上の電極はテープで固定する．

⑥不穏状態で安静が保てないような場合には，頭部全体を伸縮包帯などで固定する．

⑦乳幼児では母親に付き添ってもらい，遊具を与えて，あるいはだっこした状態で電極装着を行うとよい．

## アーチファクト（表Ⅴ-1）

①電位勾配のまったくない波形，すなわち頭皮上の1点に限局する波形や，頭部の半側あるいは全体で全く同じ波形はアーチファクトの可能性が高い．

②生体に起因するアーチファクトと，生体以外に起因するアーチファクトがある．

③患者が緊張したままだと各種の筋電図（図Ⅴ-11）が混入しやすいので，安心感を与える声かけなどが重要となる．

④電気的環境から保護されたシールドルーム内での脳波検査はアーチファクトの混入は少ないが，救急室やベッドサイドでの脳波検査では，各種機器や電気配線による交流障害，人の動きによるアーチファクトなどが混入しやすい．患者頭部を壁から離す，空調の風が当たらないようにする，電動ベッドの電源を外す，ベッドアースを行う，蛍光灯を消すなどの工夫が必要となる．

## 図Ⅴ-11　筋電図アーチファクト

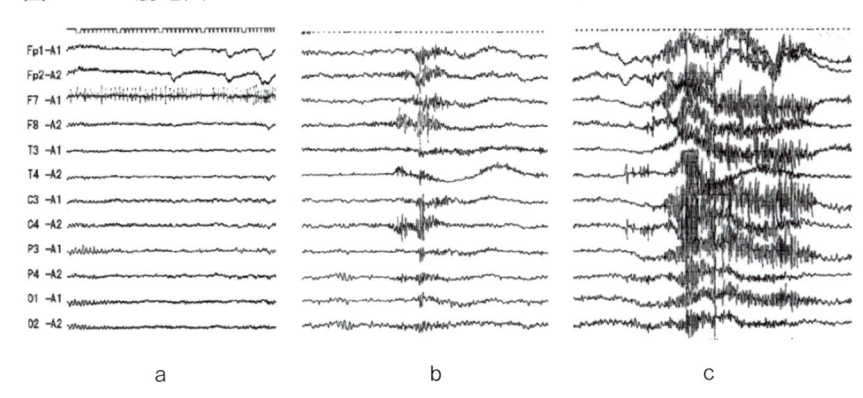

a：左前側頭部に限局する筋電図，b：ツバを飲み込むときなどに生じる一過性の筋電図，
c：体動などで生じる大きな筋電図

## 表Ⅴ-1　脳波に混入するアーチファクトとその対策

|  | 原因 | 波形の特徴 | 対策 |
| --- | --- | --- | --- |
| **生体以外が発生源** | | | |
| 適用交流(ハム) | 漏洩電流，電磁誘導，静電誘導 | 関東地区では50Hz，関西地区では60Hzの律動波 | 脳波計や付属器具を一点アースで接地する |
| 電極接着不良，リード線の異常 | 未熟な検査技術，電極の老朽化 | 交流障害，不規則な機械的雑音 | 電極を付け直す．電極を変える |
| 脳波計自体，付属部品の異常 | 保守点検の不備，機器の老朽化 | 不規則な機械的雑音 | 適切な整備，機器の更新 |
| **生体が発生源** | | | |
| 心電図 | 首が太く，短い人．心臓の電気軸が小平位（左軸偏位） | 心電図のQRS成分が棘波様に混入する．平坦に近い脳波では，心電図のT波が混入することもある | 頭部を右向きに回転させる．両側耳朶連結を基準電極とする．耳朶を基準としない導出法にする |
| 脈波 | 電極が動脈の上にある | 心拍に一致して，基線の動揺として現れる | 電極位置をずらす |
| 筋電図 | 歯をかみしめる，顔をしかめる，つばをのみこむ，体の緊張など | 数十Hzの速い不規則な波形が，持続的あるいは群発上に出現する | リラックスさせる．口を軽く開けてもらう |
| まばたき，眼瞼振戦 | 精神的緊張 | 両側前頭極部に陽性に切れ込む波，あるいは律動的な波 | リラックスさせる．目の上にタオルをのせる |
| 眼球運動 | 精神的緊張，あるいは眠気 | 左右前側頭部に逆位相の波形．急速な動き，あるいは振り子のような緩徐な動き | リラックスさせる，あるいは覚醒刺激する |
| 発汗 | 皮膚電気活動 | 前頭部，あるいは枕に接している後頭部に，ゆるやかな基線の動揺 | 部屋の温度を調節する |
| 呼吸運動 | 電極のリード線が身体に触れる． | 呼吸に一致して，基線が動揺する | リード線を身体から離す |
| 体動 | 不穏，寝返り | 全誘導に大きな基線のゆれと，不規則な棘波様あるいは徐波様の波形 | 鎮静させる |

### 脳死判定

①脳死状態では脳波は消失し，脳波計の内部雑音（3μVp～p）を超える波は出現しない（電気的脳無活動:electro-cerebral inactivity；ECI，法律用語では"平坦脳波"という）．
②法的脳死判定は臓器移植法に基づいて行われ，電極間距離を7cm以上とすること，単極導出と双極導出のいずれも行うこと，感度を4倍以上にした記録を行うことなど，細かく規定されている．
③オンラインの紙記録が資料として求められるため，単極導出と双極導出を同時に記録するとよい（図V-12）．
④脳死状態では各種のアーチファクトが混入しやすいため，上腕部に6～7cmの間隔で電極を置いて記録するとアーチファクトの鑑別が容易となる．

### 検査施行時の注意点

＜検査前＞
①通常の脳波検査は1時間ほどかかるので，予約制で行われることが多い．
②被検者は，感電するのではないか，脳に障害を受けるのではないか，あるいは知能や性格がわかってしまうのではないかといった，誤った認識をもつことがある．あらかじめ検査手順を説明して，痛みや苦痛を伴わないことなど，脳波検査に関する正確な情報を提供して余計な不安や緊張を取り除く．
③検査前日には頭髪を洗い，皮脂を取り除き，整髪料などはつけないように指導する．

＜検査直前＞
①検査依頼用紙に眼を通し，検査の目的と患者の状態を把握しておく．
②薬物治療中の人は，通常どおり服用したまま脳波検査を受けるが，まれに服

図V-12　脳死状態の脳波

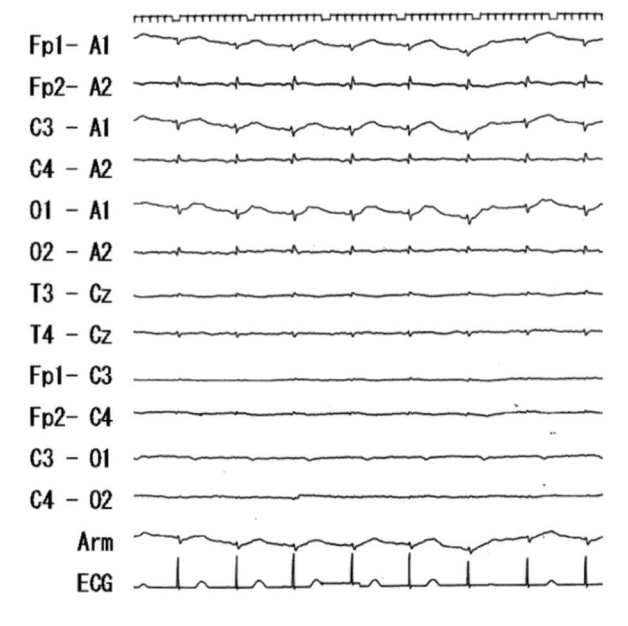

上から6チャネルまでは同側耳朶基準の単極導出記録，続く6チャネルは双極導出記録，次いで前腕部の電位変動（Arm），一番下が心電図記録（ECG）．単極導出記録には心電図アーチファクトが混入し，左半球（Fp1,C3,O1）に混入する基線のゆれは，前腕部でも同じ波形が記録されるため，脳波でなくアーチファクトである

用中の薬物を中止することもあり，その際には状態変化に注意する．
③あまりに空腹であると検査中に入眠できなくなるので，食事をすませておく（乳児であれば授乳をすませる）．
④排尿や排便はすませてから検査する．

＜検査中＞
①脳波検査中にてんかん発作が生じた場合には，脳波記録はそのままにして患者のそばにいき，状態を観察する．
②強直間代発作（けいれん発作）の場合は，ベッドから落ちないように支え，けいれんの途中で患者の口の中に物を入れてはならない．咬舌が心配であれば，顎を上に押さえればよい．けいれんが終止したら，顔を横に向けさせ，嘔吐に備える．発作後に意識の回復が遷延したり，再び発作が生じるようであれば，すみやかに主治医に連絡する．すべてが終了したあとに，発作症状の経過を記録する．

＜検査後＞
薬剤による誘発睡眠を行った場合には，覚醒後も薬剤の影響が残っていることがある．外来患者の場合に，帰りにふらついて転倒したり，眠り込んだりする危険もあるので，十分に眠気をさましてから帰るように指示するか，必要なら付き添い人を同行させる．

（松浦雅人）

# 3 賦活法

安静覚醒時には正常脳波であっても，開閉眼，閃光刺激，過呼吸，睡眠などではじめて異常波がみつかることが少なくない．脳波検査では各種の賦活法をルーチンに行う．

## 開閉眼

①安静・閉眼時の脳波を，基礎活動（あるいは背景活動）という．
②健康な成人ではα波が主律動で，β波を混じる．
③脳の成熟過程においては，乳幼児ではδ波，小児ではθ波といった生理的な徐波が混在する．
④高齢になると，再び少量のθ波が混じるようになる．
⑤開眼すると後頭部優勢に出現しているα波が消失し，これをα抑制（アルファブロック）という（図V-13）．
⑥開眼するとかえってα波が増える現象を逆説αブロックといい，ナルコレプシーなどの過眠症の患者でみられる．しかし，健康な人でもきわめて眠気の強い時期には同様の現象がみられる．
⑦中心部優勢に出現するμ（ミュー）波は，α波とほぼ同じ周波数帯域で，前頭運動野に出現する正常波形であり，開眼しても抑制されない（図V-13）．対側の手を握ると抑制され，握ろうと考えたり，他人が手を握るのを見たときにも抑制される．
⑧側頭部に出現するκ（カッパ）波もα帯域の波で，高齢者でみられる．開眼やその他の刺激でも抑制されず，その意義は不明である．
⑨開眼して物を注視しているときに，後頭部に陽性に切れ込む波が出現し，これをλ（ラムダ）波という．正常波形であるが，突発性異常波と誤られることがある．

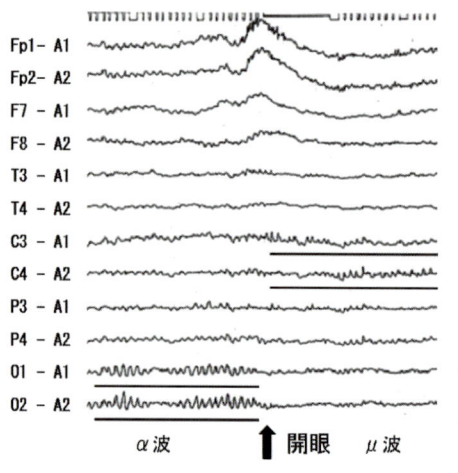

図V-13　安静閉眼時と開眼時の脳波

健康な成人の脳波で，後頭部優勢に出現するα波は開眼によって抑制されるが，中心部に出現するμ（ミュー）波は開眼で抑制されない

## 閃光刺激

①閃光刺激は，被検者の眼前20〜30cmにストロボランプを置き，脳波計に付属する閃光発生装置を用い，10秒程度の間隔をおいて10秒間の刺激を繰り返す．

②閃光の刺激頻度は，3Hz，5Hz，8Hz，10Hz，15Hz，20Hz，25Hz，30Hzなどと，周波数を漸増させる．健康な人では，閃光刺激に一致した波が後頭部に出現し，これを光駆動（photic driving）という（**図V-14**）．

③閃光刺激中に前頭部に筋電図が誘発されることがあり，光筋原反応（あるいは光ミオクロニー反応）といい正常反応である．

④光過敏性をもつてんかん例などでは，閃光刺激中に広汎性（多）棘徐波複合が突発することがあり，光けいれん反応（あるいは光突発反応，**図V-15**）という．

⑤突発性異常波が偶然に出現したのか，閃光刺激に誘発されたのかを確認するためには，同じ周波数の閃光刺激を繰り返すとよい．

⑥異常波の誘発効率を上げるため，白色ストロボランプに赤色フィルタをつけたり，図形模様を用いることもある．

⑦光過敏性てんかんでは発作が誘発される危険性も念頭におく必要がある．

## 過呼吸賦活

①閉眼したまま深呼吸を3〜4分間続ける．

②脳血管が収縮して脳血流が減少するため，小児では$\delta$波が，健康な成人では$\theta$波が出現する（これをbuild-upビルドアップという）．

③深呼吸を終了すれば，1分程度で$\delta$〜$\theta$波は消失し，元来の基礎活動に回復する．

④高齢者では脳血管の反応性が低下するため，ビルドアップが目立たなくなる．

⑤欠神てんかん例では，過呼吸によって欠神発作が誘発され，脳波上には3Hz棘徐波複合が出現する（**図V-16**）．

⑥もやもや病では，過呼吸終了後に徐波化がさらに著明となる再徐波化（re-

図V-14 閃光刺激時の光駆動反応

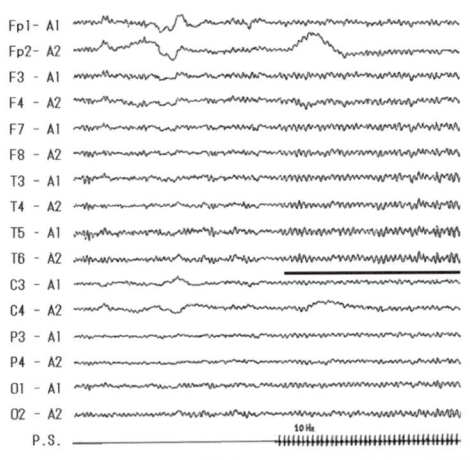

健常人脳波で，閃光刺激の10Hzに一致して後頭部に光駆動がみられる

図V-15 閃光刺激時の光けいれん反応

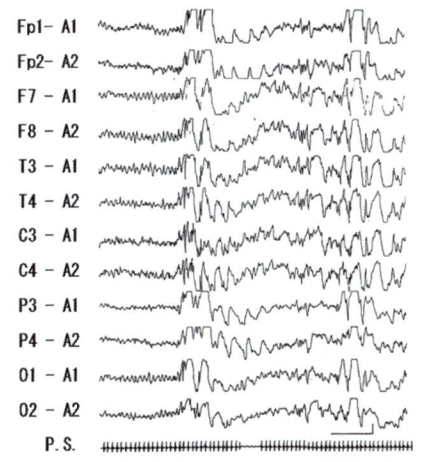

光過敏性をもつてんかん例で，閃光刺激の途中から広汎性不規則棘徐波複合が突発した

図V-16 過呼吸によって賦活された3Hz棘徐波複合

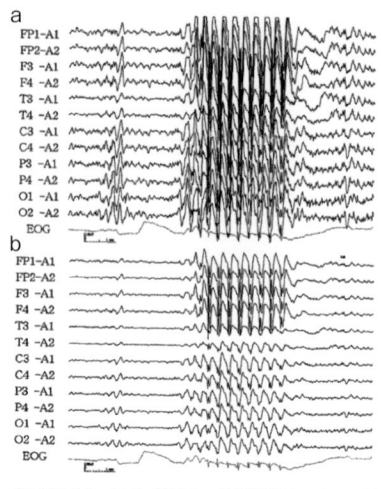

欠神てんかん例で,過呼吸によって3Hz棘徐波複合が誘発されたが,高振幅のため波形が振り切れている(a).脳波計のダイナミックレンジの範囲内であるため,リフォーマットを行うことにより,波形全体を観察できる(b)

図V-17 もやもや病患者の過呼吸による脳波変化

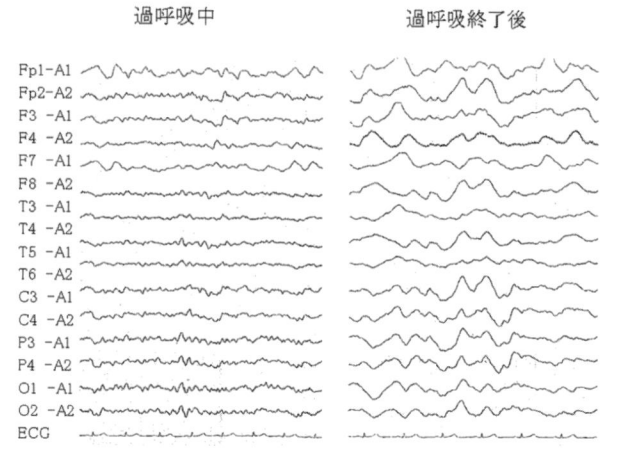

過呼吸中　　過呼吸終了後

過呼吸中の脳波に徐波が出現する(ビルドアップ)が,過呼吸終了後にはさらに徐波化が顕著になる(再徐波化,リビルドアップ)

図V-18 覚醒から入眠期への移行期の脳波

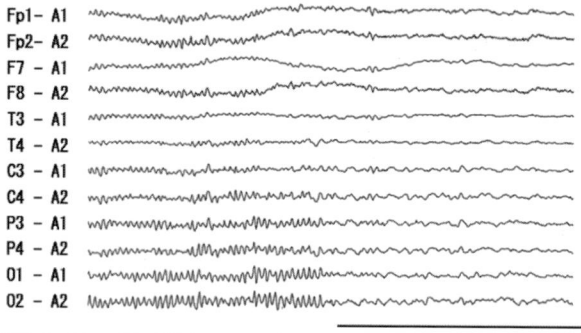

眠気によりα波が消失し,さざなみのようなθ波が出現する(下線部)

図V-19 入眠期の脳波

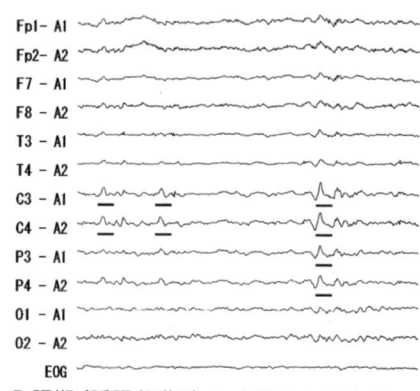

入眠期(睡眠段階1)に出現する瘤波(あるいは頭頂鋭波,下線部)

build-upリビルドアップ)という特徴的な現象がみられる(**図V-17**).過呼吸によって細い動脈が収縮し,脳梗塞を引き起こす可能性があるため,もやもや病の診断が確定していれば過呼吸賦活は避ける.

### 睡眠脳波

①脳波は睡眠深度を忠実に反映する.覚醒から入眠への移行期にはα波が抑制され,さざなみのようなθ波が出現する(漣波期,**図V-18**).

②入眠期(睡眠段階1:stage 1)には瘤波(hump:頭頂鋭波,vertex sharp waveともいう,**図V-19**)が出現する.

③軽睡眠期(睡眠段階2:stage 2)には,紡錘波(spindle)やK複合(K complex)といった特徴的な波形が出現する(**図V-20**).

④日中の脳波検査では,中等度睡眠(睡眠段階3:stage 3)や深睡眠(睡眠段

図Ⅴ-20　軽睡眠期の脳波

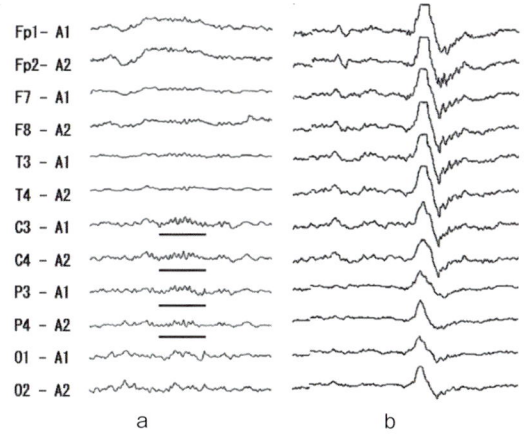

軽睡眠期（睡眠段階2）に出現する睡眠紡錘波（a，下線部）と，K複合（b）

階4：stage 4）が出現することは少ない（両者を合わせて徐波睡眠という）．

### 睡眠賦活

① 入眠期から軽睡眠期には，全般てんかんの広汎性棘徐波複合や，部分てんかんの局在性棘波（あるいは鋭波）など，てんかん性異常波が賦活されやすい．
② 臨床的にてんかんが疑われ，初回検査で覚醒時記録しか得られなかった場合には，睡眠賦活を目的に再検査することが多い．
③ その場合には，睡眠賦活を確実にするために，検査前夜の睡眠を制限するなどの工夫をする．
④ 睡眠賦活は自然睡眠が望ましいが，薬物を用いて誘発睡眠記録を行うこともある．
⑤ 乳幼児や小児では，メラトニン製剤，抱水クロラール坐薬，あるいはトリクロホスナトリウムシロップを投与して薬物誘発睡眠を試みる．
⑥ 成人でも緊張が強く，入眠困難が予想される場合にはメラトニン製剤などを投与することがある．

### その他の脳波賦活法

かつてはメジマイドなどのけいれん惹起性薬物をゆっくりと静脈内注射し，てんかん性異常波の出現の有無を確認する薬物賦活検査が行われた．しかし，これはてんかん診断の特異性が低いため，現在では行われなくなった．

（松浦雅人）

# 2 誘発電位

## 1 事象関連電位
(ERP ; event-related potential)

### 目的

P300および随伴陰性電位（CNV）の基本的検査法を学び，波形成分の意味を理解する．

### 実習前の基礎知識

①認知機能の評価法と，それぞれの特徴を調べる．
認知機能の評価法には神経心理学的検査，画像診断，電気生理学的検査などがある．具体的にどのような評価法があるか，その特徴をふまえて調べる．
②事象関連電位検査に必要な言葉を調べる．
　・標的刺激（target stimulus）
　・標準選択課題（target selection task）
　・オドボール課題（oddball paradigm）
　・受動的注意（passive attention）
　・能動的注意（active attention）

### 実習目標（＝行動目標）

実際に測定を行い，誘発される波形の意味や，測定上の問題点について考える．

### 検討課題

①導出波形の成分分析
②波形の潜時振幅の測定
③再現性の評価

### 器具

・検査機器は誘発脳波の測定が可能な筋電計
・ゴーグル

- ヘッドホン
- アルコール綿
- 研磨剤
- ペースト
- 電極固定用コットン
- テープ
- マジックインキ
- メジャー

### 実習室の環境

被検者が集中できる静かな環境づくりが大切である．検査中の検者の私語や周囲の騒音は被検者の注意が散漫となり，正確な測定が行えない．

## A. P300

**測定法**

■ 装置の条件

| | |
|---|---|
| 測定感度（sensitivity） | ：50μV/DIV |
| 高域フィルタ（high cut filter） | ：30Hz |
| 低域フィルタ（low cut filter） | ：0.05Hz |
| 解析時間 | ：1,000msec |
| 加算回数 | ：30〜40回 |

■ 記録条件

| | | | |
|---|---|---|---|
| 標的刺激（低頻度刺激） | 提示確率 | 0.1〜0.2 | 2,000Hz純音 |
| 高頻度刺激 | 提示確率 | 0.8〜0.9 | 1,000Hz純音 |
| 持続時間 | 50〜150msec | | |
| 音圧 | 60〜80dBHL | | |
| 提示順序 | ランダム | | |
| 頻度 | 0.5Hz | | |

■ 電極および記録部位

**記録電極**

銀-塩化銀電極を使用し（電極のエージング処理は脳波電極と同様），電極間インピーダンス（抵抗）は5KΩ以下にする．記録部位は国際10/20法により，最低でも正中線上のFz, Cz, Pzと眼球運動の監視用としてelectrooculogram（EOG）の4チャンネルを同時記録する（図V-21）．

**基準電極**

正中部の記録を行う場合には左右の耳朶電極を連結して基準電極でも問題ないが，トポグラフィ，特に側頭部の左右差を検討する場合は，頭部外平衡型基準電極（balanced noncephalic reference electrodos system；BNE法）や，鼻尖を基準電極にするほうがよい．

**EOG電極**

EOG電極は，両耳朶連結基準電極では垂直方向のEOG（眼窩上縁と眼窩下縁）をモニターすればよいが，BNE法や鼻尖を基準電極にする場合は，垂直方向に加えて水平方向のEOGもモニターする必要がある．

■ 振幅の計測・基線

基線-頂点間の振幅を計測する方法と，連続する2成分の頂点間の振幅を計測する方法の2種類があるが，前者のほうが一般的である．基線は惹起刺激提示前の一定期間の平均電位をゼロとして求める．

■ オドボール課題

2種類の感覚刺激を2：8程度の比率でランダムに提示し，標的刺激となる低頻度刺激の数を数えさせる計数課題や，標的課題に対して素早くボタンを押させる弁別反応課題などが一般的に用いられている（**図Ⅴ-22**）．

■ 加算回数

低頻度刺激，高頻度刺激に対する波形を別々に加算する．低頻度刺激は20～50回の加算が必要である．高頻度刺激に対する加算は，全高頻度刺激の波形を加算する方法と，低頻度刺激直前の高頻度刺激の波形だけを加算して低頻度刺激の加算回数と一致させる方法とがある．

図Ⅴ-21　電極の装着部位

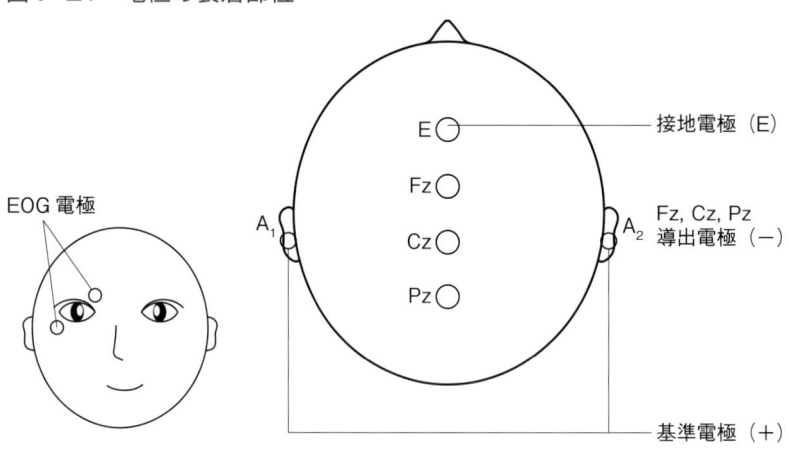

図Ⅴ-22　オドボール課題の実際（弁別反応課題）

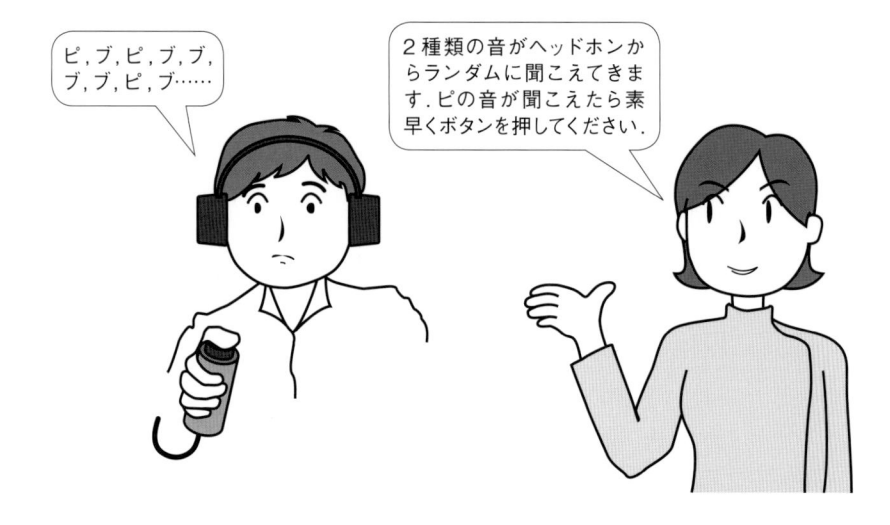

図V-23 P300 波形

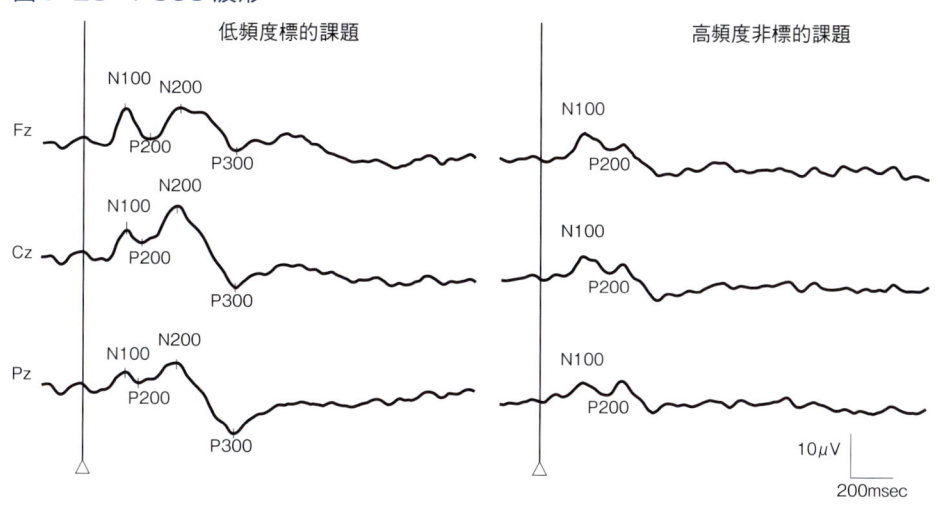

表V-2 P300の正常値[5]

| 年齢（歳） | 頂点潜時（msec） | |
|---|---|---|
| | mean | normal limit |
| 20 | 320 | 360 |
| 40 | 350 | 390 |
| 60 | 390 | 425 |
| 80 | 420 | 460 |

（日本臨床生理学会：誘発電位測定指針案，1997年改定）

■ 実際の波形

P300の波形は図V-23のとおりである．

■ 主な波形成分

### N100（N1）とP200（P2）

頂点電位（vertex potential）と呼ばれ，感覚刺激を提示すると刺激の様式にかかわらず必ず誘発される．これらは選択的な注意によって誘発されるのではなく，すべての刺激に対して，脳内に入力されたことを認識しただけで出現する波である．

### N200（N2）

N200は低頻度刺激にのみ出現する．N200は刺激に対して注意を向けたときに出現し，意識的な識別過程に関連して出現すると考えられている．

### P300

注意や弁別を要する課題により，能動的注意（active attention）を行うことで300～400msに頭頂部優位の陽性電位が誘発される．この電位は被検者に課題を与えることで出現し，認知機能を反映する．

■ P300の正常値

振幅，潜時の正常値は刺激条件，記録装置，記録条件などによって変化するため，施設ごとで独自の正常値を設定する必要がある．

**臨床的意義**　P300は精神疾患で広く臨床応用が進んでいる．統合失調症や認知症で起こる注意障害や認知機能の障害を探るマーカーとして，また治療効果の判定として有効な検査法である．

加齢，認知症，うつ病などで振幅の低下や頂点潜時の延長を認める．

## B. 随伴陰性電位（contingent negative variation；CNV）

**測定法**

■ 装置の条件

P300と同一条件

■ 刺激条件

・予告刺激（S1）

　刺激頻度：0.1〜0.2 Hz

　刺激種類（音刺激の場合）：音圧80 dBHL，純音（10〜100 ms）あるいはクリック幅（duration）0.1 ms

・命令刺激（S2）

　刺激種類（光刺激の場合）：LEDゴークルによるフラッシュまたはパターン刺激．応答用のボタンを押すことでS2刺激が終結する．

　S1-S2間隔は2〜3 s．刺激の方法は検査目的によってさまざまであるが，一般的にはS1に聴覚刺激，S2にはS1とは異なる様式である視覚刺激が用いられている．

■ 課題（**予期的反応時間課題**）

予告刺激（S1）と命令刺激（S2）を一定間隔で提示し，命令刺激（S2）に対してなるべく早く反応するように被検者に指示する．反応はボタン押しなどが用いられ，ボタンを押すことで刺激が終了するように設定する．ボタン押しは被検者の利き手で行わせる（**図V-24**）．

■ CNV波形成分

**図V-25**に典型的な波形を提示する．

**前期CNV**

　S1刺激後約400〜800msecにFz優位に出現する．

　S1刺激に対する低位反応を反映する．

**後期CNV**

　S2刺激前1,000msからCz優位に緩徐な陰性電位を認める．

　S2刺激に対する注意・期待，反応課題に対する準備を反映する．

**図V-26**に実際の検査波形を提示した．

■ 波形の計測方法と正常値

基線：S1前500〜1,000 msの脳波平均振幅

頂点振幅：CNVの最大振幅（正常値15〜20 μV）

平均振幅：S2前150 ms間の平均振幅

面積計測法：S1後400〜450 msからS2までの面積（正常値3,000〜12,000 μV・ms）

図V-24　CNV課題

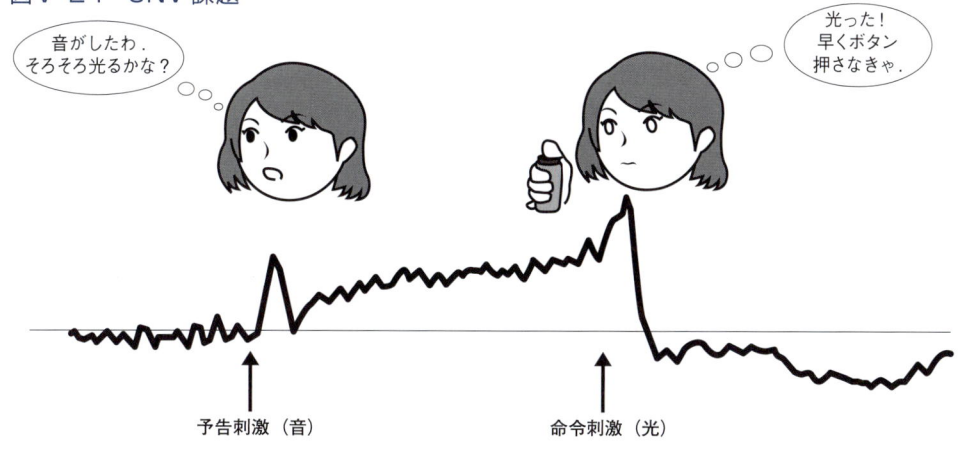

音がしたわ．そろそろ光るかな？

光った！早くボタン押さなきゃ．

予告刺激（音）　　命令刺激（光）

図V-25　CNVの波形成分

N1　後期CNV　N1　10μV

P2　前期CNV　P3

予告刺激（S1）　2s　命令刺激（S1）

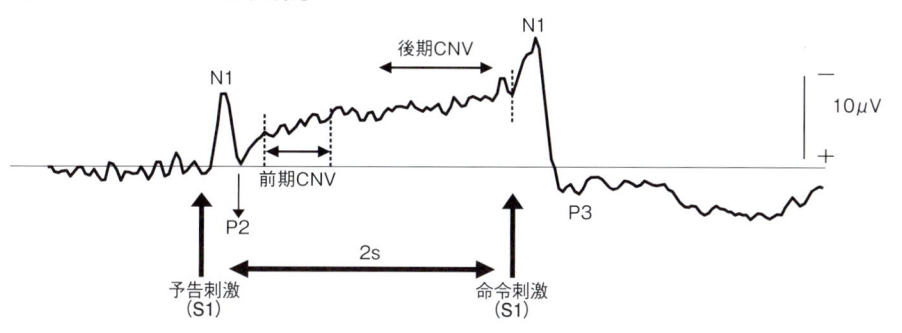

図V-26　実際に記録した波形

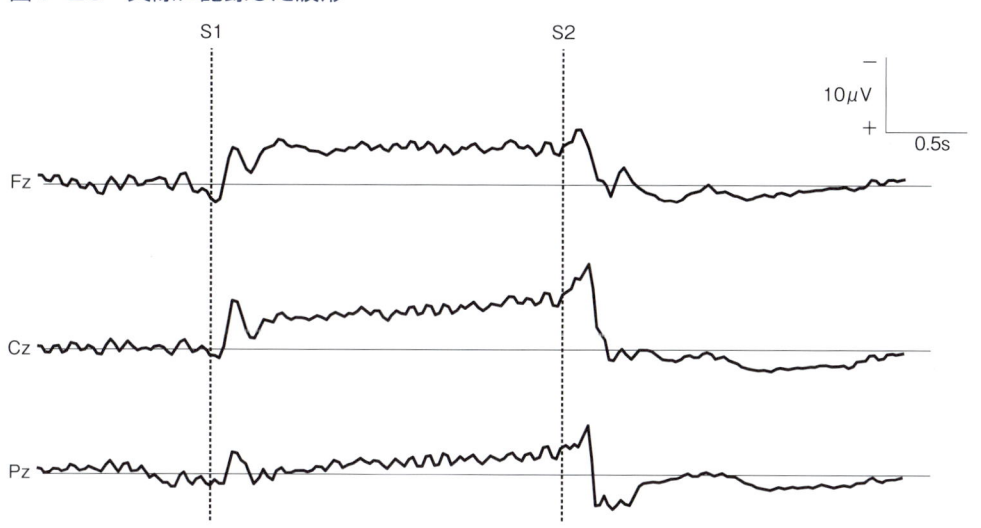

S1　S2　10μV　0.5s

Fz

Cz

Pz

　正常値は課題の設定や測定条件により異なるため，検査を行う際は必ず施設内で正常コントロールによる施設正常値を設定する必要がある．

■ 年齢・性差の影響
・小児期：加齢とともにCNV振幅増大（12歳頃最大となる）
・老齢期：早期CNV消失
　　　　　CNV振幅低下
・性差：女性でやや振幅増大

**臨床的意義**

CNVは精神神経疾患を中心として応用範囲が広く，多くの興味深い報告がなされている．ここでは代表的な疾患におけるCNVの特徴について簡単に触れる．

①感情障害：軽躁状態でCNV振幅は増加するが，抑うつ状態，躁状態では減少する．

②不安障害：不安神経症ではCNVの発現が遅く不安定で，平均振幅は減少する．一方，強迫神経症ではCNVは増大する．

③ヒステリー：CNVが欠如あるいは減少する．

④器質性疾患：認知症，脳血管障害，パーキンソン症候群でCNVは減少する．

**結果**

①波形を計測し成分を記入する．

②波形の再現性やバラツキの有無を確認し，原因を含め分析する．

**評価**

結果を考察する．

参考図書：
1) 加我君孝ほか：事象関連電位（ERP）マニュアル－P300を中心に－．篠原出版，1995.
2) 丹羽真一ほか：事象関連電位　事象関連電位と神経情報科学の発展．新興医学出版社，1997.
3) 松浦雅人ほか：臨床神経生理検査の実際．新興医学出版社，2007

参考文献：
1) 小河内稔ほか：事象関連電位．臨床脳波，26(10)：617〜641，1984.
2) 小河内稔：事象関連電位（Ⅰ）．臨床脳波，23(10)：683〜690，1981.
3) 小河内稔：事象関連電位（Ⅱ）．臨床脳波，23(11)：743〜752，1981.
4) 小河内稔：事象関連電位（Ⅲ）．臨床脳波，23(12)：809〜818，1981.
5) 日本臨床神経生理学会・誘発電位の正常値に関する小委員会：誘発電位測定指針案（1997改訂）．1997.
6) 長田美智子：事象関連電位．Medical Technology, 32(2)：179〜186, 2004.

（長田美智子）

# 3 筋電図

筋収縮に伴う活動電位を検出，記録したものが筋電図である．臨床検査では通常，随意筋（骨格筋）が検査の対象となる．筋電図には，筋肉に針を刺入して記録する針筋電図と，皮膚表面に表面電極（皿電極）を接着して記録する表面筋電図とがある．検査実習では，検査技師は筋肉に針を刺すことが法律で認められていないため，針筋電図検査では医師による針筋電図検査の準備と検査中の機器操作と介助が主となる．しかし表面筋電図検査は検査技師でも実施することができるため，たとえば拮抗筋の筋電図検査や顔面・手足の不随運動時の表面筋電図検査を行うことができる．したがって，実習では主に，①筋電計の取り扱い方，②針筋電図検査の準備，③表面筋電図検査について行う．

## 1 筋電計の取り扱い方

### 目的

筋電計の性能を学ぶとともに，筋電図検査（誘発筋電図を含む）を実施するうえで適切な条件設定について学ぶ．

### 自習前の基礎知識

筋電図の正常・異常時の大きさ（電圧）や波形の持続時間，筋電図のもっている周波数成分がどの程度であるか，そのためには筋電計に要求される感度や性能（許容される雑音や周波数特性など）について調べておく（廃止された筋電計のJIS規格があればそれを参考にするとよい）．また，後述する「誘発筋電図」の検査(p.93)に必要な電気刺激装置の概要と加算平均装置の必要性について事前に調べておく．

### 実習目標（＝行動目標）

針・表面電極による筋電図検査，誘発筋電図・伝導速度検査を実施するうえで知っておかなければならない筋電計の構造と性能，正しい測定条件を理解する．

### 検討課題

筋電計の性能のチェックには，発信器を用い，必要な帯域の周波数と校正電圧

により行うことが必要であるが，ここではこれらのチェックがすんだ装置であるとの前提で，以下の検討を行う．

① 雑音の大きさの測定
② 表示画面上での最大感度と標準的感度の確認
③ 掃引速度（表示画面の時間軸上の1目盛りあたりの時間）の確認
④ 電気刺激出力の確認
⑤ 平均加算機能の確認

**原理**　筋電図や神経伝導速度を検査する目的に使用する装置が筋電計（**図V-27**）であるが，最近では，筋電計に内蔵されている電気刺激装置を用いて，末梢の運動神経ばかりではなく，末梢の感覚神経を刺激することによって，求心路で発生する神経活動電位や感覚神経路の中枢神経路（脊髄や脳幹）由来の電位，さらに大脳皮質の一次感覚野の活動電位まで表面電極によって検出記録できる万能型の筋電計がほとんどである．**図V-28**に筋電計のブロック図を示す．なお，筋電計の刺激ユニットとして，電気刺激ばかりではなく音刺激ユニット，視覚刺激（フラッシュ光，パターン反転模様など）ユニットも内蔵された装置が大脳誘発電位計である．

**器具**
・筋電計（2チャネル以上の装置）
・表面電極（脳波用電極でもよい）（3本）
・脳波用ペースト
・刺激電極

**測定法**　■ 雑音の大きさの測定
① 筋電計の電源を入れる．
② 筋電計のメニューより，針筋電図検査を選択する．

図V-27　筋電計（誘発筋電計を含む）　　図V-28　筋電計のブロック図

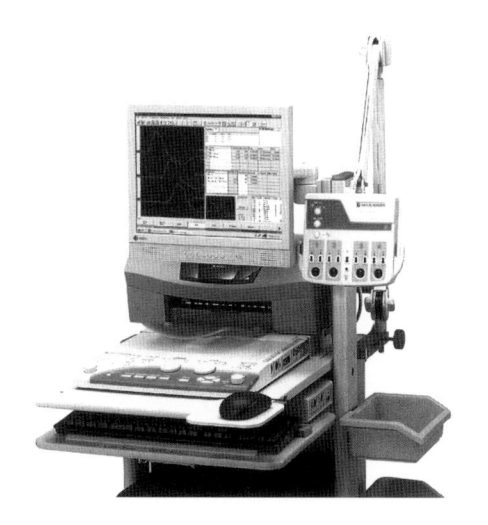

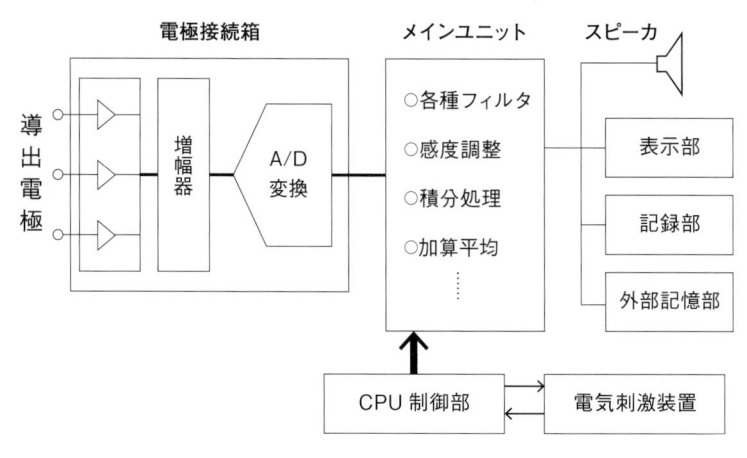

③筋電計の入力ボックスの＋入力と−入力に，図V-29のようにそれぞれ表面電極のリード線端子を入力ジャックに差し込む．
④2つの表面電極の電極ペーストを介して電極同士を接触させて，筋電計の入力部を短絡する．
⑤筋電計の感度を最大に設定する（たとえば20μV/1cmまたは20μV/Div）．
⑥筋電計の帯域周波数設定を5Hz～10kHz程度に設定する．
⑦表示画面上の輝点のスイープ速度（掃引速度）を10cm/s程度に設定する．
⑧筋電計の機能を校正（またはCAL）から測定（MEASUR）に切り替える．
⑨⑤の最大感度と実際の表示装置の基線に混入する雑音を比較し雑音の大きさを測定する．
⑩測定は，表示装置画面上での雑音の尖頭-尖頭値（peak to peak；p-p値）を測定する．

■ 電気刺激出力の確認

筋電計に内蔵してある誘発筋電図用の電気刺激装置から電気刺激が出力されているかをチェックする．
①筋電計の電気出力パネルの出力調整つまみを左に回し，出力をゼロに設定する．
②図V-30のように，電気刺激電極を筋電計の電気刺激装置に接続して，刺激電極を右手に持ち，刺激電極（＋極および−極）を左上肢の手首部分の皮膚上に軽く置く．
③電気出力パネルの出力調節つまみを少しずつ右に回転させて刺激電流を次第に増加させ，電気刺激されたことの皮膚感覚を確かめる．

図V-29　入力ボックスに表面電極リード線のチップを差し込む

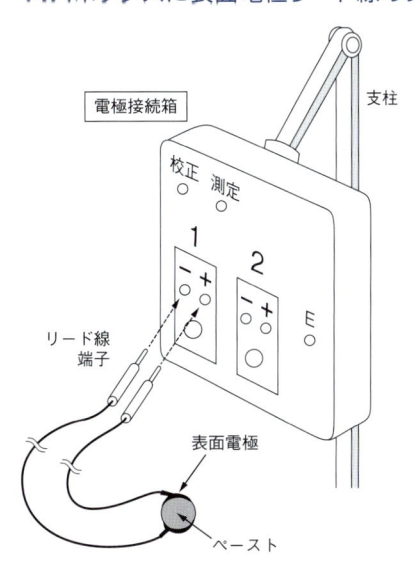

図Ⅴ-30　電気刺激電極を手首部分の皮膚上に置く

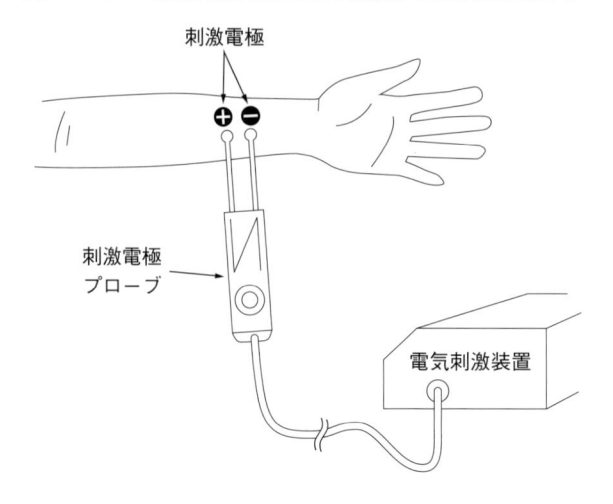

### 結果

■ 雑音の大きさ

表示画面より測定した尖頭-尖頭値の雑音電圧を7回以上測定し，その平均値と標準偏差値を算出する．

■ 電気刺激出力の確認

電気刺激による皮膚感覚を生じた筋電計の刺激電流値の目盛り（または表示値）をノートにメモする．

### 評価

①筋電計の内部雑音（入力換算値）の許容値はすでに廃止された筋電計のJIS（日本産業規格）によると10μVp-p以下，最大感度は1cm/10μV以上と規定されている．後述する針筋電図の線維自発電位は数十μVと標準的感度と比較するときわめて低電位であるため，筋電計に要求される感度はその必要な周波数特性帯域幅を考慮するとかなり高いことが理解できる．

②電気刺激のパルス幅を0.1〜0.5msに変化させると皮膚感覚はどうなるかを考察する．これにより筋電計の刺激装置が機能していることがおよそ確認できる．

文献：
1) 嶋津秀昭ほか：最新臨床検査学講座／医用工学概論．医歯薬出版，2025．
2) 東條尚子，川良徳弘編：最新臨床検査学講座／生理機能検査学．医歯薬出版，2017．
3) 日本生体医工学会ME技術教育委員会：MEの基礎知識と安全管理（改訂第8版）．南江堂，2023．

（石山陽事）

## 2 針筋電図検査の準備

### 目的

針筋電図検査は医師によって行われるが，検査技師は検査がスムーズに行うことができるように，使用する針電極の良否をあらかじめチェックし，かつ適切な記録条件のもとで筋電計を正しくセットできることを目的としている．ここでは針筋電図実施中に生じた電極トラブル（波形が上手に記録されない，交流雑音が混入するなど）のおおまかな見分け方について実習する．

### 学習前の基礎知識

使用する針電極にはどのようなものがあるか，また医師が使用する針電極が，滅菌をして再使用できる電極か，使い捨て（デイスポーザブル）電極であるかを事前に調べておく．

また，針筋電図検査を行ううえでの筋電計の記録条件（低域遮断周波数，高域遮断周波数，標準的感度，表示画面のスイープ速度など）を筋電計の取り扱い説明書や教科書によって調べておく．

### 実習目標（＝行動目標）

針筋電図検査に必要な電極の種類や，筋電計をセットするうえで必要な記録条件を理解する．

### 検討課題

針筋電図検査に必要な針電極の種類とその針先端の電極構造について検討するとともに，使用する針電極の良否の目安について検討する．また，実際の測定時の記録条件下で表示される波形の変化を検討する．

**原理** 図V-31に筋電計の針電極を用いた場合の入力ボックスの接続部分を示す．一芯同心針電極では，一芯電極は入力ボックスの$G_1$端子に，針電極外套部分は入力ボックスの$G_2$端子とニュートラル端子（通常，アース端子）に接続して，適切な記録条件下で筋電図信号を表示部に記録する．

本実習の事前準備では，表示部には実際の筋電図波形は表示されないため，代わりに針電極に雑音を入力し，その表示と音の音色などの入り方についてスピーカを鳴らしながら観察する．

図Ⅴ-31　一芯同心針電極の入力ボックスへの接続方法

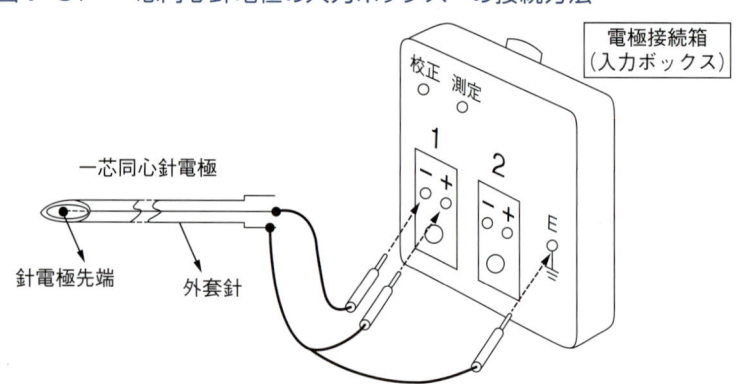

| 器具 | ・筋電計（2チャネル以上の装置）<br>・一芯同心針電極<br>・生理食塩液　100ml<br>・シャーレ　1個<br>・テスタ　1台<br>・虫眼鏡（凸レンズ） |
|---|---|
| 測定法 | ①一芯同心針電極の針先端の断面を虫眼鏡で観察し写生する．<br>②図Ⅴ-32のように一芯電極と針電極外套部分の間の抵抗をテスタで測定する．<br>③筋電計の感度を500μV/Divまたは1mV/Div，周波数特性を5Hz～10kHzに設定する．<br>④一芯同心針電極を「原理」の項で述べたように入力ボックス端子に接続したあと，筋電計の入力切り替えを校正（CAL）から測定（MEASUR）にして表示部の波形を観察する．<br>⑤一芯同心針電極を生理食塩液の入ったシャーレに針先のみ浸す．<br>⑥シャーレから引き上げた針先を酒精綿（アルコール綿）で軽くなでるように触れたときの表示部の波形観察とスピーカの音を聞く． |
| 結果 | ①針先端の断面を観察し，一芯電極と外套部分の間に何か付着していないかを観察する（短絡：ショートの有無を観察する）．<br>②「測定法②」で抵抗値を測定するが，抵抗値がほぼ1MΩ以上であればよい．<br>③測定の状態で交流雑音が大きく混入するかを観察する．できれば雑音の振幅を測定する．<br>④シャーレに針先を浸した場合の筋電計表示部の波形を観察し，雑音の有無を観察する．<br>⑤電極先端を酒精綿で軽くなでるように触れた場合に，スピーカの音と同時に表示部の波形が大きく変動したことを確認する（図Ⅴ-33）． |

図Ⅴ-32　一芯同心針電極の一芯電極リード端子と針電極外套部分のリード端子間の抵抗を測定する.

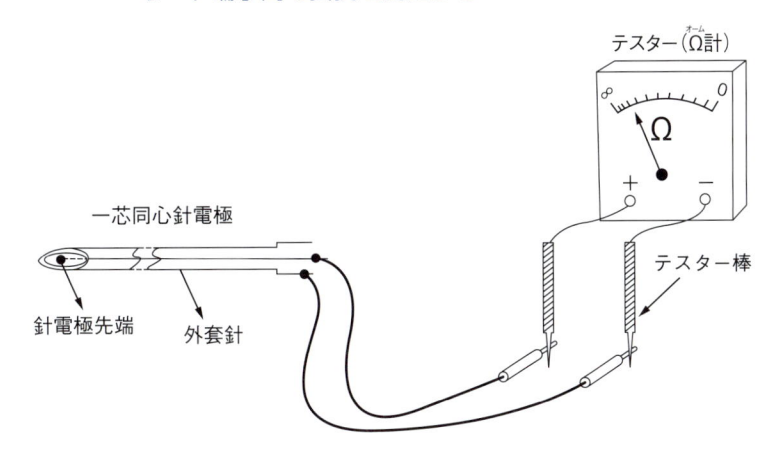

図Ⅴ-33　電極先端を酒精綿で触れたときに生ずる表示画面上の雑音

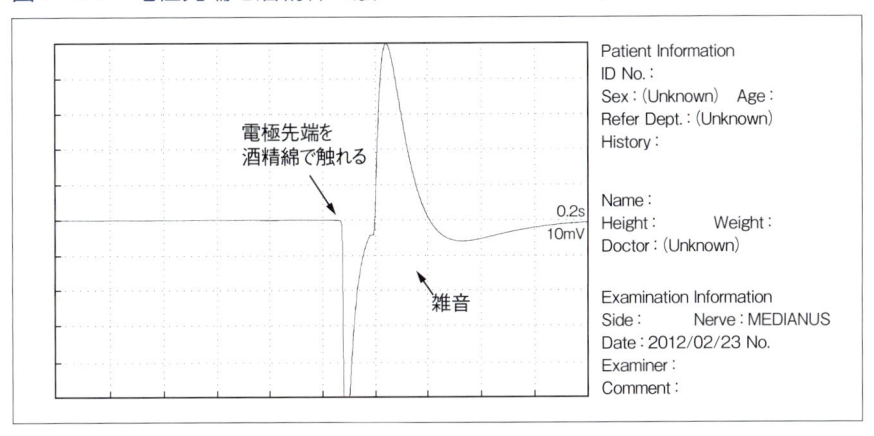

**評価**

① 一芯同心針電極の電極芯と外套が短絡（ショート）していないか. 生理食塩液の中ではショート状態が再現できるので, 雑音は少なくなる. もし電極が針内部で切れていれば表示画面には大きく交流雑音が観察される. また生理食塩液に浸さない場合において, 雑音がほとんど入らなければ電極内部で短絡していることも考えられる.

② 酒精綿で電極先端を触れたときに大きな音が出るのは, 電極芯と外套が短絡していないことの可能性を示唆している.

③ 上記①②を考えながら, 電極に問題ないか（正常に一芯同心針電極としての機能があるか）を考察する.

文献：
1) 嶋津秀昭ほか：最新臨床検査学講座／医用工学概論. 医歯薬出版, 2025.
2) 東條尚子, 川良徳弘編：最新臨床検査学講座／生理機能検査学. 医歯薬出版, 2017.
3) 日本生体医工学会ME技術教育委員会：MEの基礎知識と安全管理（改訂第8版）. 南江堂, 2023.

（石山陽事）

# 3 表面筋電図検査

## 目的

表面筋電図検査について筋電図波形のもつ意味を理解し，表面筋電図を記録するための筋電計の適切な条件設定について学ぶ．

## 実習前の基礎知識

表面電極（通常，脳波用皿電極を使用する）を用いた表面筋電図検査は検査技師も行うことができる．以下の項目について調べておく．

①表面筋電図検査はどのような目的で実施されているかを説明できる．
②対象となる被検筋は通常どのようなものがあるかを説明できる．
③表面筋電図はどのような筋活動を記録するものかを説明できる．
④検査に対する筋電図の記録条件を説明できる．
⑤どのような記録器が必要であるかを説明できる．

## 実習目標（＝行動目標）

表面筋電図検査が針筋電図検査と比較してどのような特徴と有用性をもち，また筋活動の記録にどのような限界があるかを，実際に表面電極を皮膚上に接着して筋活動を記録することにより理解を深めるとともに，記録条件などについて学ぶ．

## 検討課題

被検筋上の皮膚に皿電極を接着して記録した表面筋電図について，以下の項目について検討する．

①筋の長軸走行に接着した2つの電極間の筋電図を記録することができるかを検討する．
②上腕二頭筋を例に，筋を弱収縮から強収縮に収縮強度を上げた場合に筋電図はどのように変化するか．また安静時ではどのようになるか．
③電極間の距離を長軸方向に2cm，3cm，5cm，7cmと変えた場合に，筋電図はどのように変化するか．
④低域遮断周波数と高域遮断周波数をいろいろ変えたとき，表面筋電図はどのように変化したか．

**原理** 皮下にある筋肉の活動電位を皮膚表面に接着した電極で検出し記録したものが表面筋電図である．すなわち針電極と異なり，筋収縮に伴い筋肉の広い範囲からの多くの運動単位が発生するMUP（運動単位電位）の加重波形として導出記録したものが表面筋電図である．したがっ

て，表面筋電図は目的とする筋全体の活動の様子を観察するのに適しており，たとえばパーキンソン病における振戦や脊髄障害などにおけるミオクローヌスなどの不随意運動を伴う神経疾患の診断に有用である．また，正常人の筋力分析やリハビリテーション分野あるいはスポーツ医学などにも用いられている．

**器具**
- 筋電計（2チャネル以上の装置でスピーカつき）
- 表面電極（脳波用皿電極）5本（1本は接地電極または接地バンド様電極）
- 酒精綿
- 電極ペースト
- メジャー（巻き尺）
- マジックペン（赤または黒）

**測定法**
（表面筋電図検査——上腕二頭筋を例に）

■ 筋電計の操作

①筋電計の感度を100～200μV/Divに，脳波計を用いるときは100μV/10mm程度に設定する．
②低域遮断周波数15Hz程度（基線の動揺がなければ5Hz程度），高域遮断周波数10kHzに設定する（脳波計を用いる場合100Hzでもよい）．
③表示画面の掃引速度は15～60mm/sを使用する．

■ 検出電極の接着と電極位置

**図V-34**のように，上腕二頭筋の筋腹の皮膚上に2個の表面電極（脳波用電極）を筋の走行（長軸方向）に沿って約3cmの間隔で接着する．この場合，あらかじめ電極接着部位を酒精綿で清拭しておき，電極接着時の電極接触抵抗をできるだけ下げる（10～30kΩ程度）ようにする．電極の皮膚への接着には脳波用ペーストを用いる．アース電極は手首に接着する．次に，それぞれの電極が筋収縮運動時にはがれないように粘着テープで固定する．

■ 表面筋電図の測定

筋電計の電極入力箱の各チャネルのG1（−）とG2（−）およびE（アース）端子に表面電極リード端子を接続（または挿入）し，筋電計を校正（CAL）から測定（MEASUR）にして以下の測定を行う．

上腕二頭筋の表面筋電図記録を安静状態および等尺性に，弱収縮時と強収縮時の表面筋電図の変化を筋電計で記録する．

**結果**

健常者では安静状態で筋電図の出現がないことを確かめる．弱収縮から強収縮に変化するに伴い筋電図の発生頻度と記録振幅（電圧）の増加することを確認する（**図V-35**）．

図V-34　上腕二頭筋の腹筋上に接着した表面電極とアース電極

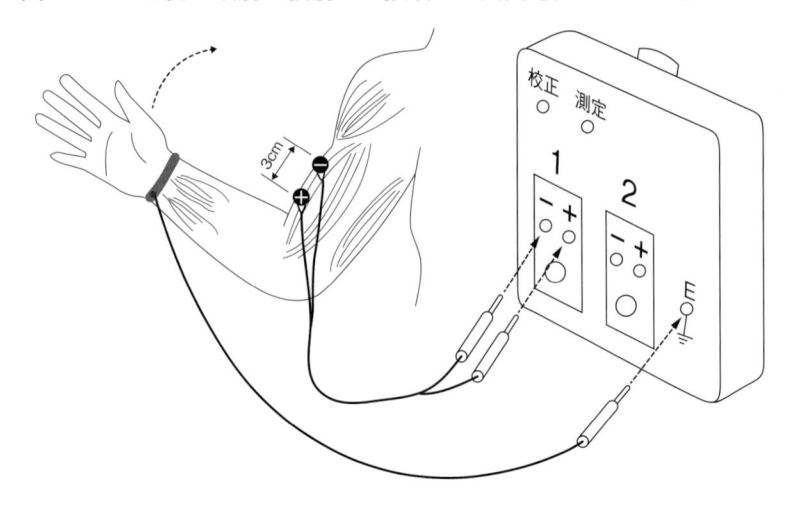

図V-35　上腕二頭筋の収縮の程度による表面筋電図記録

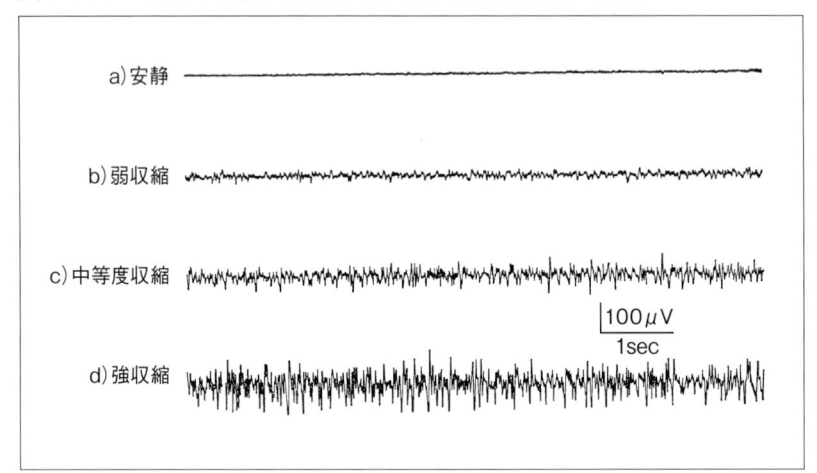

a) 安静
b) 弱収縮
c) 中等度収縮
d) 強収縮

100μV
1sec

**評価**

①表面筋電図が針筋電図と比較して個々の筋電図の持続時間が長い（幅が長い）のはなぜか，またなぜ個々のMUPが弱収縮でも観察できない理由について考察する．

②針筋電図と比較して何がわかって，何がわからないかについて，その長所・短所について考察し，まとめる．

文献：
1) 嶋津秀昭ほか：最新臨床検査学講座／医用工学概論．医歯薬出版，2025．
2) 東條尚子，川良徳弘編：最新臨床検査学講座／生理機能検査学．医歯薬出版，2017．
3) 日本生体医工学会ME技術教育委員会：MEの基礎知識と安全管理（改訂第8版）．南江堂，2023．

（石山陽事）

# 4 誘発筋電図

## 目的

大脳の随意運動野の興奮によってその興奮は脊髄の前角細胞を経て図V-36のように遠心性に伝導し，末梢運動神経を経由してそれに支配されている随意筋を収縮させる．末梢神経（α神経）の一部分を図のように電気刺激をすることによって，そのα運動神経が支配している支配筋を興奮させる．このとき筋興奮に伴って複合筋活動電位（CMAP）を生ずる．その電位を皮膚上の筋腹上に置いた表面電極によって検出，記録したものを誘発筋電図という．

図V-36のように，脊髄の前根の前角細胞からは前述した遠心性に末梢運動神経が出ており，脊髄の後根には種々の末梢感覚の受容器からの興奮が求心性に感覚神経を興奮させて神経節を介して入っている．後根に入った感覚神経の興奮は一部上向して大脳の感覚野に，一部は脊髄内を単シナプス的に迂回し前角細胞を興奮させる反射系を形成している．

通常，末梢神経は遠心性運動神経と求心性感覚神経の線維が混合して走行する混合神経（上肢の正中神経，下肢の脛骨神経など）である（いずれも有髄神経）．

図V-36 大脳運動野と神経・筋系

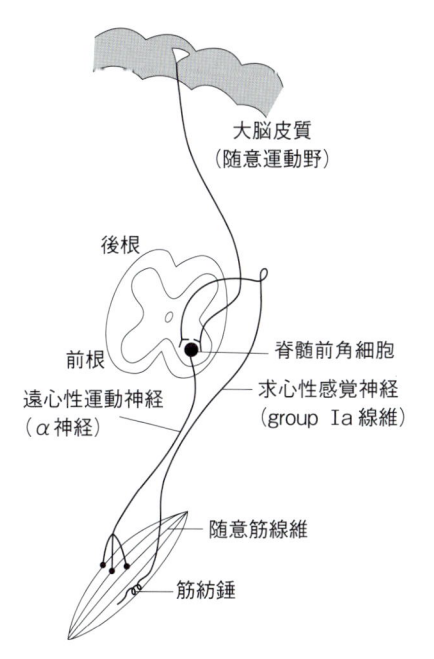

図V-37 脛骨神経の電気刺激と種々の誘発筋電図
(a) 電気刺激による運動神経（α神経線維）と感覚神経（group Ia 線維の興奮伝導経路）
(b) 刺激強度によって変化するH波(H反射)，CMAP波，F波の誘発筋電図

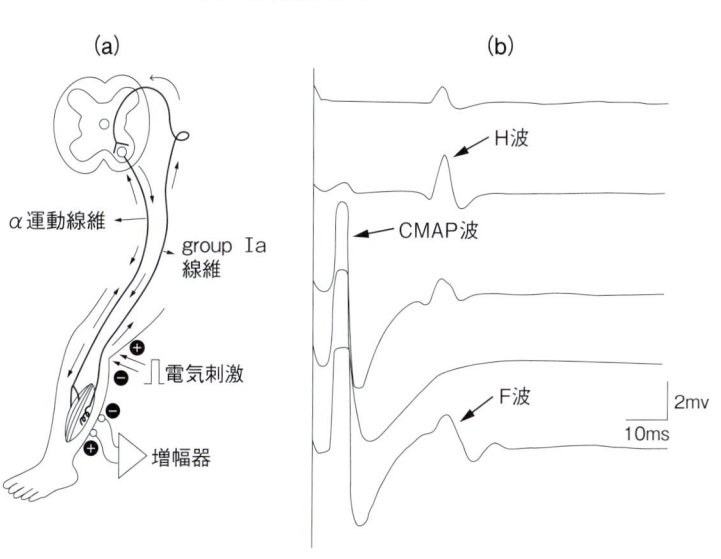

いま，図V-37-aのように下肢の脛骨神経を電気刺激すると，電気刺激が弱いときには運動神経よりも感覚神経のほうが刺激に対する閾値が低いため，先に感覚神経が興奮した結果，その興奮は求心性に感覚神経を上行し，脊髄内を単シナプス的に迂回し前角細胞を興奮させ，α運動神経を遠心性に下行し，母趾外転筋を興奮，収縮させた誘発筋電図がH波である（図V-37-b）．さらに刺激を強くすると運動神経も興奮するため興奮は刺激点より遠心性と求心性の両方向に伝導する（神経は両側伝導である）．この結果，遠心性に下行した興奮は母趾外転筋を興奮させて電位の低いCMAP波を誘発させる．上行した興奮は感覚神経が興奮し脊髄内を迂回してきた興奮と鉢合わせした結果，刺激を次第に強くするに伴い，H波は消失しCMAP波だけが残る．そしてさらに刺激を強くしていき，CMAP波がこれ以上大きくならない刺激の強さ以上（最大上刺激という）になると，CMAPのほかに運動神経を求心性に上行した興奮は逆行性に前角細胞を無理やり興奮させ，その結果，今度は運動神経を遠心性に伝導し下肢の母趾外転筋を興奮させ，ほぼH波と同じ潜時（刺激から誘発筋電位の立ち上がりまでに要する時間）に今度はF波という誘発筋電位が生ずる．したがって，臨床検査に通常用いる誘発筋電図にはH波，CMAP波（または旧来M波），F波などがある．

一方，末梢の感覚神経を電気刺激すると，神経は両側伝導であるため刺激点より求心性および遠心性に上行および下行した興奮を，神経走行の近い皮膚上に置いた表面電極によって感覚神経の興奮活動電位（SNAP）を検出記録することができる．SNAPは筋の活動電位であるCMAPより低電位なので，その記録には工夫が必要である．

ここでは末梢神経伝導速度検査として，CMAP波を用いた運動神経伝導速度（MCV）検査，F波を用いた刺激部位より，より中枢側の運動神経伝導速度検査，SNAP波を用いた感覚神経伝導速度（SCV）検査について行う．

# 1 運動神経伝導速度（MCV）検査

### 目的

運動神経伝導速度（MCV）検査に必要な筋電計の操作，筋電計に内蔵されている刺激装置を用いた正しい刺激法，皮膚表面からの適切な電気刺激部位とCMAP検出電極部位，2つのCMAP波形からMCVの正しい測定法などを学ぶ．

### 実習前の基礎知識

①上肢・下肢の筋肉を支配している神経の名前とそれぞれの神経の走行をあらかじめ調べておく．特に実習で行う上肢の正中神経・尺骨神経の走行，神経興奮が神経と支配筋を伝わる過程がどのようであるかを生理学の教科書で調べておく．

②CMAP波を検出記録するための筋電計の設定条件・刺激条件，正中神経や尺

骨神経の刺激部位（2カ所），CMAP検出部位などを調べておく．
③また，MCV検査には神経それぞれについて，なぜ2カ所の電気刺激が必要か，その理由を調べておく．

### 実習目標（＝行動目標）

運動神経の伝導速度を測定するために必要な適切な刺激部位，CMAP検出部位，およびCMAP波を用いた運動神経伝導速度の正しい測定法とその変動因子について学ぶ．

### 検討課題

CMAP波を用いてMCVを測定するために以下の項目について検討を行う．
①刺激強度によってCMAPはどのように変化するか．
②CMAP波の立ち上がり潜時の測定には，どのような刺激強度が必要か．
③検出電極と基準電極の接着部位によって，CMAP波はどのように変化するか．
④各表面電極の皮膚との接触抵抗が高いとどうなるか．また接地電極の皮膚接触抵抗が高いと検出されるCMAPはどうなるか．

**原理**　脊髄前角細胞の興奮は遠心性に末梢のα運動神経を伝導し，神経筋接合部を経て当該支配筋の筋線維を興奮させた結果，複合筋活動電位（CMAP）を発生する．したがって，電気刺激時点よりCMAP波立ち上がり潜時には，α運動神経を跳躍伝導して神経筋接合部までの伝導時間と，神経筋接合部で神経末端から化学伝達物質であるアセチルコリン（Ach）による化学伝達時間が含まれる．本検査法は運動神経の伝導速度を測定する検査であるため，この伝達時間を差し引くことが必要である．すなわち図V-38に示すように，神経の近位部（A）と遠位部（B）の2カ所を電気刺激し，それぞれのCMAPの立ち上がり潜時をそれぞれ$T_1$と$T_2$とすると，$T_1-T_2=\varDelta T$は刺激部位間の神経の伝導時間となり，この時間には神経筋接合部の伝達時間が含まれていないため，刺激距離間$A-B=D$を$\varDelta T$で割る（$D/\varDelta T$）ことで神経のA-B間のMCVが測定できる．

**器具**
- 筋電計（2チャネル以上の装置でスピーカつき）
- 電気刺激装置（通常，筋電計に内蔵している）と刺激電極プローブ（－電極と＋電極）
- 表面電極（脳波用皿電極）3本（1本は接地電極または接地バンド様電極）
- 酒精綿
- 電極ペースト
- メジャー（巻き尺）
- マジックペン（赤または黒）

図V-38 末梢運動神経の近位部（A）と遠位部（B）を刺激することによるMCVの測定

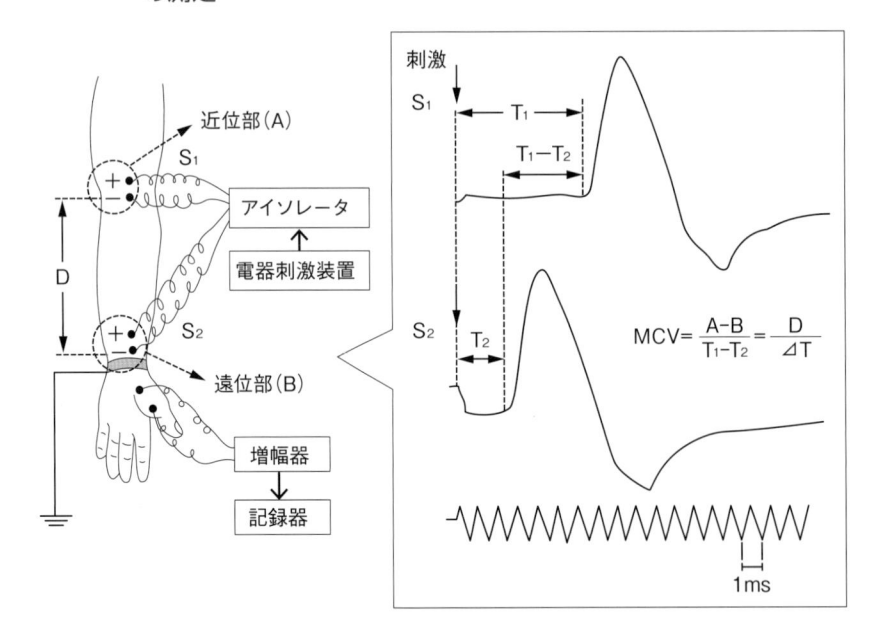

$$MCV = \frac{A-B}{T_1-T_2} = \frac{D}{\varDelta T}$$

---

**測定法**　（上肢運動神経伝導速度検査——正中神経を例に）

■ 筋電計の操作

筋電計の記録条件は以下のように設定する．

　感度：2〜5mV/Div（Divとは表示装置の1目盛りで，通常1cmを意味する）

　帯域フィルタ：1Hz〜5kHz（Low cut：1Hz，Hi cut：5kHz）

　解析時間：2ms/Div（20msフルスケール）

　刺激パルス幅と刺激頻度：0.1〜0.2ms程度と1Hzまたは0.5Hz

　刺激強度：最大上刺激

**電気刺激には電流刺激と電圧刺激があるが，通常，電流刺激が多く用いられる．**

■ 検出電極の接着と刺激電極部位

＜正中神経の場合＞

図V-39に正中神経の走行と神経刺激部位およびその支配筋である短母指外転筋の導出電極接着部位を示す．以下の操作で電極接着を行う．被検者の体位は，仰向けに寝るか，椅子に座った状態で被検上肢を机の上に置いて軽く手掌を開いた状態で行う．

①導出電極（−）を短母指外転筋の筋腹中央部位に接着する．接着部位の電極接触抵抗を低くするためによく酒精綿で清拭したあと，皮膚にペーストを塗り，表面電極をペーストにかぶせるように接着する．接着した電極を上から薄い粘着性ガーゼ（シルキーポアなど）で固定する．

②基準電極（＋）を親指付け根の関節部位に上記①の要領で電極を接

着する．

③2カ所の刺激電極部位付近をあらかじめ酒精綿で清拭しておく．

近位部の刺激電極部位としては肘関節部（上腕二頭筋の付着部の内側付着）に（−）刺激電極を，それより2cm中枢側に（＋）刺激電極を置く．遠位部の刺激電極部位としては手関節部の中央部2本の腱の間付近の末梢部に（−）刺激電極を，それより2cm中枢側に（＋）刺激電極を置く．なお（−）刺激電極は導出電極（−）部位より約8cm中枢側に置くようにするとよい．

④CMAP波検出とMCVの測定：導出電極の（−）側と（＋）側および接地電極のリード端子を筋電計の入力ボックスの（−）と（＋）および接地（E）の入力部に接続する．次に筋電計を校正（CAL）から測定（MEASUR）にして以下の順で検査を行う．

a. 正中神経（または尺骨神経）が走行していると思われる前項で述べた近位部（A）に刺激電極を置き，0mAから徐々に刺激電流の強さを上げながら親指が動く刺激部位を探す．親指が動く刺激部位が定まったら，表示画面上のCMAP波がこれ以上に振幅が大きくならない刺激強度より約20％程度強い刺激（最大上刺激）時のCMAP波を記録する（図V-40）．このときの（−）刺激電極部位をサインペンでマークし，刺激強度を0mAに戻しておく．

b. 次に遠位部（B）で刺激を行い，同様な方法で遠位部刺激においてもCMAP波形を記録し（図V-40），（−）刺激電極部位をサインペンでマークする．刺激電流は0mAに戻しておく．

c. 神経の走行に沿った近位部（A）と遠位部（B）の（−）電極部位間の距離（D）を測定し，さらに近位部刺激および遠位部刺激によるCMAP波の立ち上がり点までの潜時差（$T_1 - T_2 = \Delta T$）を

図V-39　正中神経のMCV測定の刺激電極部位と導出電極接着部位

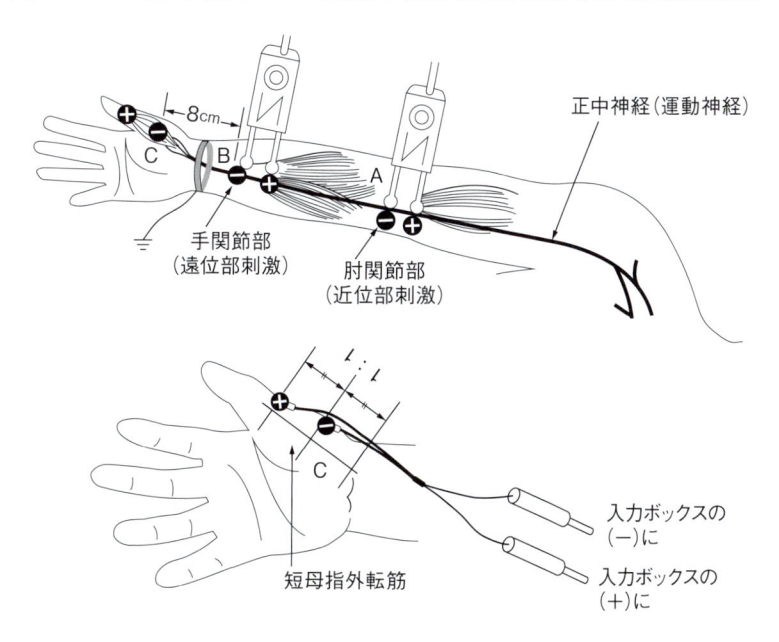

図Ⅴ-40 記録されたCMAP波の各潜時と刺激間距離よりMCVを計算法

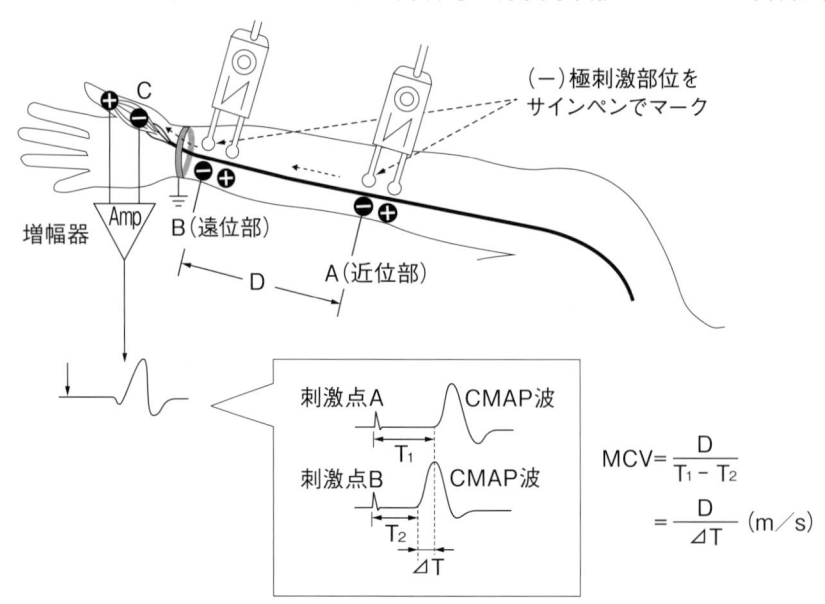

$$MCV = \frac{D}{T_1 - T_2} = \frac{D}{\varDelta T} \text{ (m/s)}$$

測定する．

 d. 運動神経伝導速度（MCV）をMCV＝D/⊿T（m/s）で計算する．
  （Dはmm単位で測定，⊿Tはms単位で測定する）

**結果**

①近位部（肘関節部）刺激と遠位部（手関節部）刺激のときのそれぞれのCMAP波形を記録し，その潜時をそれぞれ記入する．
②測定したMCVが50〜60m/s付近にあることを確かめる．同時に測定時の室温または皮膚温を明示しておく．
③実習班またはクラス単位ごとにMCV値の平均値と標準偏差を計算する．

**評価**

①CMAP波形が刺激強度に伴って振幅が大きくなり，最大上刺激では振幅が変化しない理由を考察する．
②MCVの測定にはなぜ2カ所の神経を刺激する必要があるか，その理由を考察する．
③測定したMCVが運動神経のどのような速度を反映しているかを考察する．
④測定時の室温または皮膚温がMCVにどのように影響するか測定したデータをもとに考察する．

文献：
1) 東條尚子, 川良德弘編：最新臨床検査学講座／生理機能検査学. 医歯薬出版, 2017.
2) 松浦雅人編：臨床神経生理検査の実際. 新興医学出版社, 2007.
3) 日本生体医工学会ME技術教育委員会：MEの基礎知識と安全管理（改訂第8版）. 南江堂, 2023.
4) 金井正光編：臨床検査法提要（改訂第33版）. 金原出版, 2010.
5) 神経内科編集委員会：臨床神経生理学的検査マニュアル, 神経内科（特別増刊号）, 科学評論社, 2006.

（石山陽事）

# 2 F波伝導速度検査
(正中神経を用いて)

## 目的

F波を用いた伝導速度（FWCV）検査に必要な刺激強度と，強い刺激によって運動神経の興奮伝導は，どのような神経生理学的振る舞いを示すかについて学ぶ．また同時にFWCVの測定が臨床的にMCVの測定と比較してどのような意味があるのかについて学ぶ．

## 実習前の基礎知識

①F波は上肢・下肢の強い運動神経刺激で出現する．実習では，上肢の正中神経，下肢では脛骨神経などを用いるが，あらかじめこれらの末梢運動神経（α神経）を電気刺激したらその興奮は両側にどのように伝導していくか，またどのような刺激で，またどのような機序でF波が出現するかを調べておく．
②F波を検出するための筋電計の設定条件（特にフィルタ条件と分析時間など），刺激条件，電気刺激部位，F波検出部位などを調べておく．
③F波を用いた神経伝導速度（F-wave conduction velocity；FWCV）の有用性について，末梢神経のどこの部位の伝導速度を測定するのかについて調べておく．
④F波伝導速度測定の計算式についてあらかじめ理解しておく．

## 実習目標（＝行動目標）

末梢運動神経伝導速度のうち前述のMCVでは刺激点より末梢の神経伝導速度を検査していたが，刺激点より中枢側の脊髄より出ている末梢神経の伝導速度の検査を理解するとともに，F波とCMAP波を使用することによる神経生理学的な神経伝導のメカニズムについて学ぶ．

## 検討課題

F波を用いた末梢神経の中枢側の伝導速度（FWCV）を測定するために，以下の項目について検討を行う．
①最大上刺激によって出現するF波はどのような潜時をもっているか．
②CMAP波とF波の潜時の差は何を表しているか．
③CMAP波とF波の振幅の大きさはどの程度か．

**原理**　図V-41に示すように，脊髄前根前角細胞より出ている運動神経（α運動神経）の途中を電気刺激すると，前述したようにその末梢の支配筋直上の皮膚電極からCMAP波を検出することができる．一方，神経は両側伝導であることから，電気刺激による興奮は実線のように中枢側

へ逆方向にも伝導する．

刺激強度を最大上刺激以上にすると，高振幅なCMAP波に続いて，逆方向に伝導した興奮は脊髄に到達し，脊髄前根の前角細胞を興奮させた結果，その興奮は点線のように再び同じα運動神経を末梢側に伝導し，その支配筋に生ずる活動電位の波形がF波である．したがって，F波はCMAP波より潜時は長く，潜時の変動も大きい．また振幅もCMAP波と比較すると小さい．

F波を用いた伝導速度の計測は，図V-41のように末梢神経の刺激部位より脊髄前角細胞までの中枢側の末梢神経伝導速度である．

したがってF波伝導速度検査では，刺激電極の（－）側電極と正中神経では第7頸椎（C7）との距離Dを（F波潜時－CMAP波潜時－1ms）/2で割り算することで求める．

1msは脊髄全角細胞の興奮反応に要する時間と仮定したものである．またF波潜時は変動するために，15～20回刺激によるF波潜時のもっとも短い潜時をF波潜時（Tf）とする．

---

**器具**

- 筋電計（2チャネル以上の装置でスピーカつき）
- 電気刺激装置（通常，筋電計に内蔵している）と刺激電極プローブ（－電極と＋電極）
- 表面電極（脳波用皿電極）3本（1本は接地電極または接地バンド様電極）
- 酒精綿
- 電極ペースト
- メジャー（巻き尺）
- マジックペン（赤または黒）

図V-41 末梢運動神経を最大上刺激した場合のCMAP波とF波記録とF波伝導速度（FWCV）の計算法

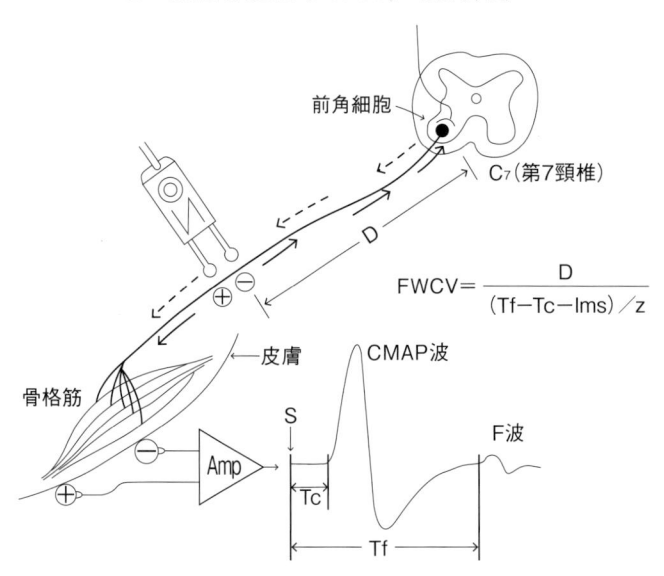

$$FWCV = \frac{D}{(Tf - Tc - 1ms)/2}$$

## Ⅴ 神経筋機能検査

**測定法**

（上肢正中神経（運動神経）のF波伝導速度検査を例に）

■ 筋電計の操作

筋電計の記録条件は以下のように設定する．

感度：200～500μV/Div

帯域フィルタ：20Hz～5kHz（Low cut：20Hz，Hi cut：5kHz）

解析時間：5ms/Div

刺激パルス幅と刺激頻度：0.1～0.2ms程度と1Hzまたは0.5Hz

刺激強度：最大上刺激

■ 検出電極の接着と刺激電極部位

図Ⅴ-42に正中神経の走行と神経刺激部位およびその支配筋である短母指外転筋の導出電極接着部位を示す．以下の操作で電極接着を行う．被検者の体位は，仰向けに寝るか，椅子に座った状態で被検上肢を机の上に置いて軽く手掌を開いた状態で行う．

①導出電極（-）を短母指外転筋の筋腹中央部位を低い電極接触抵抗にするためによく酒精綿で清拭したあと，皮膚にペーストを塗り，表面電極をペーストにかぶせるように接着する．接着した電極を上から薄い粘着性ガーゼ（シルキーポアなど）で固定する．

②基準電極（+）を親指付け根の関節部位に①の要領で電極を接着する．

③接地電極を導出電極と刺激電極の間に接着（装着）する．

④刺激電極部位付近の手関節部（手首中央部2本の腱の間付近）をあらかじめ酒精綿で清拭しておき，筋腹上の（-）検出電極より約5cm中枢側の手関節部に（+）刺激電極を，それよりさらに約2cm中枢側に（-）刺激電極を置く（刺激電極の極性と位置はMCV測定時と逆になることに注意）．

**導出電極の（-）側と刺激電極の（+）側が向き合うように配置する．**

図Ⅴ-42　手関節部の最大上刺激で得られた多くのF波潜時の中から最も短い潜時（Tf）を選び，さらにCMAP波潜時および（-）刺激点から第7頸椎までの距離DからFWCVを算出する

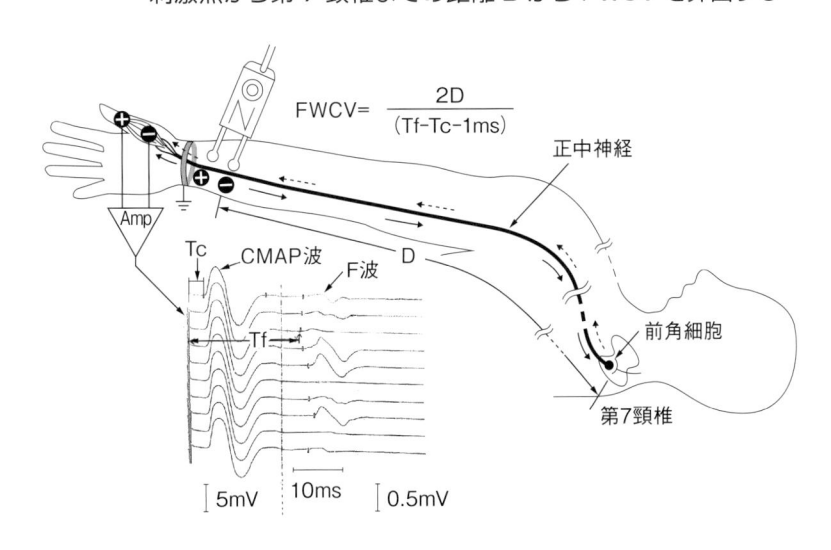

$$FWCV = \frac{2D}{(Tf-Tc-1ms)}$$

101

■ F波検出とFWCVの測定

導出電極（−）と基準電極（＋）および接地電極を筋電計の入力ボックスの電極差口にそれぞれ（−）と（＋）および（E）に接続する．次に筋電計を校正（CAL）から測定（MEASUR）にして以下の順で検査を行う．

①前項で述べた正中神経が走行していると思われる刺激電極部位に0 mAから徐々に刺激電流の強さを上げながら，まずCMAP波の出現を表示画面上で確認する．正中神経の手関節部刺激によるCMAP波の潜時は約3ms付近にある．刺激電流の強さをさらに上げて最大上刺激によるCMAP波の潜時Tcを確認するとともに，その潜時刺激から約25ms付近に最大上刺激強度で出現するF波を確認する．

②最大上刺激電流によるF波を確認しながら，同じ強さの刺激電流で1秒間に1回程度の刺激頻度によるF波を15回前後記録して，**図V-42**のようにそのなかから最も潜時が短いと思われるF波潜時（Tf）を計測する（多くは25ms付近前後となる）．

③次に手関節部の導出部位の（−）電極部位から第7頸椎棘突起までの距離をメジャーで測定して，その値をDとして以下の式によってF波による刺激部位からより中枢側への伝導速度（FWCV）を求める．

$$FWCV = 2D / (Tf - Tc - 1ms)$$

**（1ms：脊髄前角細胞の興奮反応に要する時間）**

**結果**

①15回前後の最大上刺激強度で出現するCMAP波とFを記録紙上にプリントし，そのときのCMAP波の潜時とF波最短潜時を記録する．

②F波潜時の平均潜時が約25ms程度であることを確かめる．また，その標準偏差から同じ被検者であってもF波潜時は変動することを確かめる．

③測定したFWCVが50〜60m/s付近にあることを確かめる．同時に測定時の室温または皮膚温を明示しておく．

④実習班またはクラス単位ごとにFWCV値の平均と標準偏差を計算する．

**評価**

①F波潜時とH波潜時がほぼ同じであることを考察する．

②FWCVの測定のほかにどのような測定法があるか調べ，その違いを考察する．

文献：
1) 東條尚子，川良徳弘編：最新臨床検査学講座／生理機能検査学．医歯薬出版，2017．
2) 松浦雅人編：臨床神経生理検査の実際．新興医学出版社，2007．
3) 日本生体医工学会ME技術教育委員会：MEの基礎知識と安全管理（改訂第8版）．南江堂，2023．
4) 金井正光編：臨床検査法提要（改訂第33版）．金原出版，2010．
5) 神経内科編集委員会：臨床神経生理学的検査マニュアル，神経内科（特別増刊号），科学評論社，2006．

（石山陽事）

# 3 感覚神経伝導速度（SCV）検査

## 目的

感覚神経伝導速度(SCV)検査に必要な筋電計の操作，感覚神経活動電位(SNAP)を用いた伝導速度の測定法などについて学ぶ．

## 実習前の基礎知識

① 上肢・下肢の主な末梢感覚神経の名前と神経の走行をあらかじめ調べておく．特に実習で行う上肢正中神経の走行および指への感覚神経の支配領域などを調べておく．
② SCVの測定では電気刺激による感覚神経の活動電位（SNAP）を皮膚上の電極より検出するため，筋電計の設定条件・刺激強度，刺激部位などをMCV測定時とどこが異なるか調べておく．
③ 神経は両側伝導であるからSCVの測定では順行性と逆行性の測定法があるが，それぞれの測定法の特徴と刺激電極部位，記録電極部位について調べておく．

## 実習目標（＝行動目標）

感覚神経の伝導速度測定のための記録条件，電極位置，SNAPの検出方法，SCVの正しい測定法について学ぶ．

## 検討課題

SNAP波を用いてSCVを測定するためには，以下の項目について検討する．
① 順行性と逆行性それぞれの測定法で記録されたSNAPの大きさとそれぞれの波形の違いなどについて検討する．
② 刺激を強くしていくとSNAP波はどのようになるか．
③ 正中神経や尺骨神経の逆行性のSCV測定では導出電極を指関節部位に置く理由について検討する．

### 原理

■ 順行性のSCV測定法

図V-43に示すように，末梢感覚神経を皮膚上の刺激部位（A）を電気刺激すると，その神経興奮は求心性（実線矢印）に有髄神経であるgroup Ia線維を伝導して脊髄後根に入る．その神経の興奮活動電位を途中の神経走行上の皮膚（B）または（C）より検出した感覚神経活動電位（SNAP）を検出してA-B間またはA-C間の距離$D_1$または$D_2$をそれぞれのSNAPの潜時$T_1$または$T_2$で割る（$D_1/T_1$または$D_2/T_2$）ことによってSCVが得られる．この場合，MCVと異なり神経筋接合部の伝達時間を考慮する必要がないため，1カ所の刺激でSCVの計算ができる．

図V-43 順行性のSCV測定法（神経走行上の導出部位CまたはBにおけるSNAPは低電位であるため多くは加算平均が必要）

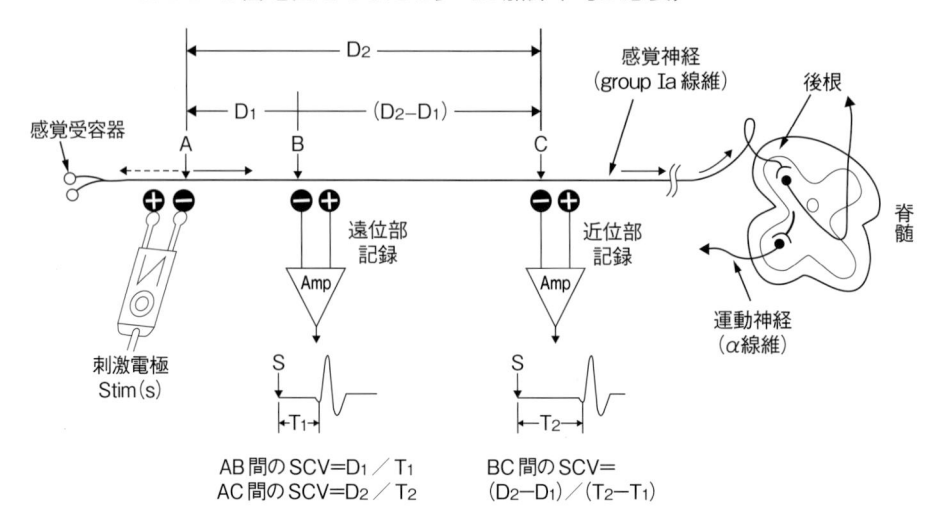

AB間のSCV=$D_1/T_1$
AC間のSCV=$D_2/T_2$

BC間のSCV=$(D_2-D_1)/(T_2-T_1)$

図V-44 逆行性のSCV測定法（感覚神経走行上の導出部位Cとして，それより中枢側のB点またはA点を刺激することで多くは加算平均することなしにSNAPが得られる）

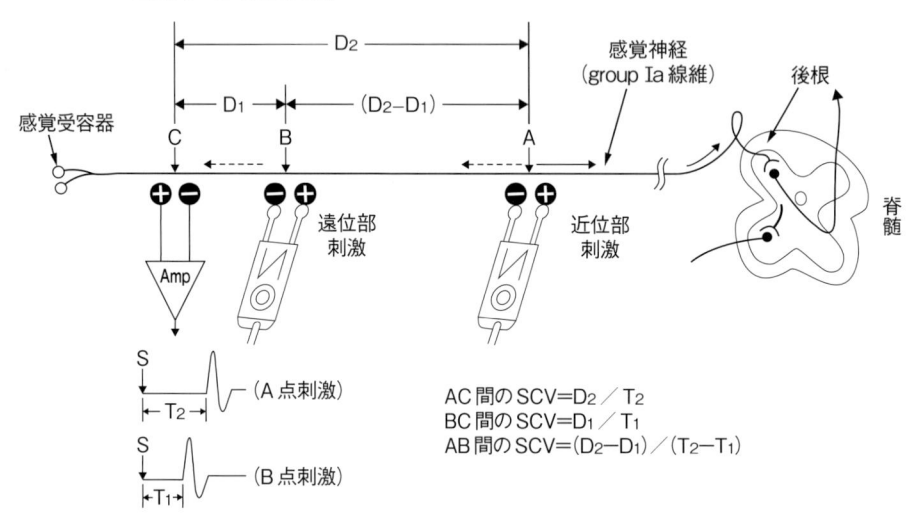

AC間のSCV=$D_2/T_2$
BC間のSCV=$D_1/T_1$
AB間のSCV=$(D_2-D_1)/(T_2-T_1)$

順行性のSNAPを皮膚上より記録するため，前述したCMAPに比較してその検出した電位は小さいので，通常何回かの刺激（10回程度）を行い，その加算平均をすることによって検出することが多い（**図V-46**）．

■ 逆行性のSCV測定法

神経は前述したように両側伝導であるため，**図V-44**に示すようにCMAP検出時の遠位部（B）および近位部（A）の刺激部位をそのまま用いて，同時に刺激されるgroup Iaの感覚神経を逆行する神経興奮（点線矢印）をその末梢の感覚神経上の皮膚（C）よりSNAPを検出してもSCVを求めることができる．

すなわち，遠位部または近位部刺激部位（B）または（A）から皮膚（C）までの距離$D_1$または$D_2$をそれぞれのSNAPの潜時$T_1$または$T_2$で割る（$D_1/T_1$または$D_2/T_2$）ことによる1カ所刺激で計算することができる．

逆行性に末梢部位（たとえば指先）で検出されるSNAPは順行性でのSNAPより比較的大きいため，加算平均をせずに検出されることが多い（**図V-45**は実際遠位部刺激（B）と近位部刺激（A）によって示指に巻いたリング電極によって記録したSNAPである．刺激部位によってSNAPの持続時間が異なることに注意）．

**器具**
- 筋電計（2チャネル用）
- 電気刺激装置（通常，筋電計に内蔵している）と刺激電極プローブ（－電極と＋電極）
- 加算平均装置（通常，筋電計に内蔵してある）
- リング状電極　2本（脳波用皿電極でもよい）
- 接地電極または接地バンド様電極　1本
- 酒精綿
- 電極ペースト
- メジャー（巻き尺）
- マジックペン（赤または黒）

**測定法**
（上肢感覚神経伝導速度検査——正中神経を例に）

■ 筋電計の操作

筋電計の記録条件は以下のように設定する．

感度：10 〜 20μV/Div（Divとは表示装置の1目盛りで，通常1cmを意味する）

帯域フィルタ：20Hz 〜 3kHz（Low cut：20Hz, Hi cut：3kHz）

解析時間：2ms/Div（20msフルスケール）

刺激パルス幅と刺激頻度：0.1 〜 0.2ms程度と1Hzまたは0.5Hz

刺激強度：原則最大上刺激付近で行う．

加算平均回数：刺激装置の出力に同期して10回程度加算平均を行う．

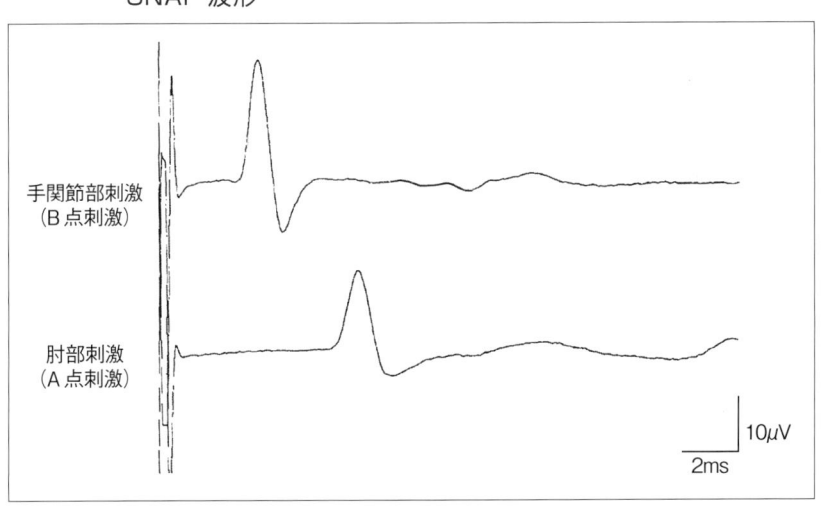

図V-45　近位部刺激と遠位部刺激による逆行性で得られた実際のSNAP波形

■ 検出電極（導出電極）の接着と刺激電極部位（正中感覚神経の場合）

被検者の体位は，仰向けに寝るか，椅子に座った状態で被検上肢を机の上に置いて軽く手掌を開いた状態で行う．

＜順行性SCVの測定＞

① 導出電極部位および刺激電極部位をあらかじめ酒精綿で電極接触抵抗を低くする（10kΩ以下が望ましい）ために清拭しておく．

② 正中感覚神経の支配領域である上肢の示指または中指を用い，刺激用リング状電極（−）を示指の第一関節（図V-46）に巻く．刺激用リング状電極の（＋）電極は（−）電極より2〜3cm遠位部（末梢側）に巻く．

③ 導出電極は図V-46のように肘関節部（上腕二頭筋の内側付近）に（−）の導出電極（C）を，それより2〜3cm中枢側に基準電極（＋）を接着する．

④ 接地電極はリング状の（−）電極と導出電極（−）の間の手首付近に脳波用表面電極を接着するか，接地バンド様電極を生理食塩液で濡らしてしっかりと巻く．

⑤ 導出電極と接地電極を筋電計の入力ボックスに接続する（（−）極と（＋）極のリード線の端子はそれぞれ入力ボックスの（−）と（＋）極に差し込み，接地電極端子は（E）極に差し込む）．次に筋電計を校正（CAL）から測定（MEASUR）にして以下の順で検査を行う．

⑥ 刺激装置の出力調整を最初0 mAの刺激強度にセットし，その後少しずつ強度を上げて被検者に聞きながら最初に刺激を感ずる強さ（被検者の感覚閾値という）をメモする．

⑦ 次にこの感覚閾値より約3倍程度の刺激強度で図V-46の（C）点における神経活動電位（SNAP）を観察する．この場合，最初にセットした筋電計の感度では通常振幅の小さな活動電位が認められる程度であるため，10回程度刺激に同期した同期加算平均を行う．

⑧ 加算平均が終わったら刺激強度を0 mAに戻し，（C）点でのSNAP

図V-46　順行性のSCVの測定のための導出用電極と刺激電極
刺激電極部位：指示の第一関節に刺激用リング状電極（−）を，それより2〜3cm遠位部にリング状電極（＋）をそれぞれ巻く
導出電極部位：導出電極（−）は上腕二頭筋の付着部位の内側付近に接着する．（＋）電極はそれにより2cm程度中枢側に接着する

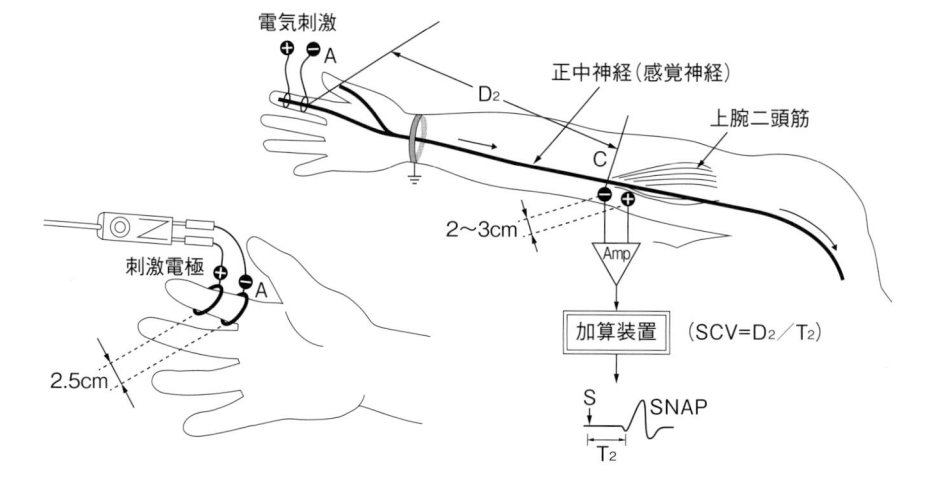

を記録またはメモリーに記録表示しておく．

⑦，⑧でSNAPが得られない場合は，神経走行に直角に（C）点での記録電極を左右に少しずらしてみる．

⑨近位部（C）のSNAPの立ち上がり潜時$T_2$を測定し，次に示指または中指の（−）刺激電極（A）点とC点の（−）導出電極との距離$D_2$をメジャーで測定したあと，$D_2/T_2$（m/s）より感覚神経伝導速度（SCV）を計算する（**図Ⅴ-43**）．

＜逆行性SCVの測定＞

①刺激部位はMCV測定時と変わらない．しかし**図Ⅴ-47**で示すように導出部位の電極は順行性SCVで使用した刺激用リング状電極を用いる．示指または中指の第一関節部に，刺激用リング状電極（−）を導出電極として巻き，基準電極（＋）を（−）電極より2〜3cm末梢側にリング電極を巻く．

②刺激部位には肘関節部の近位部と手関節部の遠位部とがあるが，本実習では近位部刺激（A）を用いる．近位部の刺激電極部位として（−）刺激電極を肘関節部（上腕二頭筋の付着部の内側付近）に，（＋）刺激電極をそれより2cm中枢側を用いる（**図Ⅴ-47**）．

③接地電極は順行性の測定法と同様，バンド様電極を生理食塩液で濡らして手首にしっかり巻く．

④運動神経伝導速度（MCV）のすぐあとに示指または中指にリング状電極を巻きつければ，そのまま**図Ⅴ-40**で示したようにマジックペンでマークしてある近位部刺激部位（A）を刺激して測定に入ることができる．

⑤刺激電極部位（A）付近に刺激電極を当てて，刺激装置の出力を0mAから次第に上げて（C）点の指先でのSNAPが明らかに出現する

図Ⅴ-47　逆行性SCVのための導出用電極（順行性SCV測定で用いた刺激用リング状電極を用いる）と刺激電極
刺激電極部位：上腕二頭筋の付着部位の内側付近に（−）刺激電極を，それより2cm中枢側に（＋）刺激電極を置く
導出電極部位：導出電極（−）は示指の第一関節にまた（−）電極より2〜3cm遠位部にリング状電極をそれぞれ巻く

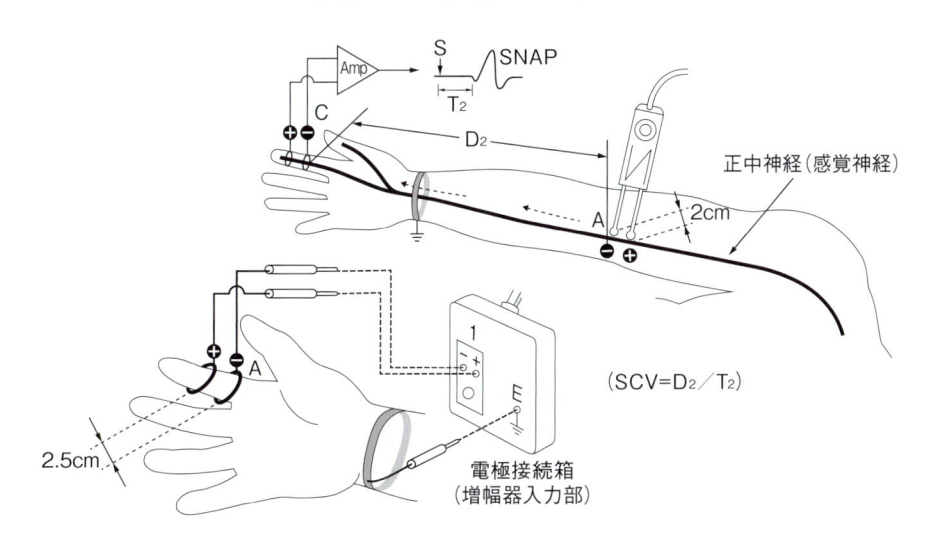

まで刺激電極位置を神経走行に直角に左右ずらしながら，また電流強度を上げながら測定を行う．刺激電流が強すぎると筋の動きによる雑音やCMAP波の影響でSNAPの確認ができなくなることがある．

⑥逆行性測定でのSNAPは比較的大きいため加算平均を行う必要がないので，SNAPが明らかになった時点で最適な刺激電極部位（A）の（－）刺激電極部位をマジックペンでマークする．

⑦（A）点刺激による（C）点部位のSNAPの立ち上がり潜時を$T_2$または刺激部位（A）の（－）点から導出部位（C）点の（－）電極までの距離を$D_2$とすると，SCVは$D_2/T_2$（m/s）より計算する（図V-44）．

**結果**

①順行性の測定（図V-46）で近位部導出部位の（C）点でのSNAPの波形とCMAP波との違いについて観察する．

②順行性での1点刺激におけるSCVが50〜60m/s付近にあることを確かめる．また，このとき室温または被検者の測定部位の皮膚温を明示しておく．

③逆行性の測定についても図V-47の近位部の刺激点の（A）点でのSCVが50〜60m/s付近にあることを確かめる．

④実習班またはクラス単位ごとに結果の①〜③について平均値と標準偏差を計算する．

**評価**

①逆行性の場合についても，近位部（A）点と遠位部（B）の刺激点の部位の違いによるSNAPの波形の幅（持続時間）の違いについて考察する．

②SNAP波は刺激点（逆行性の場合）および導出部位（順行性の場合）によって若干波形が変化するが，CMAP波は刺激点が近位部と遠位部刺激ともに波形に変化が少ない理由について考察する．

③SCVの測定ではMCVに比べて1点刺激でも測定できる理由について考察する．

④SCV測定時の室温や皮膚温を測定する理由について考察し，実際の測定データについてその影響がみられたかを考察する．

文献：
1) 東條尚子，川良徳弘編：最新臨床検査学講座／生理機能検査学．医歯薬出版，2017．
2) 松浦雅人編：臨床神経生理検査の実際．新興医学出版社，2007．
3) 江部　充編：臨床生理検査学．講談社サイエンティフィク，1991．
4) 金井正光編：臨床検査法提要（改訂第33版）．金原出版，2010．
5) 神経内科編集委員会：臨床神経生理学的検査マニュアル，神経内科（特別増刊号），科学評論社，2006．

（石山陽事）

# VI

# 感覚機能検査

# 1 体性感覚誘発電位 (SEP)

VI 感覚機能検査

## 目的

SEPは，手や足の神経を電気刺激することにより発生する末梢神経→脊髄→脳幹→視床および大脳皮質までの感覚神経系の反応を測定する．臨床的には，多発性硬化症などの脱髄性の疾患，脳幹の髄内性腫瘍，意識障害，脊髄や神経根障害などの評価に用いられる．

## 実習前の基礎知識

SEP（somatosensory evoked potential）の波形とその起源を理解する（図VI-1：上肢刺激SEP，図VI-2：下肢刺激SEP）．

## 実習目標（＝行動目標）

電極の装着部位，刺激法や測定条件，測定原理を理解する．

## 検討課題

健常者（被検者）では，感覚神経への電気刺激により，どのような波形が誘発されるか確認する．

Ⅵ 感覚機能検査

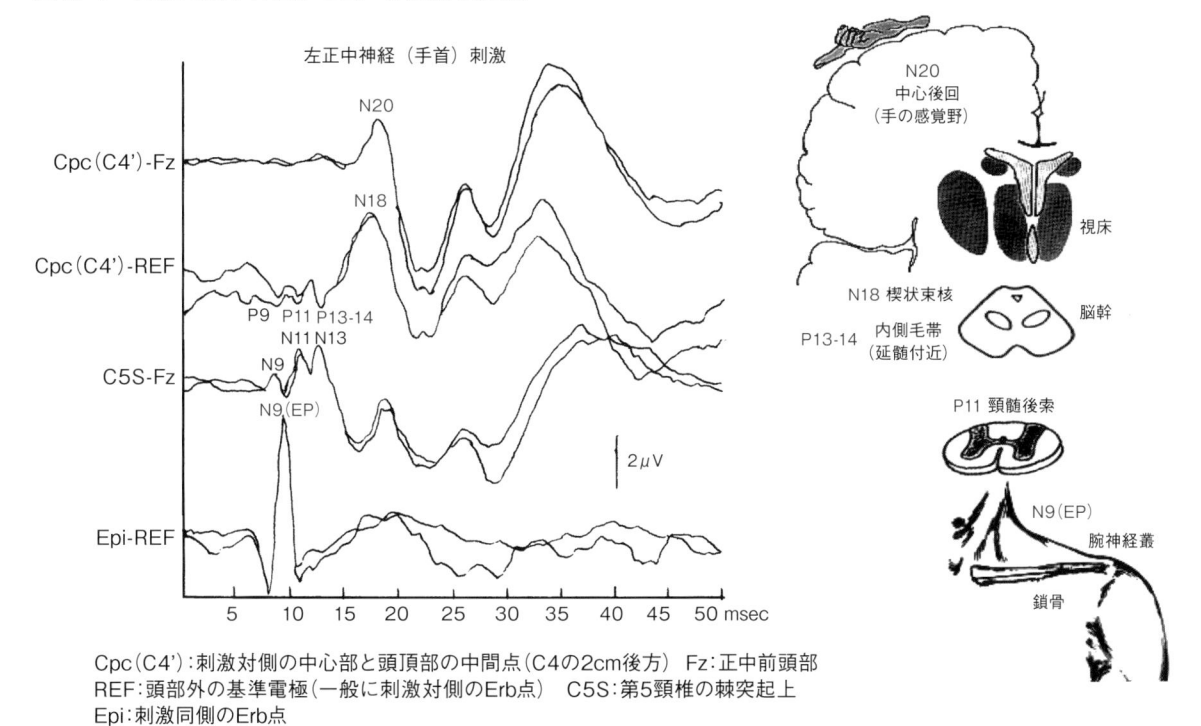

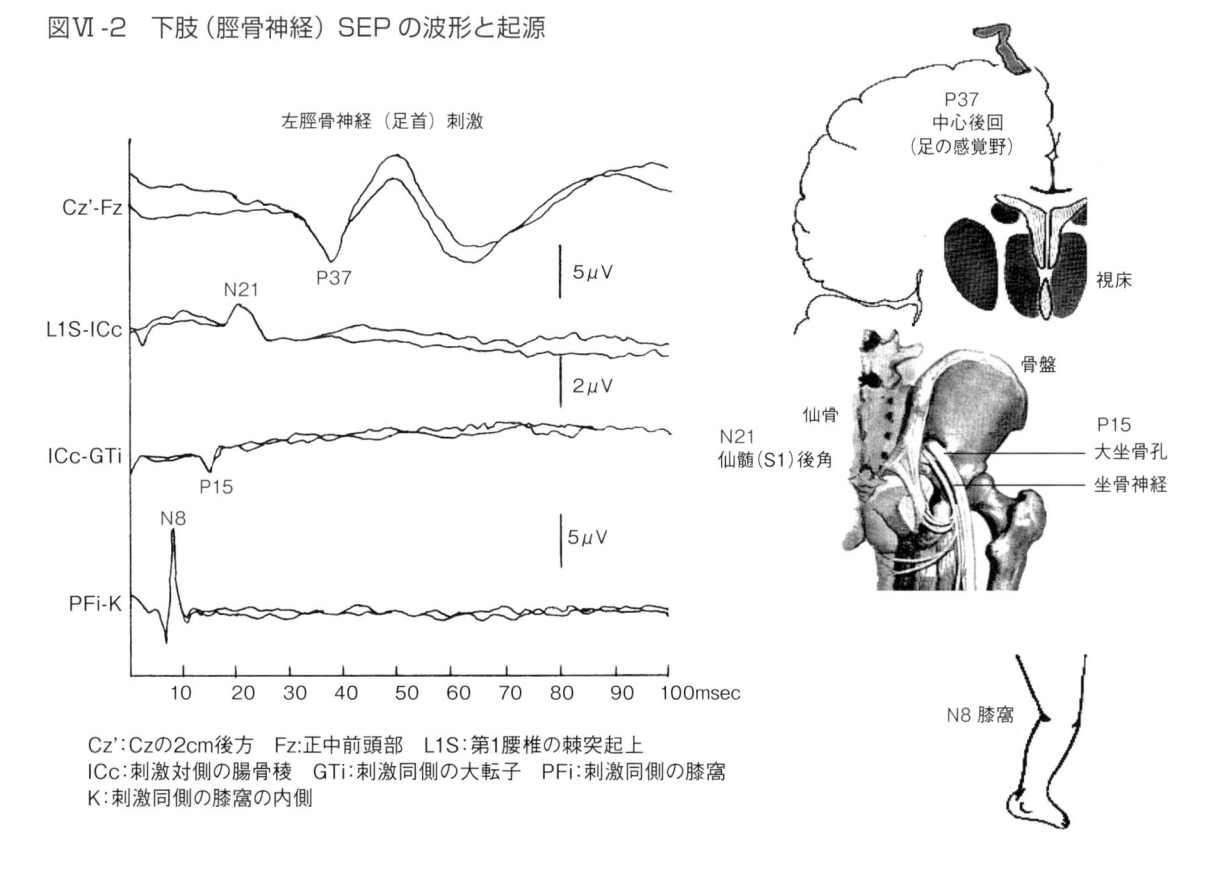

図Ⅵ-1 上肢(正中神経)SEPの波形と起源

左正中神経(手首)刺激

N20
N18
P9 P11 P13-14
N11 N13
N9
N9(EP)

Cpc(C4')-Fz
Cpc(C4')-REF
C5S-Fz
Epi-REF

2μV

5 10 15 20 25 30 35 40 45 50 msec

N20 中心後回(手の感覚野)
視床
N18 楔状束核
脳幹
P13-14 内側毛帯(延髄付近)
P11 頸髄後索
N9(EP) 腕神経叢
鎖骨

Cpc(C4'):刺激対側の中心部と頭頂部の中間点(C4の2cm後方)　Fz:正中前頭部
REF:頭部外の基準電極(一般に刺激対側のErb点)　C5S:第5頸椎の棘突起上
Epi:刺激同側のErb点

図Ⅵ-2 下肢(脛骨神経)SEPの波形と起源

左脛骨神経(足首)刺激

Cz'-Fz
L1S-ICc
ICc-GTi
PFi-K

N21　P37
5μV
2μV
P15
N8
5μV

10 20 30 40 50 60 70 80 90 100msec

P37 中心後回(足の感覚野)
視床
骨盤
仙骨
N21 仙髄(S1)後角
P15 大坐骨孔
坐骨神経
N8 膝窩

Cz':Czの2cm後方　Fz:正中前頭部　L1S:第1腰椎の棘突起上
ICc:刺激対側の腸骨稜　GTi:刺激同側の大転子　PFi:刺激同側の膝窩
K:刺激同側の膝窩の内側

111

## 図Ⅵ-3 上肢（正中神経）SEPの測定法

【誘導】
1チャンネル：刺激対側の中心部（C）と頭頂部（P）の中間点（CP）/C3,C4の2cm後方（C3',C4'）-前頭部（Fz）
2チャンネル：刺激対側の中心部（C）と頭頂部（P）の中間点（CP）/C3,C4の2cm後方-刺激対側のErb点
3チャンネル：第5頸椎棘の突起上（C5S）-前頭部（Fz）
4チャンネル：刺激同側のErb点（鎖骨の中点から2cm上方）-刺激対側のErb点（鎖骨の中点から2cm上方）

（首を前傾して最も突出するのが第7頸椎棘突起）

頸椎棘突起

【測定時の注意点】
・首や肩の力を抜き、リラックスする
・眠った状態で記録してもよい（きれいな波形が得られる）

●：電極装着部位

正中神経（手関節）刺激

【測定条件】
低域遮断フィルタ：30Hz
高域遮断フィルタ：3,000Hz
分析時間：40～60msec
加算回数：500～1,000回
【刺激条件】
刺激部位：正中神経
刺激強度：最小運動閾値
　　　　　（母指がわずかに動く程度）
持続時間：0.2msec
刺激頻度：2～3Hz

水で濡らして使用

表面刺激電極

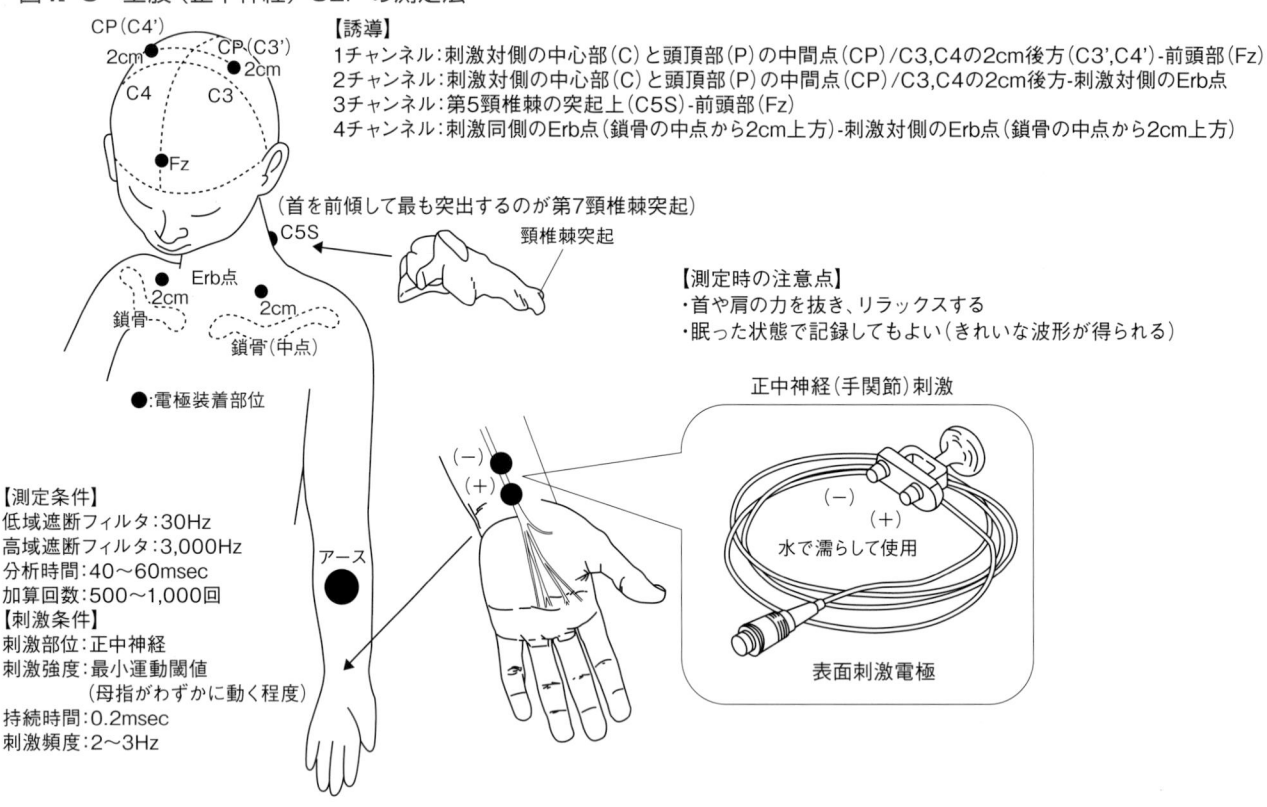

## 図Ⅵ-4 下肢（脛骨神経）SEPの測定法

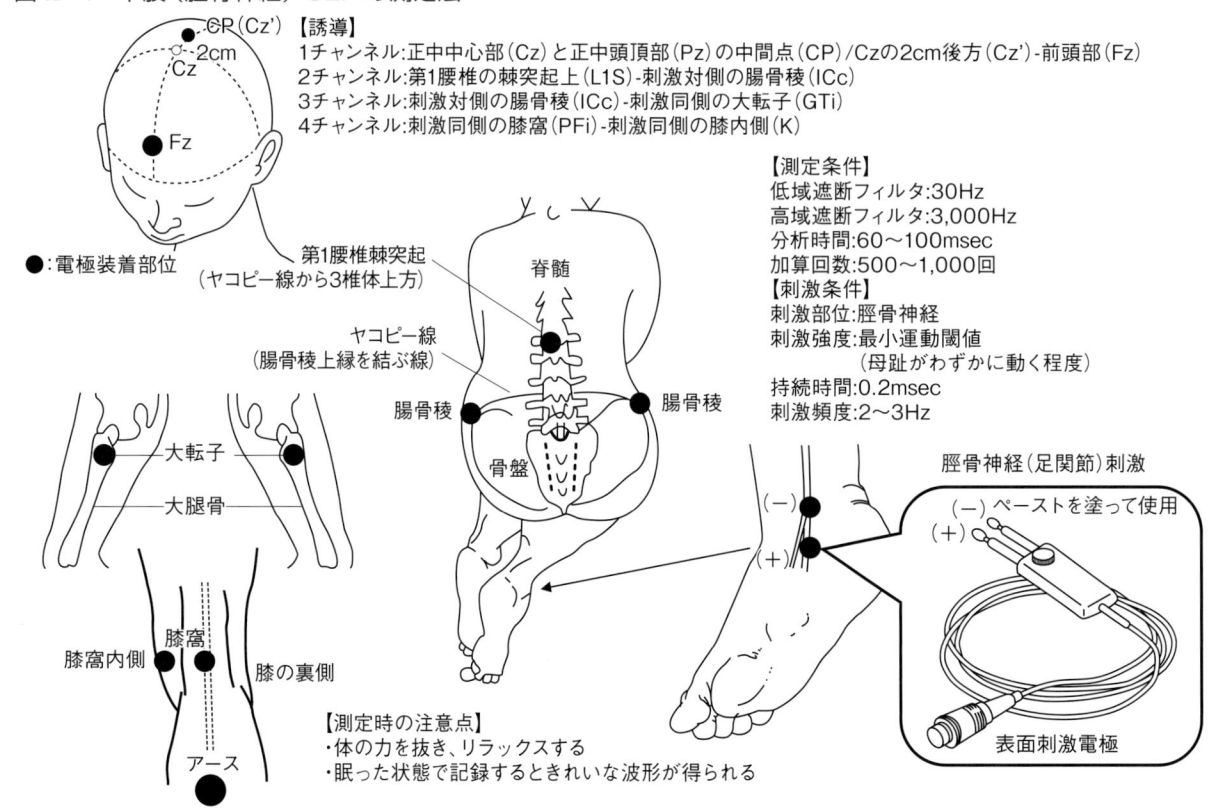

【誘導】
1チャンネル：正中中心部（Cz）と正中頭頂部（Pz）の中間点（CP）/Czの2cm後方（Cz'）-前頭部（Fz）
2チャンネル：第1腰椎の棘突起上（L1S）-刺激対側の腸骨稜（ICc）
3チャンネル：刺激対側の腸骨稜（ICc）-刺激同側の大転子（GTi）
4チャンネル：刺激同側の膝窩（PFi）-刺激同側の膝内側（K）

●：電極装着部位

第1腰椎棘突起（ヤコピー線から3椎体上方）
脊髄
ヤコピー線（腸骨稜上縁を結ぶ線）
腸骨稜
骨盤

【測定条件】
低域遮断フィルタ：30Hz
高域遮断フィルタ：3,000Hz
分析時間：60～100msec
加算回数：500～1,000回
【刺激条件】
刺激部位：脛骨神経
刺激強度：最小運動閾値
　　　　　（母趾がわずかに動く程度）
持続時間：0.2msec
刺激頻度：2～3Hz

大転子
大腿骨
膝窩内側　膝窩　膝の裏側
アース

脛骨神経（足関節）刺激

ペーストを塗って使用

表面刺激電極

【測定時の注意点】
・体の力を抜き、リラックスする
・眠った状態で記録するときれいな波形が得られる

**器具**
- 誘発電位測定装置
- 表面刺激電極
- 電極（装着用具類）
- 酒精綿
- 皮膚処理剤
- ペースト（電極糊）
- カットガーゼ，サージカルテープ

**測定法**
①電極装着：メジャーで計測して電極の位置を決め，その部分にサインペンで印をつける．
②皮膚処理剤を用い，電極の接触抵抗を5kΩ以下にし，頭部はカットガーゼ，皮膚はサージカルテープで固定する．
③上肢刺激SEPは図Ⅵ-3，下肢刺激SEPは図Ⅵ-4に示す．

**結果**
2回以上行い再現性を確認し，各波形の潜時（msec）を計測する．

**評価**
波形が不明瞭な場合は，その原因を考える（アーチファクト？）．

文献：
1) 誘発電位の正常値に関する小委員会（委員長・下河内 稔）：誘発電位測定指針（1997年改訂）．脳波と筋電図，25：1〜16，2006．（「日本臨床神経生理学会」のホームページから参照可）
2) 塚本 浩：体性感覚誘発電位（SEP）．医学検査，55：807〜819，2006．

（髙嶋浩一）

VI 感覚機能検査

# 2 視覚機能検査

## 1 眼底写真検査

### 目的

生体の特性や眼底カメラの構造を理解し，眼底写真を撮影する．加えて，撮影した眼底写真を判読し評価する．

### 実習前の基礎知識

①眼球の構造と各部の名称を理解しなさい．
②暗順応，および対光反射，瞬目反射などを理解しなさい．
③眼底カメラの構造を理解しなさい．
④正常眼底像と各部の名称を理解しなさい．
⑤眼底写真におけるアーチファクトを理解しなさい．
⑥眼底写真検査の臨床応用を理解しなさい．

### 実習目標（＝行動目標）

①眼底写真検査を実施する環境の要件を設定できる．
②被検者への説明と指導を実践できる．
③眼底写真を正しく撮影できる．
④撮影した眼底写真にアーチファクトが混入したら，その原因を追究できる．
⑤記録したデータのレポートを作成できる．

### 検討課題

①臨床検査技師が眼底写真検査を実施するうえで必要な知識と技術は何か．
②眼底写真検査における暗順応の意義は何か．
③被検者の瞬目が増加する原因は何か．
④綺麗な眼底写真を撮影するコツは何か．
⑤散瞳の有無に起因する眼底写真の差異は何か．

| | |
|---|---|
| **原理** | 無散瞳眼底カメラは，散瞳薬を用いず，暗順応による散瞳を利用して網膜像（網膜後極部）を撮像し，眼底病変の有無や程度を評価する． |

| | |
|---|---|
| **器具** | ・眼底カメラ<br>・暗室または暗幕を装備した実習室<br>・検査用椅子 |

| | |
|---|---|
| **測定法** | ■ 実習グループ<br>実習は2名1組で行う．1名が検者，もう1名が被検者となり，その後，検者・被検者を交代して眼底写真を撮影する．<br>■ 眼底写真の撮影にあたっての注意<br>①15～30分以上十分暗順応させる．<br>②被検者に適正な教示を行う．<br>■ 眼底写真検査（図Ⅵ-5）<br>①あご受けに被検者のあごを載せ，額当てに額を密着させる．<br>②あご受けの支柱にある目の高さマークに被検者の目尻をあわせる．<br>③被検者の瞳孔径が4mm以上あることを確認する．<br>④内部の固指標を注視させる．上眼瞼や睫毛が光路を妨げる場合には被検者の了解を得た後，検者が睫毛の根元を押し上げる．<br>⑤ステージを被検者に向かって押し込んでいくと，液晶画面に眼底像が観察できる．観察光量を調節するために2点あるアライメント輝点を重ね合わせ，瞳孔スケール内に移動させる．<br>⑥ピント調節ハンドルを回し，スリット輝線を一致させる．<br>⑦液晶モニタの眼底像の視神経乳頭と黄斑を結ぶ直線のほぼ中央が画像中心になり，明らかなノイズがないことを確認したうえで，撮影シャッターを押す．<br>⑧良好な眼底が撮影できていれば，プリントする．<br>⑨左右の眼底を比較するために，15～30分後にもう一方の眼底を撮影する．<br><br>※近年，操作タッチパネル上の瞳孔中心付近を指でなぞるだけで，アライメント，フォーカス，撮影をすべて自動で行う機器も販売されている．<br>※眼底カメラの操作方法は機器により異なるため，機器の取扱説明書に準拠して，撮影操作を実施する． |

図Ⅵ-5 眼底カメラと計測画面

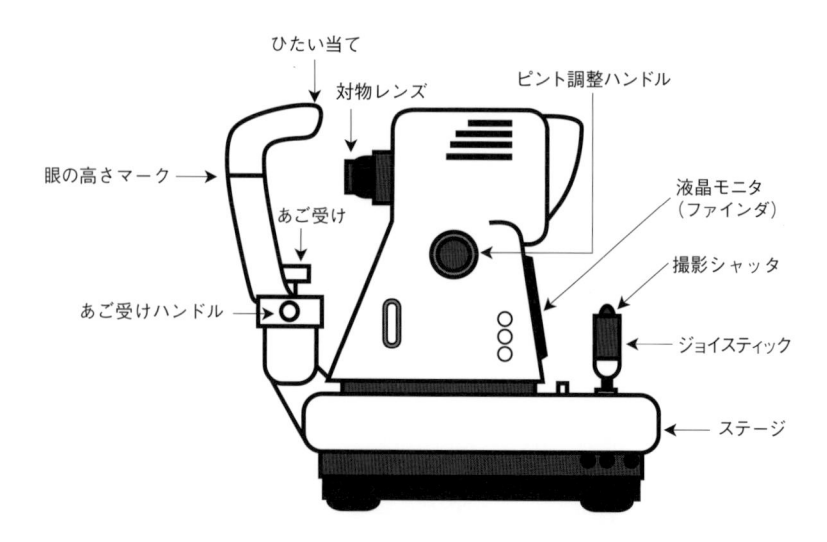

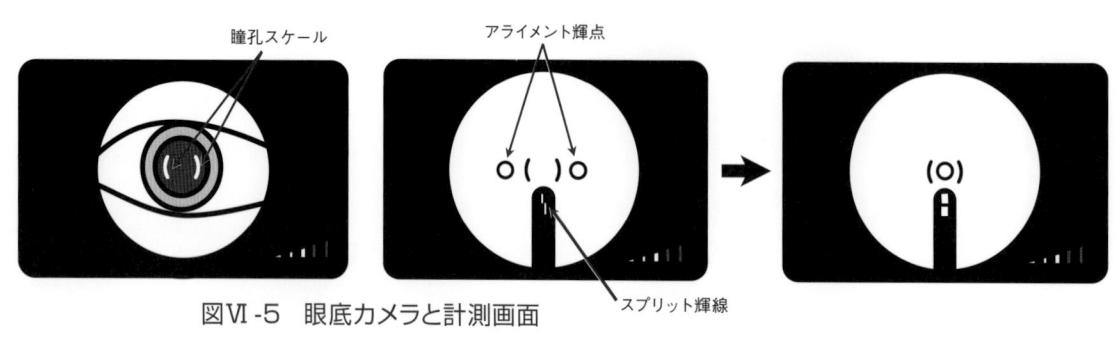

**結果**
① 眼底写真を別紙にトレースして，各部の名称を書き込みなさい．
② 撮影した眼底写真が判定可能か否かを判定しなさい．ノイズ（アーチファクト）が混入した場合はその原因と対策をまとめなさい．
③ 眼底写真検査を効率よく完了させるためのアイディアをまとめなさい．

**評価**
① 散瞳の意義を考察しなさい．
② 眼病変のみならず高血圧や糖尿病で眼底写真が撮影される意義を考察しなさい．
③ 散瞳不足以外のトラブルで眼底写真の撮影結果が不調に終わった場合は，その原因を考察しなさい．

文献：
1) 大久保善朗ほか：臨床検査学講座／生理機能検査学（第3版）．医歯薬出版，2011．
2) 安原徹ほか：みるみるわかる眼底写真の見かた・読みかたのコツ．メディカ出版，2008．
3) 田野保雄ほか：眼科プラクティス21／眼底画像所見を読み解く．文光堂，2008．
4) 管謙治ほか：眼疾患-説明の仕方と解説（改訂3版）．金芳堂，2012．

（所司睦文）

# 2 視覚誘発電位 (VEP)

## 目的

VEP (visual evoked potential) は，モニタ画面に映し出された白黒の模様の反転を見ることにより誘発される反応である．健常者では「上向き（陰性電位 N75）―下向き（陽性電位 P100）―上向き（陰性電位 N145）」の3相性の反応が左右対称に出現する．臨床的には網膜・視神経疾患，視神経交叉部病変（下垂体腫瘍など），視神経交叉部後病変（脳梗塞など），ヒステリーの鑑別などで VEP が用いられ，特に多発性硬化症などの脱髄性の疾患で潜時の延長がみられる．

## 実習前の基礎知識

VEPの波形とその起源を理解する（図Ⅵ-6）．

## 実習目標

電極の装着部位，刺激法や測定条件，測定原理を理解する．

## 検討課題

健常者（被検者）では視覚刺激によりどのような波形が誘発されるか確認する．

**原理** 誘発電位は，感覚刺激を生体に与えることによって中枢神経から発生する電気生理学的な反応を測定する検査である．
しかし，数回の刺激では"脳波"の中に埋もれてしまい，誘発された反応を識別することはできない．そこで，刺激を起点に数百から数千

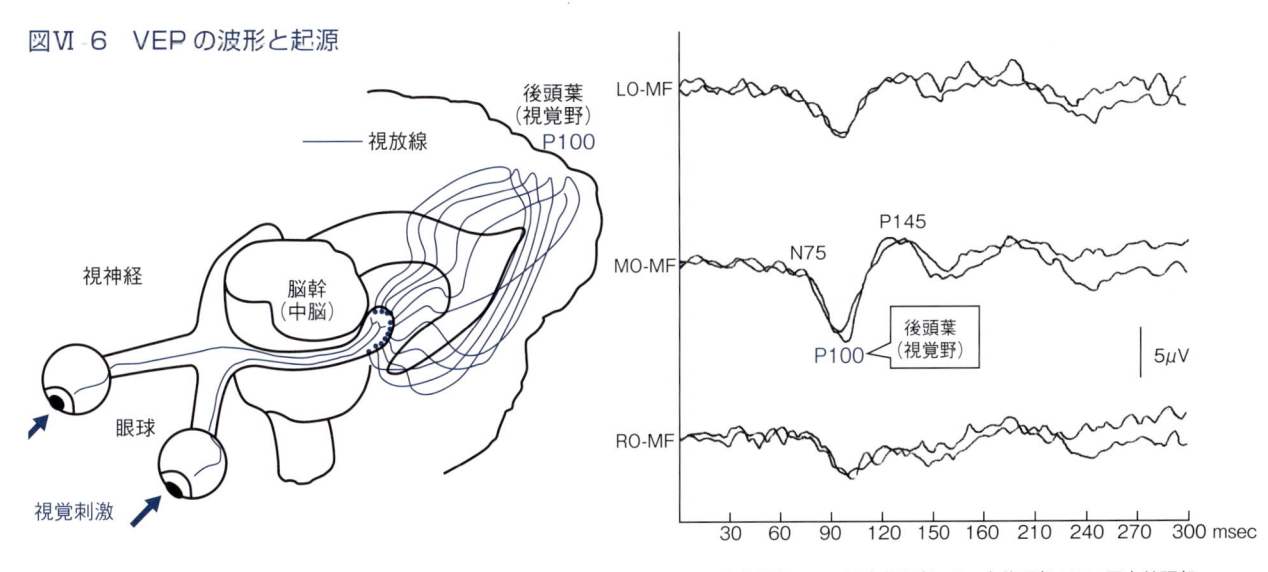

図Ⅵ-6 VEPの波形と起源

LO；左後頭部 MO：正中後頭部 LO；右後頭部 MF；正中前頭部

図Ⅵ-7 加算平均法

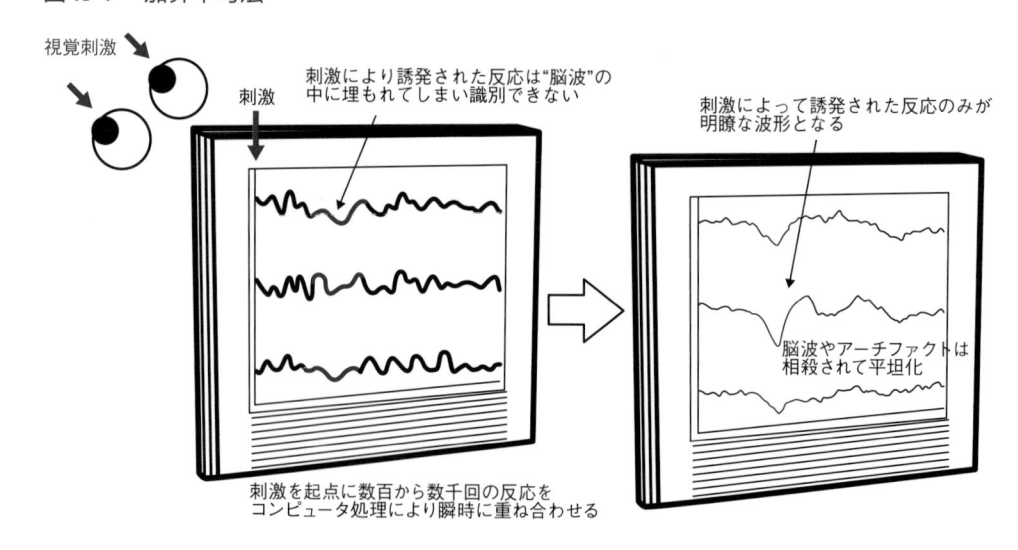

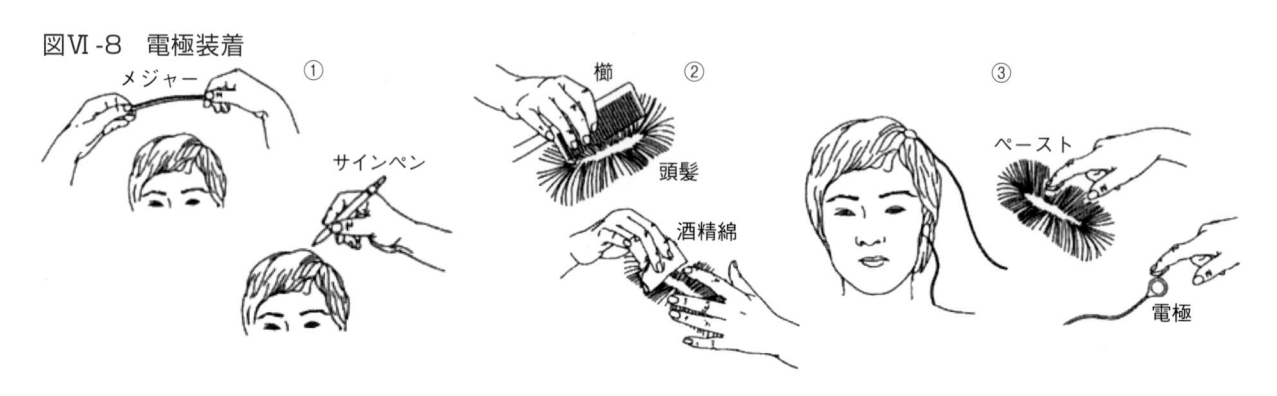

図Ⅵ-8 電極装着

回の反応をコンピュータ処理により瞬時に重ね合わせていく（加算平均法，図Ⅵ-7）．すると，刺激と無関係に出現している脳波やアーチファクトは相殺されて平坦化し，刺激によって誘発された反応のみが徐々に明瞭な波形として浮かび上がってくる．

**器具**
- 誘発電位測定装置
- 刺激用ビデオモニタ
- 電極（装着用具類）
- 酒精綿
- 皮膚処理剤
- ペースト（電極糊）
- カットガーゼ

**測定法**
①電極装着（図Ⅵ-8）：メジャーで計測して定められた電極の位置を決め，その部分にサインペンで印をつける．
②櫛を使用し，頭髪を分けて酒精綿で皮脂や整髪剤を除去する．さらに電極の接触抵抗（5kΩ以下）を下げるために皮膚処理剤をガーゼに付け，頭皮が赤くなる程度に摩擦する．

## 図Ⅵ-9　VEPの測定法

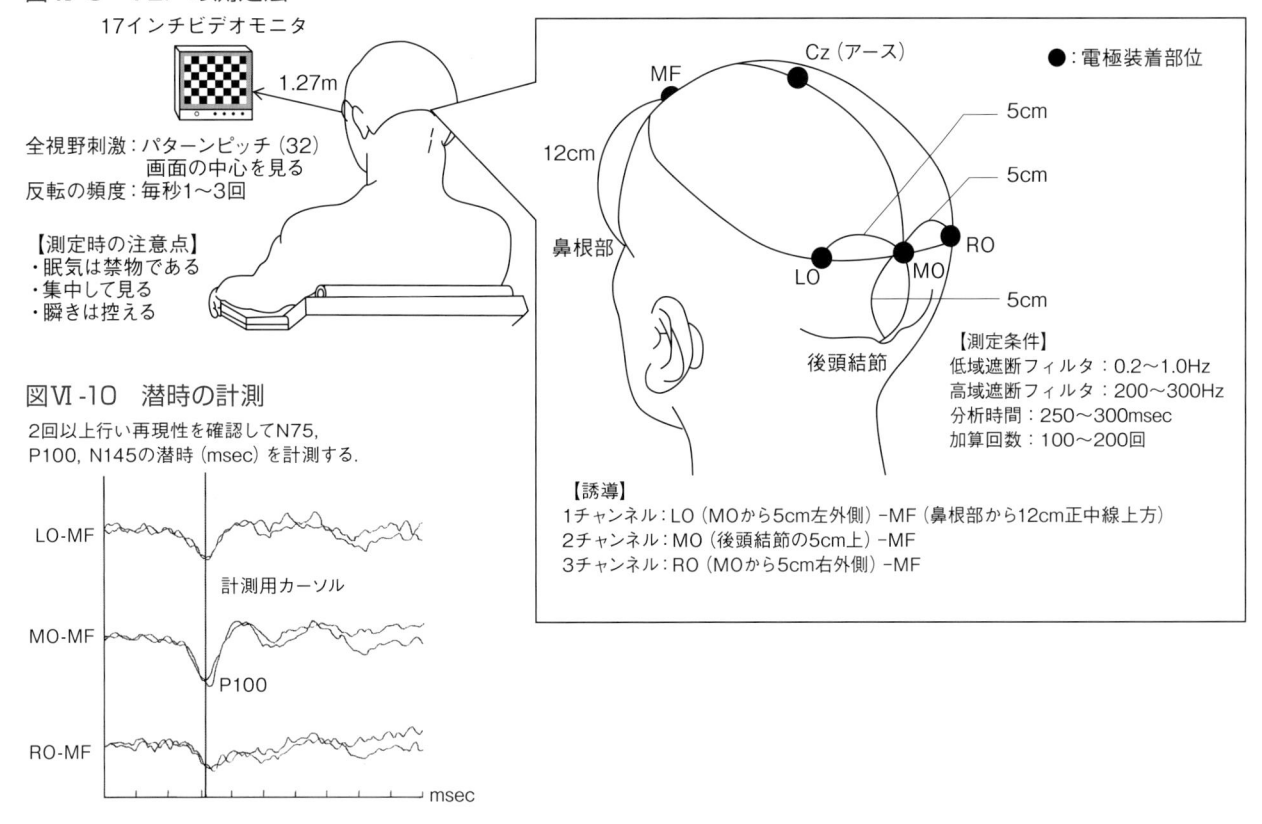

17インチビデオモニタ
1.27m

全視野刺激：パターンピッチ（32）
画面の中心を見る
反転の頻度：毎秒1〜3回

【測定時の注意点】
・眠気は禁物である
・集中して見る
・瞬きは控える

● ：電極装着部位

MF　Cz（アース）
12cm
鼻根部
LO　MO　RO
5cm
5cm
5cm
後頭結節

【測定条件】
低域遮断フィルタ：0.2〜1.0Hz
高域遮断フィルタ：200〜300Hz
分析時間：250〜300msec
加算回数：100〜200回

【誘導】
1チャンネル：LO（MOから5cm左外側）−MF（鼻根部から12cm正中線上方）
2チャンネル：MO（後頭結節の5cm上）−MF
3チャンネル：RO（MOから5cm右外側）−MF

## 図Ⅵ-10　潜時の計測

2回以上行い再現性を確認してN75，P100，N145の潜時（msec）を計測する．

LO-MF
MO-MF
RO-MF

計測用カーソル
P100
msec

③電極は銀−塩化銀の不分極電極を用い，皿の部分と頭皮にペーストを薄く塗ってから頭皮にのせ，カットガーゼで押さえつける．

④頸部や肩の力を抜き，モニタの中心を集中して固視する．近視や乱視がある場合は，メガネなどを使用して矯正する（**図Ⅵ-9**）

**結果**

図Ⅵ-10．
2回以上行い，再現性を確認して，N75，P100，N145の潜時（msec）を計測する．

**評価**

誘発される波形が不明瞭で再現性がない場合は，その原因を考える．
（電極の装着，誘導，測定条件や刺激条件，測定時の被検者の状態）

文献：
1) 誘発電位の正常値に関する小委員会（委員長・下河内　稔）：誘発電位測定指針（1997年改訂）．脳波と筋電図，25：1〜16，2006．（「日本臨床神経生理学会」のホームページから参照可）
2) 黒岩義之：視覚誘発電位（VEP）の基礎と臨床．医学検査，55：891〜900，2006．

（高嶋浩一）

# VI 感覚機能検査

# 3 聴覚機能検査

## 1 標準純音聴力検査
（気導聴力検査および骨導聴力検査）

### 目的

生体の特性やオージオメータの構造を理解し，標準純音聴力検査を実施する．加えて，オージオグラムを判読し難聴などの病態を評価する．

### 実習前の基礎知識

①伝音器および感音器を区別したうえで聴覚神経路を説明できる．
②気導音と骨導音を説明できる．
③防音室の意義を説明できる．
④音圧の分類と聴取閾値（最小可聴閾値）を説明できる．
⑤標準純音聴力検査の計測方法を説明できる．
⑥標準純音聴力検査の正常パターンを説明できる．
⑦伝音難聴・感音難聴・混合難聴を説明できる．

### 実習目標（＝行動目標）

①標準純音聴力検査を実施する環境の要件を設定できる．
②被検者への説明と指導を実践できる．
③標準純音聴力検査を正しく実施できる．
④記録したデータのレポートを作成できる．

### 検討課題

①臨床検査技師が標準純音聴力検査を実施するうえで必要な知識と技術は何か．
②防音室の意義は何か．
③気導閾値の特徴は何か．
④骨導閾値の特徴は何か．
⑤マスキングの意義は何か．

**原理** オージオメータを用い，さまざまな可聴周波数における聴取閾値を計測しグラフ化する．

**器具**
・オージオメータ一式
・防音室または雑音のない静かな実習室
・検査用椅子

**測定法**

■ 環境設定
①標準純音聴力検査を実施する場所は防音室が望ましい．
②被検者には検者の手元が見えないようにする．
③被検者を最低15分以上騒音から隔離しておく．

■ 純音聴力検査の前処置と教示法

気導受話器（右耳が赤色，左耳が青色）および骨導受話器を適正に頭部に固定する（図Ⅳ-11）．「少しでも検査音が聞えたら素早く親指でボタンを押して下さい．音が聞えている間はボタンを押し続けて下さい．音が聞えなくなったら素早くボタンから親指を放して下さい」と教示する．

■ 純音聴力検査の教示法

①検査に先立って被検者に「少しでも検査音が聞えたら素早く親指でボタンを押して下さい．音が聞えている間はボタンを押し続けて下さい．音が聞えなくなったら素早くボタンから親指を放して下さい」と教示する．
②適宜，被検者に適正な教示を行う．

■ 気導聴力検査

①オージオメータの気導（聴力検査）および右耳（刺激）を選択する．
②まず周波数1,000Hz，音圧40dBで応答ランプが点灯するのを確認する．
③音圧を 20dBまで下げ，応答ランプが消灯するのを確認する．
④およそ1〜3秒間隔で5dBずつ音圧を上げていき，応答ランプが点灯する音圧を判定し第1回計測値とする．

図Ⅳ-11　気導受話器と骨導受話器の装着例

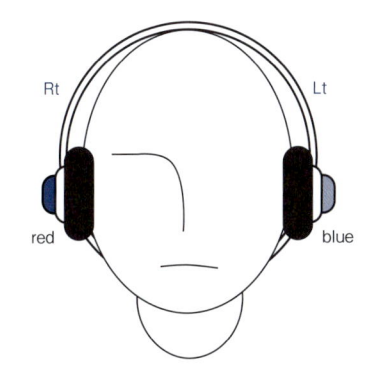

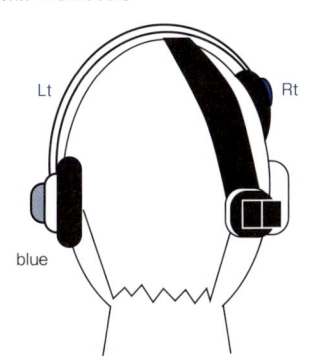

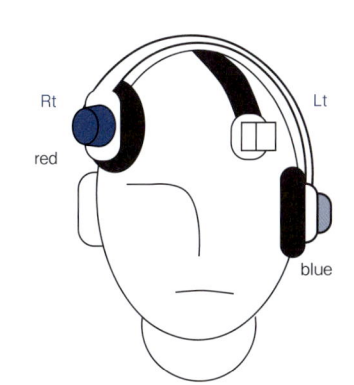

図Ⅵ-12 オージオグラムの1例

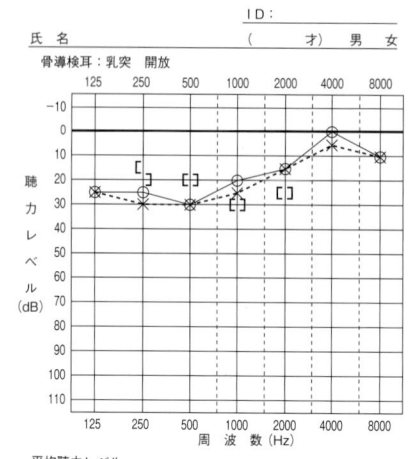

| 平均聴力レベル | 3分法 | 4分法 | 6分法 |
|---|---|---|---|
| 右 | 21.7 dB | 21.3 dB | 16.7 dB |
| 左 | 23.3 dB | 23.8 dB | 19.2 dB |

マスキングノイズレベル (dB)

| 周波数 | 125 | 250 | 500 | 1000 | 2000 | 4000 | 8000 |
|---|---|---|---|---|---|---|---|
| 気導 右 | 30 | 30 | 30 | 30 | 30 | 30 | 30 |
| 気導 左 | 30 | 30 | 30 | 30 | 30 | 30 | 30 |
| 骨導 右 |  | 30 | 30 | 30 | 30 | 30 |  |
| 骨導 左 |  | 30 | 30 | 30 | 30 | 30 |  |

⑤再び，−20dBに下げ，④の操作を繰り返し第2回計測値を得る．
⑥第1回測定値と第2回測定値が一致すればそれを1,000Hzの聞取閾値とする．不一致の場合は，第3回計測値測定し聞取閾値を決定する．
⑦1,000Hzの右耳の聞取閾値をオージオグラムに記載する．気導音の聞取閾値の記号は右耳が○，左耳が×である．
⑧1,000Hzの閾値決定方法に準じて，順次，周波数2,000Hz→4,000Hz→8,000Hz→1,000Hz（閾値再確認※）→500Hz→250Hz→125Hzの聞取閾値を決定し，オージオグラムに記載する．右耳が終了した後，左耳を実施する．○-○間は実線，×-×間は破線でつなぐ．
※初回との差が10dB以下であることを確認する．

■ 骨導聴力検査
①オージオメータの気導（聴力検査）および右耳（刺激）を選択する．
②非検耳の実行マスキングレベルを50dBに設定する．
③気導聴力検査と同様に周波数1,000Hz→2,000Hz→4,000Hz→1,000Hz（閾値再確認）→500Hz→250Hzの順で左右の聞取閾値を決定し，オージオグラムに記載する．骨導音の聞取閾値の記号は右耳が［，左耳が］である．
※骨導レシーバの装着位置により，骨導音の聞こえ方が異なる．

■ オージオグラム（図Ⅳ-12）
標準純音聴力検査の結果をまとめたものがオージオグラム（図Ⅳ-12）である．

**結果**
①オージオグラムに左右耳の気導聞取閾値と骨導聞取閾値を記載しなさい．
②左右の平均聴力レベル（3分法，4分法，6分法）を算出し，難聴レベルを評価しなさい．
③気導聴力検査と骨導聴力検査を効率よく完了させるためのアイディアをまとめなさい．

**評価**
①気導聞取閾値と骨導聞取閾値の関係を考察しなさい．
②マスキングの意義を考察しなさい．
③防音室の意義を考察しなさい．
④伝音難聴・感音難聴・混合難聴の各オージオグラムのパターン変化を考察しなさい．

文献：
1) 大久保善朗ほか：臨床検査学講座／生理機能検査学（第3版），医歯薬出版，2011．
2) 立木孝ほか：聴覚検査の実際（改訂3版），南山堂，2009．
3) 服部 浩：図解実用的マスキングの手引き（改訂第4版）中山書店，2009．
4) 服部 浩：基本的聴覚検査マニュアル（改訂3版），金芳堂，2010．

（所司睦文）

## 2 聴性脳幹反応検査
(auditory brainstem response ; ABR)

### 目的

生体の特性や誘発電位測定装置の構造を理解し，聴性脳幹反応検査を実施する．加えて，聴性脳幹反応波形を判読し脳幹機能や聴覚機能を評価する．

### 実習前の基礎知識

①加算平均法を説明できる．
②自覚聴力閾値の概念を説明できる．
③聴性脳幹反応検査の計測方法を説明できる．
④聴性脳幹反応の正常波形と各頂点の名称を説明できる．
⑤Ⅰ波，Ⅱ波，Ⅲ波，Ⅳ波，Ⅴ波，Ⅵ波，Ⅶ波の発生源を説明できる．
⑥聴性脳幹反応におけるアーチファクトを説明できる．
⑦聴性脳幹反応検査の臨床応用を説明できる．

### 実習目標（＝行動目標）

①聴性脳幹反応検査を実施する環境の備えるべき要件を理解する．
②normal hearing level（nHL）を理解する．
③聴性脳幹反応の代表的なアーチファクトである「歯を噛む」を理解する．
④被検者への説明や教示を実践できる．
⑤他覚的聴力評価を目的とした聴性脳幹反応を計測できる．
⑥脳幹機能評価を目的とした聴性脳幹反応を計測できる．
⑦記録波形の頂点を決定し，レポートを作成できる．

### 検討課題

①臨床検査技師が聴性脳幹反応検査を実施するうえで必要な知識と技術は何か．
②normal hearing level（nHL）とは何か．
③被検者が「歯を噛む」と聴性脳幹反応が記録できないのはなぜか．
④他覚的聴力評価を目的とした聴性脳幹反応とはどのような検査か．
⑤脳幹機能評価を目的とした聴性脳幹反応とはどのような検査か．

**原理** クリック音などの音響刺激に伴って聴覚神経路上から誘発される電位，すなわち聴性脳幹反応を記録する．この聴性脳幹反応を用いて聴力や脳幹機能を評価する．

**器具**
- 誘発電位測定装置
- 記録用銀塩化銀皿電極4本および電極装着に必要な物品
- 音響刺激用ヘッドホン
- ベッド（または背もたれのある安楽椅子），シーツ，軟らかくて大きな枕，毛布またはタオルケット
- シールドマット
- 椅子

**測定法**

■ 機器設定

感度は10μV，周波数帯域は20〜3kHz，分析時間は10msec，加算回数は1,000〜2,000回，刺激音はクリック音，刺激周波数は8〜13Hz，片耳刺激とする．

■ 環境設定

①静かな実習室を選ぶ．
②シールドマットを活用し，大きくて軟らかい枕を置く．
③適宜，被検者に適正な教示を行う．

■ normal hearing level（nHL）設定

若干名の最小可聴閾値（聴取できる最小の音圧値）を計測し，誘発電位測定装置の設定画面のnHL referenceまたはnHL adjustを変更し，0dBの刺激強度と自覚聴力閾値と一致させる．

■ 電極およびヘッドホンの装着（図Ⅵ-13）

Cz，Ai，Ac，Fpzに銀塩化銀皿電極を装着する．電極インピーダンスが5kΩ以下にする．ヘッドホン（右耳が赤色，左耳が青色）のスピーカ部で耳を覆い隠し，かつ，音が漏れないように固定し，ベルトを締めヘッドホンを固定する．

■ 他覚的聴力評価を目的とした聴性脳幹反応の記録

①被検者に「検査中は身体の力を十分抜き，目を閉じて，歯を噛まないようにかるく口を開いて，リラックスして検査を受けて下さい．眠くなったら眠ってしまって結構です」と教示する．

図Ⅵ-13　聴性脳幹反応（ABR）の電極およびヘッドホンの装着方法

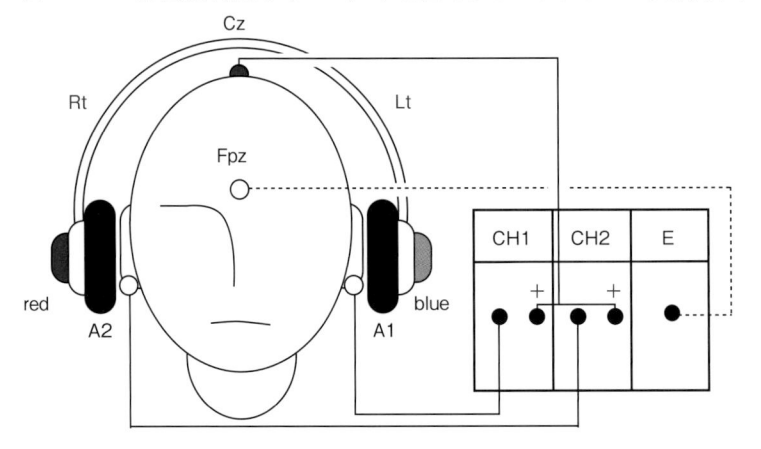

②刺激強度80dB nHL（以下dB）から順次10dBずつ音圧を下げ，聴性脳幹反応を記録する（**図Ⅵ-14左**）．オート記録を行ってもよい．

③記録後，被検者からそれぞれの音圧で刺激音が聴取できたか否かを確認する．

■ 脳幹機能評価を目的とした聴性脳幹反応の記録

①左耳（または右耳）を刺激強度80dBのクリック音で刺激し聴性脳幹反応を記録する（**図Ⅵ-14右**）．再現性を確認するため，再度，同一条件で聴性脳幹反応を記録しダブルトレースする．

②バックグラウンド波形を記録する（**図Ⅵ-15左**）．バックグラウンド波形はクリック音を出力しないで聴性脳幹反応の計測を行うことによって得られる波形である．

③両耳を刺激強度80dBのクリック音で刺激し聴性脳幹反応を記録する（**図Ⅵ-15右**）．再現性を確認するためダブルトレースする．

図Ⅵ-14　聴性脳幹反応（ABR）の記録波形

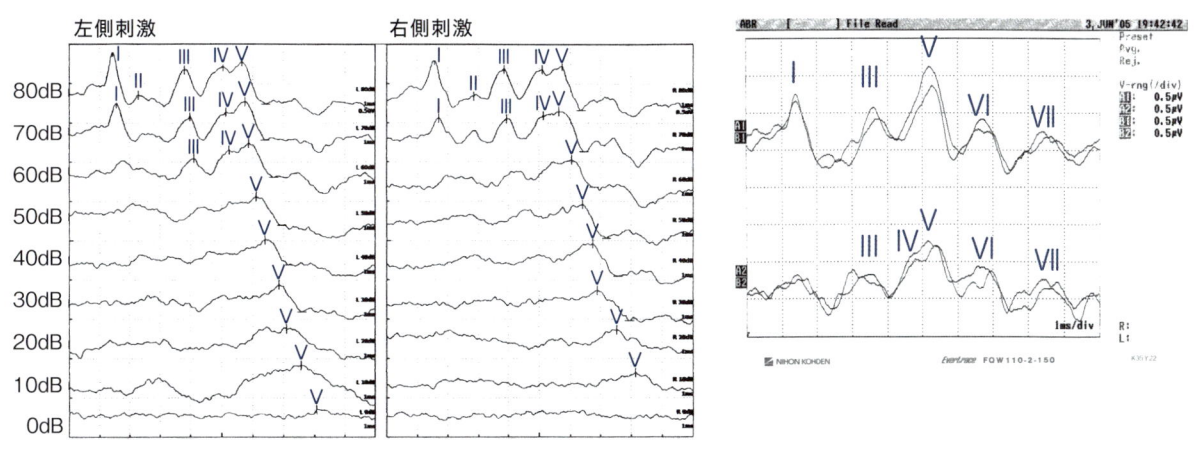

図Ⅵ-15　聴性脳幹反応（ABR）の評価のための補足波形

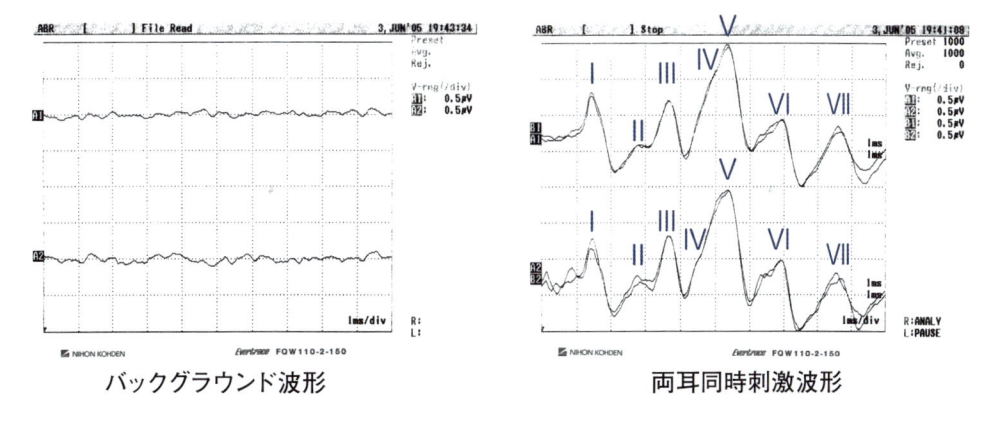

バックグラウンド波形　　　両耳同時刺激波形

**結果**

■ 他覚的聴力評価を目的とした聴性脳幹反応

Ⅰ波，Ⅱ波，Ⅲ波，Ⅳ波，Ⅴ波（可能ならばⅥ波，Ⅶ波）の頂点を決定し，各頂点潜時を基準値と比較する．音圧とⅤ波の頂点潜時の関係をグラフ化する．

■ 脳幹機能評価を目的とした聴性脳幹反応

Ⅰ波，Ⅱ波，Ⅲ波，Ⅳ波，Ⅴ波（可能ならばⅥ波，Ⅶ波）の頂点を決定する．また，頂点潜時および頂点間潜時（IPL）を計測する．片耳刺激と両耳刺激の聴性脳幹反応，およびバックグラウンド波形の差異を比較する．

**評価**

■ 他覚的聴力評価を目的とした聴性脳幹反応

①刺激強度の変化とⅠ波，Ⅱ波，Ⅲ波，Ⅳ波，Ⅴ波の各頂点潜時や波形形成を考察しなさい．

②Ⅴ波の出現閾値と自覚聴力閾値の関係を考察しなさい．

③normal hearing level（nHL）設定の意義を考察しなさい．

■ 脳幹機能評価を目的とした聴性脳幹反応

①Ⅰ波，Ⅱ波，Ⅲ波，Ⅳ波，Ⅴ波の各頂点潜時および頂点間潜時（IPL）を基準値と比較し考察しなさい．

②ダブルトレースした波形に再現性があるか否かを考察しなさい．

③片耳刺激と両耳刺激の聴性脳幹反応になぜ差異が生じるかを考察しなさい．

④バックグラウンド波形の意義を考察しなさい．

文献：
1) 鈴木篤郎ほか：聴性脳幹反応．メジカルビュー社，2000．
2) 橋本勲ほか：必携聴性脳幹反応ガイドブック．メジカルビュー社，2000．
3) 所司睦文：誘発電位記録上の注意点．第33回日本脳波・筋電図講習会テキスト，第33回日本脳波・筋電図学術学会，1996，251〜267．
4) 所司睦文：誘発電位．第37回日本臨床神経生理学会技術講習会（旧日本脳波・筋電図技術講習会）テキスト，進行印刷出版，2000，211〜221．

（所司睦文）

# 4 平衡機能検査

## 1 体平衡機能検査

### A. 静的体平衡機能検査（立ち直り反射検査）

**目的**

直立静止時の立ち直り，偏倚や転倒傾向を指標として平衡機能や障害側の推定を行う．

**原理**

身体の平衡は視覚系，前庭系，深部知覚系などにより維持されている．内耳，前庭神経障害，下肢深部知覚障害では，明るいところでは平衡は保たれるが，暗所では平衡が障害される．小脳障害では明所，暗所ともにふらつきが著しく，両者の差は少ない．開眼時と閉眼時の身体の平衡を比較する．両脚の支持面を左右から前後にしたり，片脚で立てるかなど，下肢の接床面の違いにより，下記の検査がある．

**測定法**

■ 両脚直立検査（図Ⅵ-16）

手技（2人1組で行う）

履物は脱ぎ，両脚を揃え，両足内側縁を接して直立する．両上肢を体側に軽く接し，頭を真直ぐに保って正面を見る．開眼正面注視で60秒間，同様に閉眼60秒間の観察を行う．身体動揺の有無，転倒傾向と方向，開閉眼での差を観察する．

判定基準

開眼・閉眼時の明らかな身体動揺と転倒するものを陽性とする．開眼に比べ閉眼の動揺が著しいものをRomberg現象陽性とする．深部知覚障害，（両側）末梢前庭障害などでみられる．

■ Mann検査

手技（2人1組で行う）

履物を脱ぎ，両脚を前後に一直線上に揃え，足尖とかかとを接して（ツギ足ち），体重を両脚に均等に荷重して直立する．両上肢は体側に軽くつけ，頭を真直ぐに保ち，正面を見させる．開眼・閉眼とも各30秒

図Ⅵ-16 静的体平衡機能検査

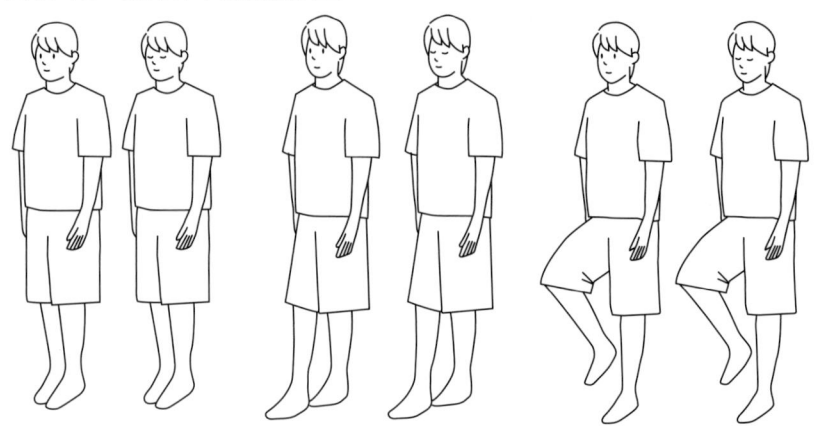

a：両脚直立検査　　b：Mann検査　　c：単脚直立検査

間観察する．前後に置く足を左右交互に変えて検査を行う．身体動揺の程度と方向，転倒の有無と方向，Mann姿勢維持可能な時間を観察する．

**判定基準**

左右の支持面が狭いので，左右への転倒傾向の観察に適するが，開閉眼時ともに30秒以内の転倒傾向を異常とする．

■ 単脚直立検査

**手技（2人1組で行う）**

履物を脱ぎ，片脚で姿勢を正し，反対側の大腿をほぼ水平に挙げて直立する．開眼・閉眼で右，左の片脚直立をそれぞれ30秒間観察する．検査中の挙上足の接床回数，接床時間を観察する．

**判定基準**

開眼30秒の片脚直立で挙上足の1回以上の接床がみられた場合，閉眼30秒以内に挙上足が3回以上の接床した場合に異常とする．

直立する支持面が狭いため，軽度の平衡障害も検出できるが，一方で正常者でも異常と判断される傾向もあるので注意する．

■ 重心動揺検査（図Ⅵ-17 〜 -19）

**原理**

重心動揺計は直立したときの足圧中心の動きを記録する装置で，測定台の圧センサが足圧中心の動きを感知し，電気信号をコンピュータに入力，解析し，定量的な検査ができる．

**用具**

・重心動揺計
・測定台
・視標

**手技**

静かで，明るさが均等な部屋，音や視刺激による身体偏倚（へんい）が生じない条件で検査する．

図Ⅵ-17 重心動揺検査
被検者が転倒しないように常に注意する

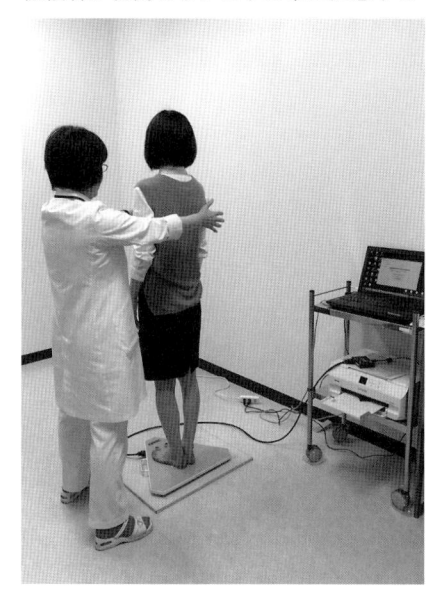

図Ⅵ-18 重心動揺パターン（時田の分類）の一例

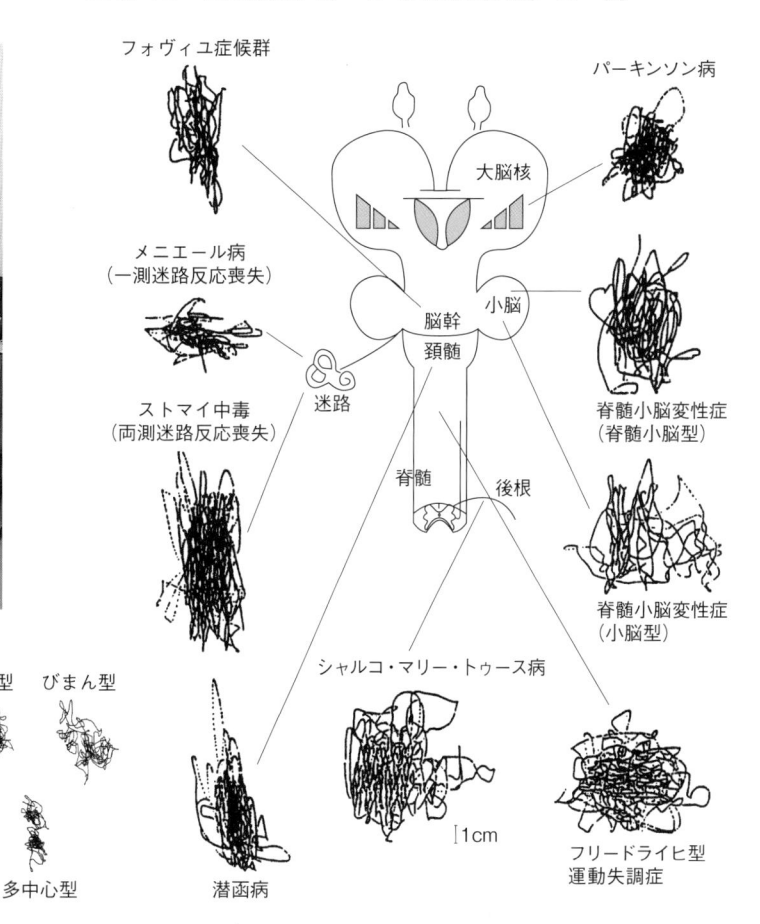

フォヴィユ症候群
パーキンソン病
大脳核
メニエール病
（一側迷路反応喪失）
小脳
脳幹
頚髄
脊髄小脳変性症
（脊髄小脳型）
ストマイ中毒
（両側迷路反応喪失）
迷路
脊髄
後根
脊髄小脳変性症
（小脳型）
シャルコ・マリー・トゥース病
前後型　求心型　びまん型
左右型　多中心型
潜函病
1cm
フリードライヒ型
運動失調症

図Ⅵ-19 重心動揺図
被検者が転倒しないように常に注意する

a 求心型（健常成人）
重心動揺X－Y記録（開眼）

b 左右型（例：内耳性眩暈症）
重心動揺X－Y記録（閉眼）

c びまん型（例：小脳梗塞）
重心動揺X－Y記録（閉眼）

d 前後型（例：小脳梗塞）
重心動揺X－Y記録（閉眼）

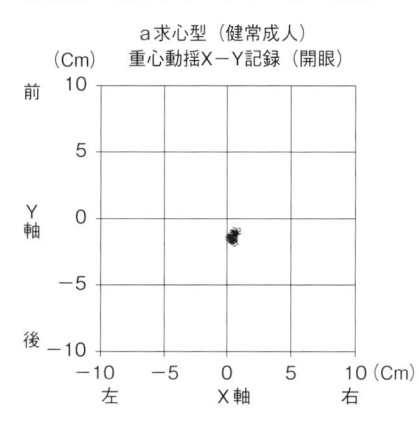

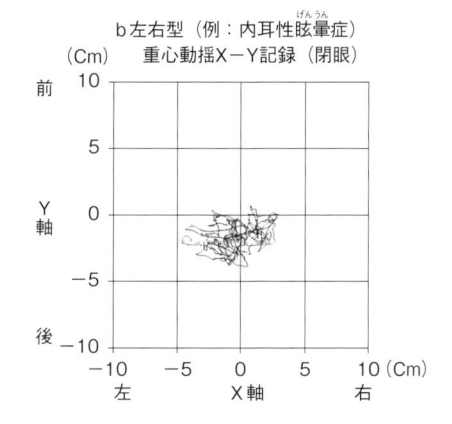

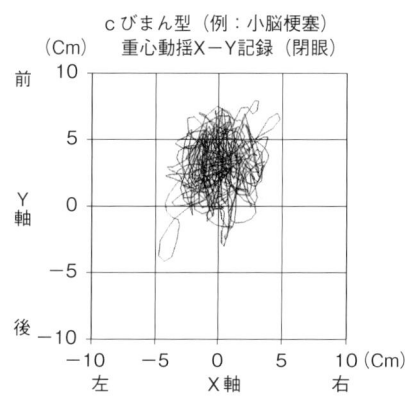

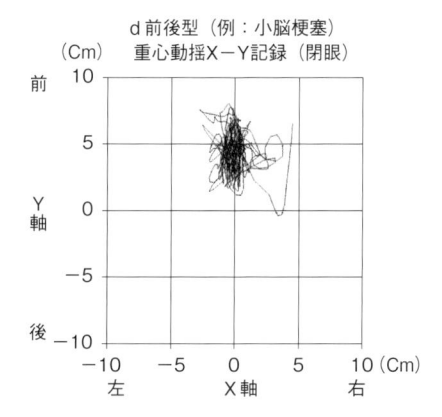

履物を脱ぎ，両上肢は体側に接し，両足内側縁を接して直立する．約2m前方の目の高さに位置する視標を注視する．直立起立時の重心動揺を開眼・閉眼で60秒間測定する．直立維持が不安定で閉足直立が困難な例では，開足またはかかとをつけて足尖を開いて直立させて検査し，開足間距離を記載する．

### 解析項目
- 重心動揺図
- 重心動揺軌跡長
- 重心動揺面積
- 単位面積軌跡長
- パワー・スペクトル
- ロンベルグ率

### 評価
年齢別健常成人の全国平均値を参照し，平衡機能の定量的な評価をする．他覚的に障害の性質，程度や治療効果，リハビリテーション効果の評価もできる．

重心動揺の特徴から障害部位を推定できる場合もあるが，重心動揺検査は平衡機能検査の中の一検査であり，他の平衡機能検査と併せて判断することが重要である．

## B. 動的体平衡機能検査（偏倚検査）

**目的**

上肢の運動と下肢の運動に区別される．迷路・脳幹・小脳・大脳は全身の骨格筋に筋緊張を与えている．これらの部位に障害が起こると，全身の骨格筋の緊張に左右差が生じる．姿勢の維持，運動時に眼・頭部・四肢・躯幹に一定方向への偏倚がみられ，この偏倚現象をとらえる検査である．

**原理**

末梢性（内耳から前庭核まで）および中枢前庭系の左右不均衡で上肢や下肢の筋緊張に左右差が生じ，それによる上肢や下肢の偏倚を検出する．

**測定法**

●上肢の偏倚をみる検査
■指示検査
**手技**
被検者を椅子に座らせる．示指を伸ばし，上肢を上方に垂直に上げた位置から伸展したままゆっくり前方に水平の高さまで下ろし，検者の指など前方に示した目標を指示させる．開眼で2〜3回練習後，閉眼で10回同じ動作を反復させる．両上肢の右か左への偏倚を測定する．

図Ⅵ-20　書字検査
a：閉眼，b：開眼

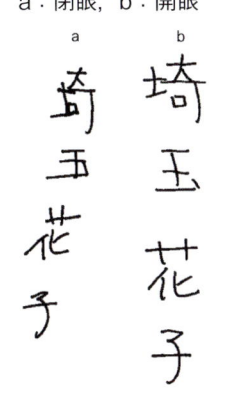

図Ⅵ-21　動的体平衡機能検査
a：足踏み検査，b：歩行検査

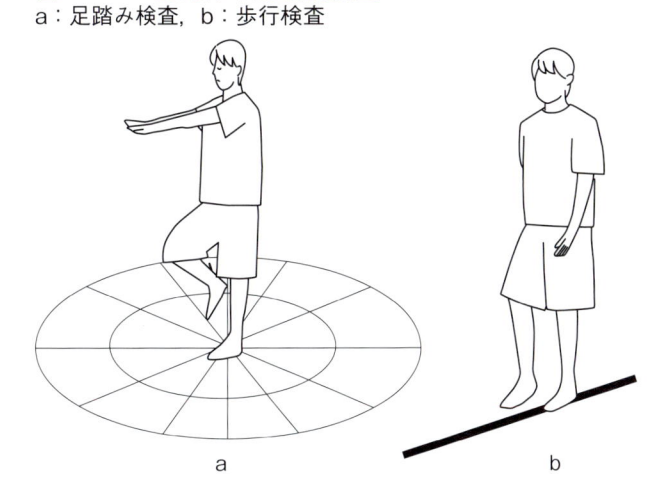

**判定基準**

上肢の指示点より10cm以上偏示したときを異常とする．

■ 書字検査（図Ⅵ-20）

**用具**

・マジックインキなどの芯の軟らかい筆記用具
・用紙

**手技**

被検者を椅子に座らせ，芯の軟らかいマジックペンなどを用いて机上の用紙に，姓名，ABCDEやアイウエオなどを縦書きに書かせる．ペンを持たない手は膝の上に置き，ペンを持つ手は机に触れず，ペン先のみを用紙に接するようにして書く．開・閉（遮）眼で行う．閉眼時は検者が書き出す位置まで被検者の手を誘導する．

**判定基準**

一連の文字の偏倚方向，偏倚角度を判定し，10°以上を異常とする．中枢障害では開閉眼で失調文字や振戦文字がみられることが多い．

●下肢の偏倚をみる検査（図Ⅵ-21）

■ 足踏み検査

**用具**

ビニールテープ

**手技**

床の上に半径50cmと1mの同心円を描き，円内に30°または45°の分度線を入れる．被検者は履物を脱いで同心円の中心に正面を向き，足を揃えて立ち，両上肢を前方に伸ばし，手掌を下にして前方に伸ばし，その場で大腿を水平まで上げて軽く足踏みの練習をする．次に閉眼で，同様に足踏みを50回または100回行う．

足踏み中の被検者の動揺，転倒，両上肢の上行や下行，偏倚を観察する．足踏み終了時の停止位置における身体の回転方向，回転角度，中心か

らの移行方向，移行角度と距離を測定し記録する．

**判定基準**

偏倚・回転角は91°以上，移行距離は1m以上を異常とする．動揺・失調性歩行・転倒などが明らかなものは病的と判断する．

■ 歩行検査

**用具**

ビニールテープ

**手技**

履物を脱いで6mの直線上を開眼で前進，後退させる．次に閉眼で同様に前進，後退を行う．歩行の姿勢，偏倚の方向と大きさ，転倒傾向を観察する．3回検査し，偏倚の大きい2回の平均で判定する．

**判定基準**

前進で1m以上，後退で1.4m以上の左右への偏倚を異常とする．
歩行中の動揺，失調性歩行，転倒傾向が明らかなものは病的とする．

身体障害者等級認定では，開眼および閉眼で10mの直線歩行を行う．

（遠藤まゆみ）

## 2 眼振検査

### 目的

病巣局在によって特徴的な所見がみられ，微細で鋭敏な眼球運動を観察する．自発眼振には狭義と広義の眼振がある．正面をボーッと見ているときにみられる眼振を狭義の自発眼振という．注視眼振，頭位眼振，頭位変換眼振，頭振り眼振を含めたもの（人工的刺激を加え誘発した眼振ではなく，自然状態でみられるもの）を広義の自発眼振と呼ぶ．

### 測定法

#### A. 注視時検査
明所で物が見える状態で検査する．

■ 注視眼振検査

左右上下各30度の方向を注視させ，眼振の有無，方向，程度などを調べる．方向の変化する眼振がみられたときは中枢障害を疑う．異常眼球運動などの異常な眼の動きが観察される場合もあるが，眼振と同様に重要である．

#### B. 非注視時検査
フレンツェル眼鏡や赤外線CCDカメラを用い，物が見えない状態（遮眼状態）で検査する．

■ 自発眼振検査

左右の前庭系のアンバランスにより現れる．障害の程度，時期や部位により異なるが，自発性に出現する．

■ 頭位眼振検査

アンバランスがわずかでも潜在しているときは，頭位をどちらか一方に傾けて耳石器に異なった緊張を負荷すると眼振が出現することがある．

■ 頭位変換眼振検査

頭と身体を一緒に速く動かして，半規管と耳石器に動的刺激を加えてはじめて眼振が認められる．

■ 頭振り眼振検査

素早い受動的な頭振りにより閾値下に潜在する眼振を誘発する．

（遠藤まゆみ）

## 3 電気眼振図検査
(electronystagmography；ENG)

**原理**

眼球には前方の角膜に（＋），後方の網膜に（－）の電位（約1mV）が存在し，これを角膜-網膜電位という．ENG記録はこの角膜-網膜電位を利用している．眼球の水平，垂直の動きにより電位差が生じ，この電位変化を眼窩縁に貼付した電極に誘導，増幅して記録する．

めまいの症状で出現した眼振や異常眼球運動および種々の負荷検査などの記録ができる．眼球運動の一つである純回旋性の動きは記録できないのが欠点である．

**器具**

- ENG計
- 電極箱
- 視刺激装置（メトロノームなど）
- 皿電極
- 電極糊
- 角質除去剤
- アルコール綿（クロルヘキシジンなどを使用する）
- テープ
- はさみ
- 2B以上の芯の軟らかい鉛筆
- ティッシュペーパー

**測定法**

■ 誘導方法

①水平運動は通常，両眼が同じ方向へ協調的に共同運動しているので，水平誘導は両眼誘導で記録する．

②左右の眼が共同して動かない外転神経，動眼神経など外眼筋の麻痺を認めるときや，角膜-網膜電位が生じない義眼，角膜や網膜を含む一側の眼球に著明な疾患を認める場合には，左右の眼の動きを別々に記録する水平の単眼誘導とする．

③垂直誘導は左右いずれかの眼の上下で誘導する．顔面神経麻痺などが一側にある場合は，筋電図が混入しやすいので反対側の眼で誘導する．

■ 電極の貼り方（図Ⅵ-22）

①皮膚と電極の接触抵抗を少なくするため，角質溶解剤やアルコール綿などを用い，前額部と眼の周囲の皮膚を拭く．

②皿電極に電極糊を平らに満たす．電極から糊がはみ出ると他から干渉を受けるので注意する．

電極は，リード線の暖色系は右や上，寒色系は左や下，アースは黒などと一定に決めておくと，結線の誤りがない．リード線は頭頂部で固定（ヘアーピンで止める）すると便利である．

③アースは前額部（**図Ⅵ-22**①）に付ける．
④水平誘導は，正中視をしている両眼窩の中心（瞳）から眼窩縁（目尻）より約1cm外側に右眼②，左眼③に電極を付ける．
⑤垂直誘導は，正中視をしている左眼窩（左右眼どちらでもよい）の中心線で，眼窩縁より約1cm上の④と，約1cm下の⑤に電極を付ける．
⑥水平単眼誘導は，外眼角と鼻根部②-⑧，⑧-③に電極を付ける．

眼窩縁近くに電極や接着テープを貼ると，刺激になり瞬目が多くなるので，電極の位置に注意する．

### ■ 校正

角膜-網膜電位には個人差がある（**図Ⅵ-23**）．共通の物差しをつくるために，視角10度を基準とした原波形（眼球偏位角）で10度校正を行う．

**10度校正（図Ⅵ-24-a）**
・水平誘導の10度校正は正面の注視点から左右5度ずつ合計10度の視角になる視標を交互に注視させ，記録紙上に原波形10〜15mmのペンの振れになるようにゲインを合わせる．
・速度波形の振幅は基線より18〜20mm（上下とも）になるようにゲインを合わせる．
・垂直誘導の10度校正も視角10度の視標を上下方向で交互に注視させて同様に行う．

視標と被検者の眼との距離が変わると視角は変化するので，頭の位置は固定する．

**速度波形の校正（図Ⅵ-24-b）**
速度波形（眼球偏位速度）の校正は眼振の緩徐相速度を簡単に計測するために必要で，三角波を用いて行う．
・校正電圧を三角波に切り替える．
・10度校正の原波形の高さ（10〜15mm）に一致させて，三角波の高さも10〜15mmにする．
・微分回路を通して速度波形の校正ができ，速度波形の高さが20°/secとなる．

**WHY…速度波形の高さが20°/secになるのか？**
10度校正の原波形の振幅に三角波の高さを合わせて，速度波形の校正

を行う（速度波形は眼球が動く時のスピードを表す）．

三角波の周期は2秒とする．三角波の原波形DからEまでの時間は1秒，振幅は10度（右に10度眼球が動く）とすると，この時の速度波形は+10°/secとなる．EF（左に10度眼球が動く）の速度波形は−10°/secとなり．速度波形全体の高さは20°/secとなる．

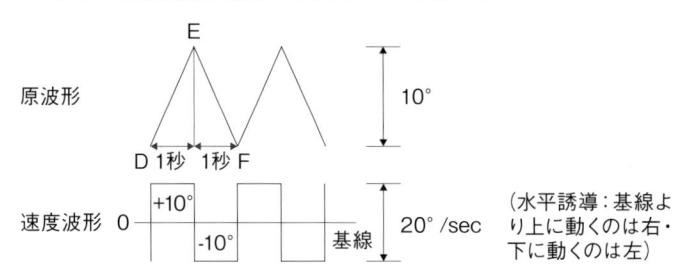

原波形　E / D 1秒 1秒 F　10°

速度波形　0　+10°　−10°　基線　20°/sec

（水平誘導：基線より上に動くのは右・下に動くのは左）

図Ⅵ-22　電極の位置

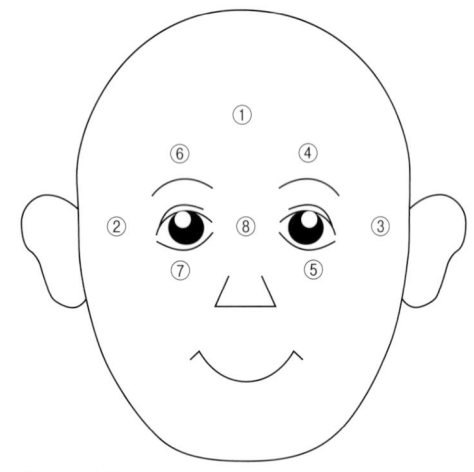

電極の位置
②−③　水平誘導（両眼）
④−⑤ ）垂直誘導
⑥−⑦ または
②−⑧ ）水平単眼誘導
⑧−③
①　アース

図Ⅵ-23　角膜-網膜電位の個人差
100μVでゲインを一定にし，10度の視標の動きを記録している．
a, b, c, dで波形の大きさが異なる

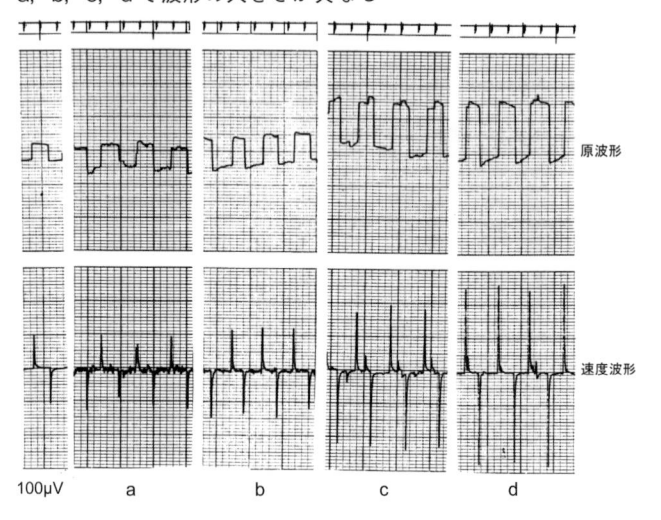

原波形

速度波形

100μV　a　b　c　d

図Ⅵ-24　10度校正

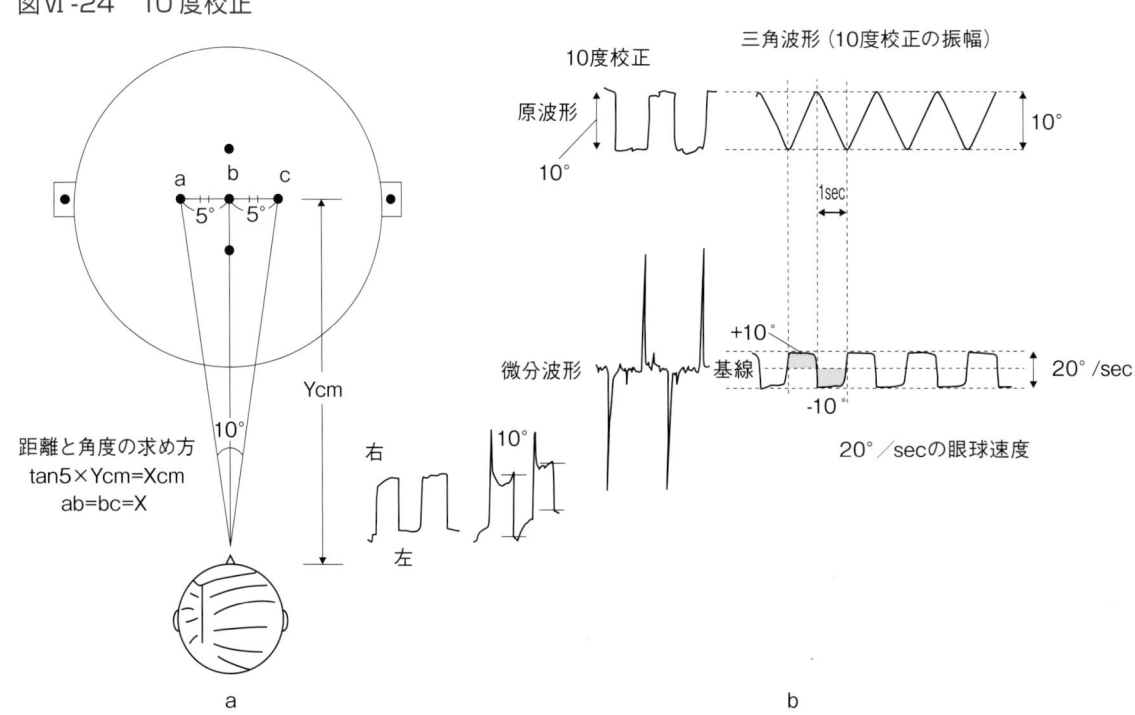

距離と角度の求め方
tan5×Ycm=Xcm
ab=bc=X

a

10度校正
原波形　10°

三角波形（10度校正の振幅）
10°
1sec

微分波形　右　10°　左

+10°　基線　−10°　20°/sec

20°/secの眼球速度

b

図Ⅵ-25　ENG計　　　　　図Ⅵ-26　電極箱と皿電極

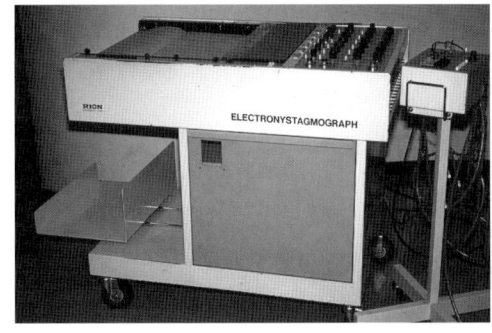

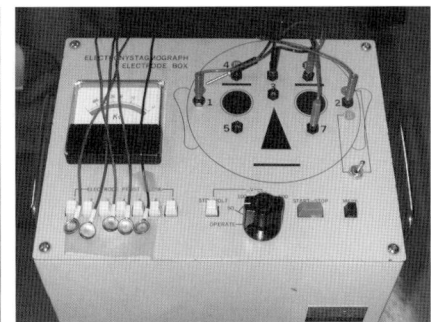

**記録方法**
- ENGの記録の順序は施設により異なる．刺激の弱い検査から刺激の強い検査へと進めるのが原則である．
- 一般にENG計は4チャンネル（以下，chと略す）式が多い（**図Ⅵ-25，-26**）．コンピュータの導入により今後，変化すると思われる．
- 1ch：水平誘導原波形，2ch：水平誘導速度波形，3ch：垂直誘導原波形，4ch：垂直誘導速度波形とする．時定数（原波形3秒，速度波形0.03秒），シールドルーム以外ではハイカットフィルタ（20Hz），ハム除去フィルタを入れ，1点アースで検査を行う．
- AC記録とDC記録があり，一般的に安定のよいAC記録が用いられている（**図Ⅵ-27**）．

紙送り速度は5mm/secか10mm/secが用いられている．検査の種類により遅く（1mm/sec）したり，速くしたりして記録する．

- 被検者を椅子に座らせ，電極を貼付し，顎と頭を固定する．
- 水平，垂直の10度校正を行う．
- 三角波を10度校正の高さに合わせ，速度波形の校正を行う．
- 校正電圧100μVを記録する．
- 自発眼振検査（視標は正面より左右上下各30度の位置にある）
  明所：開眼正面注視→開眼右30度→正面→開眼左30度→正面→開眼上30度→正面→開眼下30度→正面→閉眼正面→暗算負荷→閉眼右方視→正面→閉眼左方視→正面→閉眼上方視→正面→閉眼下方視→正面
  暗所：暗所開眼正面→暗算負荷→暗開右方視→正面→暗開左方視→正面→暗開上方視→正面→暗開下方視→正面

それぞれ30秒間くらい記録する．

- 三角波を入れる．
- 視標追跡検査（eye tracking test；ETT）
- 三角波を入れる．
- 視運動性眼振検査（optokinetic nystagmus test；OKN）
- 三角波を入れる．
- 視運動性後眼振検査（optokinetic after nystagmus test；OKAN）
- 三角波を入れる．

図Ⅵ-27　ACとDC記録
a：AC記録（左向き眼振が記録されているが，時定数のため基線に戻ってきている），b：DC記録（左向き眼振が記録されているが，時定数をもたないので眼球の位置を正確に記録している）　H：水平誘導

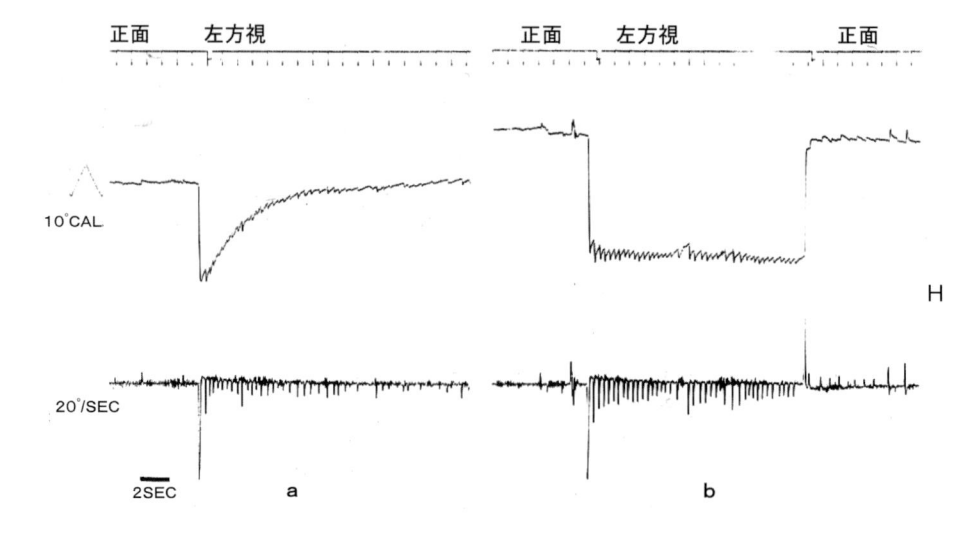

図Ⅵ-28　ENG記録（自発眼振検査）
左右側方視から正面に視点を素早く戻したときに眼振様の減衰性失調性の動き（rebound nystagmus）が記録されている

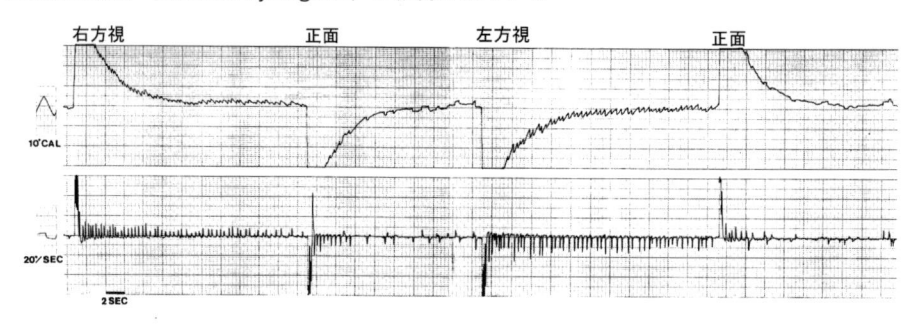

・頭振り後眼振検査（head-shaking test；HST）
・三角波を入れる．

以上，ENG検査の一例を示した．

**ワンランクアップをめざす記録方法**

■ 自発眼振検査（図Ⅵ-28）

①紙送り速度5mm/secで各眼位約30秒ずつ記録する．眼振や異常眼球運動を認めた場合には記録時間を長くする．
②眼位は素早く次の視標に動かすように説明する．
③開眼から中断せずに閉眼の記録を行う．閉眼すると眼球はベルの現象で上転し，垂直誘導の原波形が上にいくことで閉眼の確認ができる．眼を強くつぶると筋電図（図Ⅵ-43-b）が混入するため軽く閉じる．
④閉眼すると眼瞼痙攣が起きやすい（図Ⅵ-43-d）．そのときは，眼瞼を軽く押さえるとよい．痙攣で相殺されていた眼振が記録されることがある．しかし，眼瞼を強く押さえると眼振が消失することがある

図Ⅵ-29 記録するうえでほんの少しの注意
a:暗算負荷で眼振出現（矢印），b:眠気．声をかけると眼振が出現（矢印），c:ETT．視標を指差しすると正常な波形になった例（矢印），d:異常なETT，e:眼振観察で回旋性眼振（＋），ENGにはHとVに眼振（＋）で回旋性（純回旋性以外）または斜行性眼振が記録された例

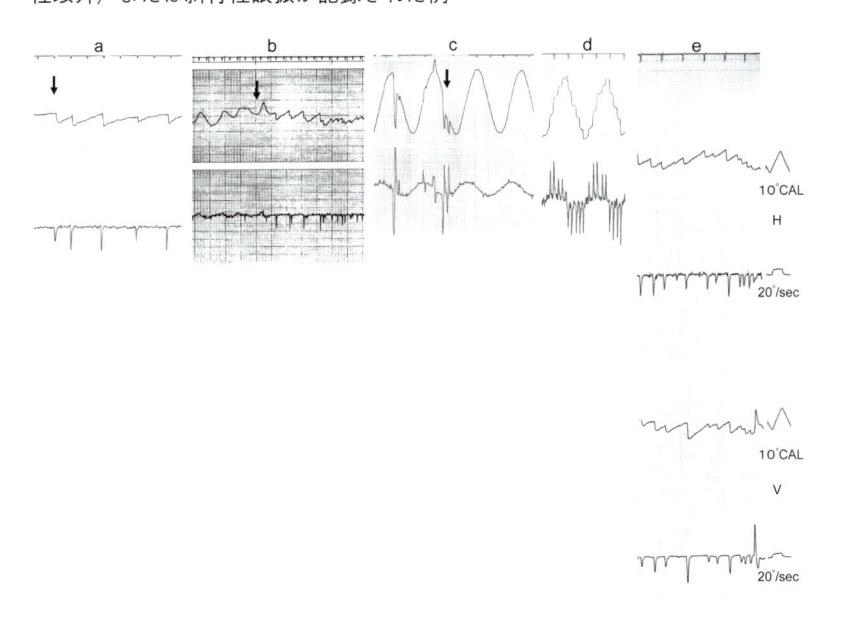

図Ⅵ-30 健常者の視標追跡検査（ETT）の記録
a:水平のETT，b:指標の動き

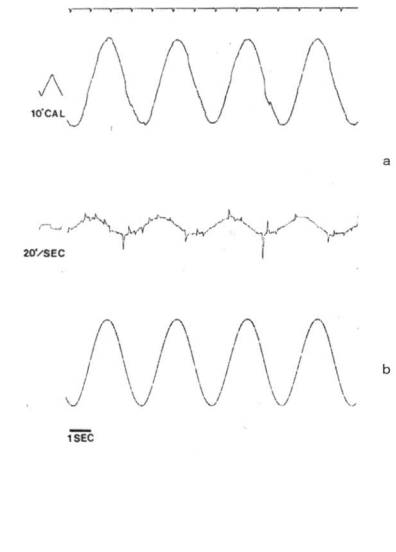

ので注意する．

⑤暗算負荷は簡単な加算でよいが，約20秒間は続ける．加算以外に100，99，98……のように逆に言わせたり，住所など簡単な質問をする場合もある．眠気を防ぐとともに精神的負荷を与えるので，潜在していた眼振が出やすくなる（図Ⅵ-29-a）．ときどき声をかけ意識レベルを高く保つようにする．また，眼をキョロキョロしたり，瞬目をしないように注意をする．

⑥閉眼と暗所開眼の左右上下方視は，30度の視標があるつもりで眼を動かす．

⑦暗所の検査は検査室の照明を消し完全暗所にする．モニターの明かり，ENG計や刺激装置などの電源ランプの明かりを暗幕などでおおうとよい．

■ ETT（eye tracking test）（図Ⅵ-30）

①視標追跡には三角波，正弦波，円運動などを用いる．

②紙送り速度10mm/sec，0.3Hzの正弦波．

③視標と眼の距離を一定にするため頭を固定する．視標から眼を離さないように滑らかに見させ，約10波形記録する．

④円運動を行うCETT（circular eye tracking test）は上眼瞼の動きに伴うアーチファクトを軽減し，水平・垂直成分を同時に記録することができる（図Ⅵ-31，32）．

■ OKP（optokinetic nystagmus pattern test），OKN（図Ⅵ-33，34）

①OKPは紙送り速度1mm/sec，刺激は4°/sec$^2$で0°〜160°〜0°と加速，

図Ⅵ-31　CETTの視標

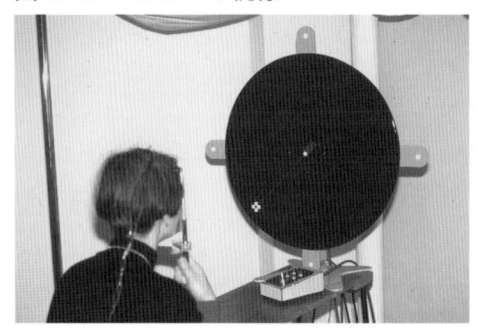

図Ⅵ-32　中枢性疾患のCETT記録
H：水平誘導, V：垂直誘導

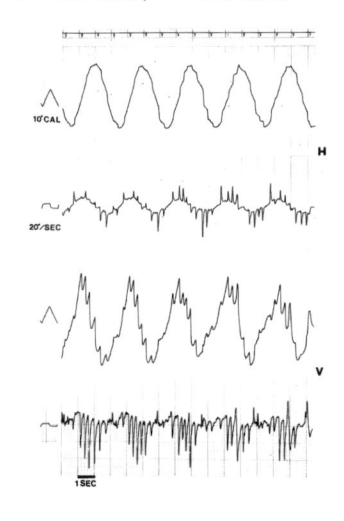

図Ⅵ-33　視運動性眼振検査（OKP）の原理

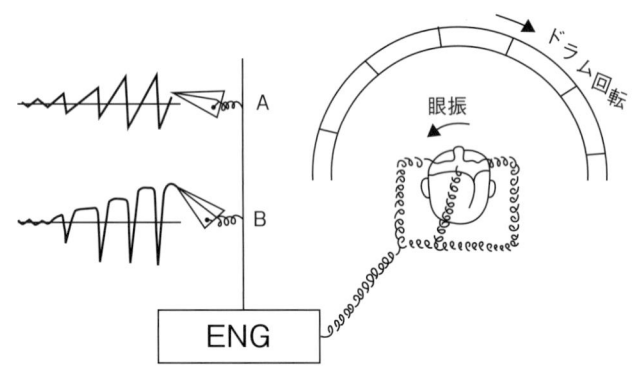

図Ⅵ-34　視運動性眼振検査の視標

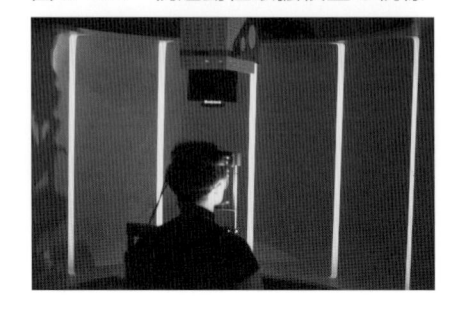

減速する（**図Ⅵ-35**）．

②4°/sec$^2$の角加速度で線条が回転するので，眼前にくる線条を1本ずつ次々と見るよう説明する．スピードに合わせて掛け声をかけ，絶えず励ますとよい場合もある．スピードが速くなると眼が回るが，ひるまないように注意をする．

③4ch式ENG計では，1chは水平誘導原波形，2chは水平誘導速度波形，3chは視刺激マーカーを入力する．4chは水平誘導の速度波形の緩徐相のみ（クリッパーを用いて急速相を除去する）を，拡大して記録する．

④最初の数発で振り切れないように速度波形のゲインを調整する．

⑤刺激前の眼振や異常眼球運動は反応に影響を与えるので，刺激前後の正面視の記録が必要である．刺激開始と終了にマーカーを必ず入れておく．

⑥OKNは紙送り速度5〜10mm/secで，OKPと同様の刺激を与える（**図Ⅵ-36**）．また，等速度刺激（たとえば，30°/sec）で検査する場合もある．

⑦OKPはパターン，OKNは個々の眼振の波形をみるという違いがある．

⑧必要に応じて垂直刺激のOKP，OKNを検査する．

**図Ⅵ-35 健常者のOKP**
a：原波形，b：速度波形，c：速度波形にクリッパーをかけ，緩徐相のみを記録している

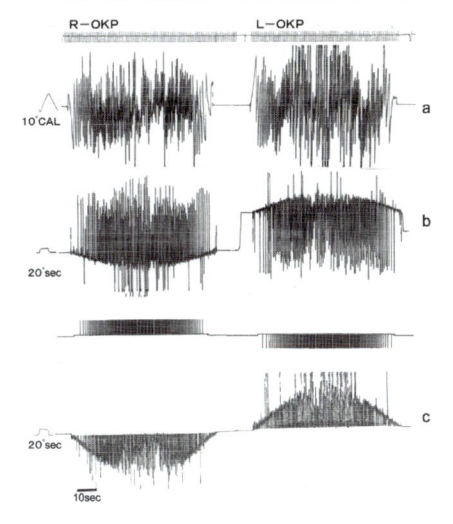

**図Ⅵ-36 OKN記録（水平誘導）**
a：原波形，b：速度波形，c：視標の動き

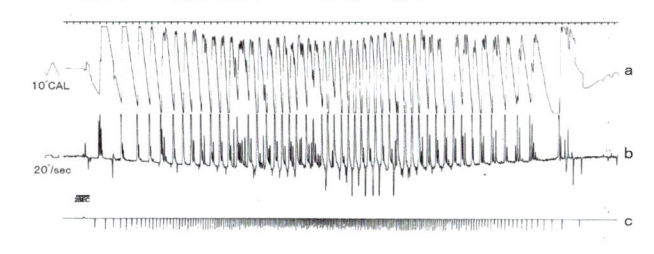

**図Ⅵ-37 視運動性後眼振検査（OKAN）の方法**

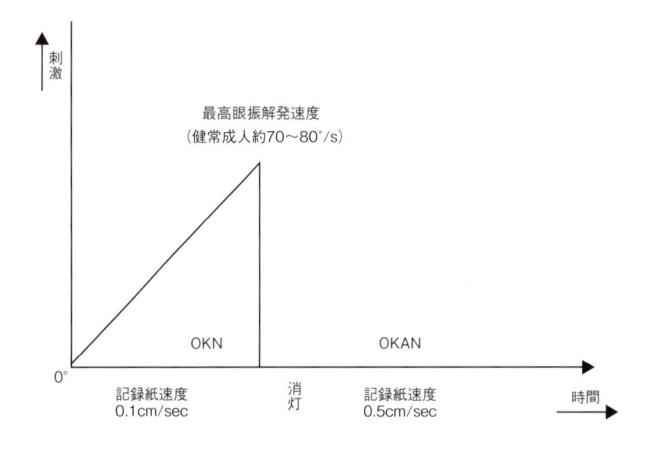

**図Ⅵ-38 OKANの記録（小脳虫部梗塞）**
Ⅰ相，Ⅱ相で後眼振がみられ，Ⅱ相は亢進している

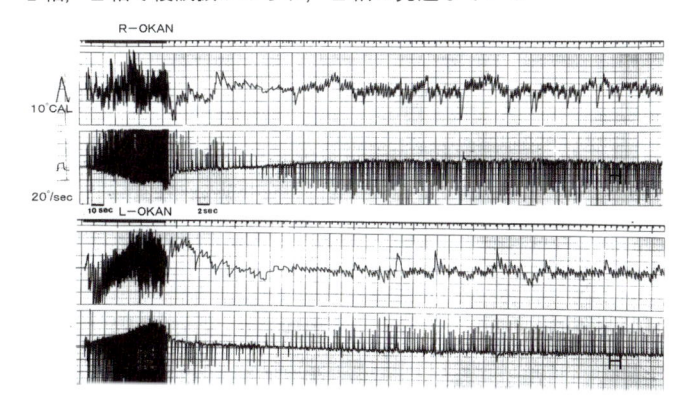

■ OKAN（optokinetic after nystagmus test）（図Ⅵ-37, 38）

①後眼振記録の判読のために，水平誘導の原波形，速度波形のゲインを上げる．

②紙送り速度は1mm/sec，1°/sec²の角加速度で通常60〜70度くらいまで刺激を与え，突然暗所にすると同時に紙送り速度を5〜10mm/secに変えて，暗所開眼下，正面眼位で後眼振を記録する．

③暗所にした瞬間は瞬目，閉眼や体動をしやすいので注意する．また，音や光に注意し，会話は慎む．

④後眼振の記録時間は2分ぐらいとする．後眼振の方向が変化した場合や眼振が持続するときには長く記録するとよい．

図Ⅵ-39　頭振り後眼振検査（HST）
Ⅰ相，Ⅱ相で後眼振が記録されている

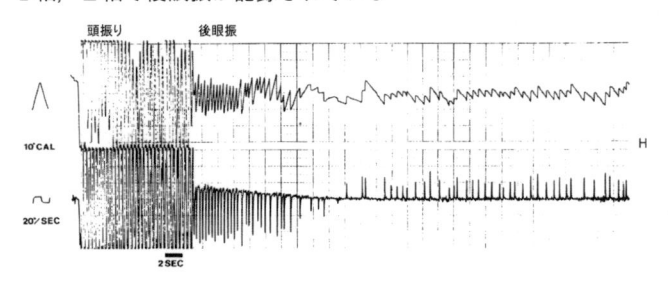

図Ⅵ-40　エアーカロリック装置

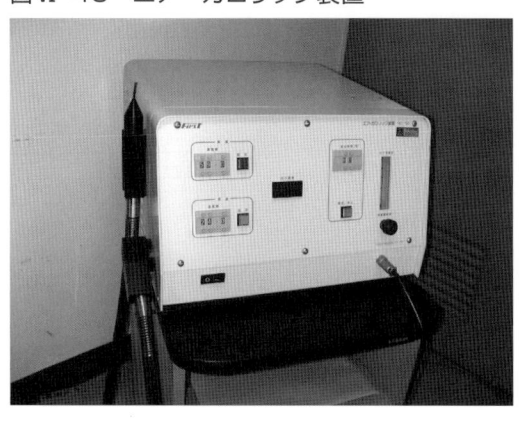

図Ⅵ-41　温度刺激検査のENG記録（水平誘導）
a：原波形，b：速度波形，c：速度波形にクリッパーをかけ，緩徐相のみを記録している．左耳に冷水を注水し，反応のピーク時に視性抑制検査（VS）を行っている

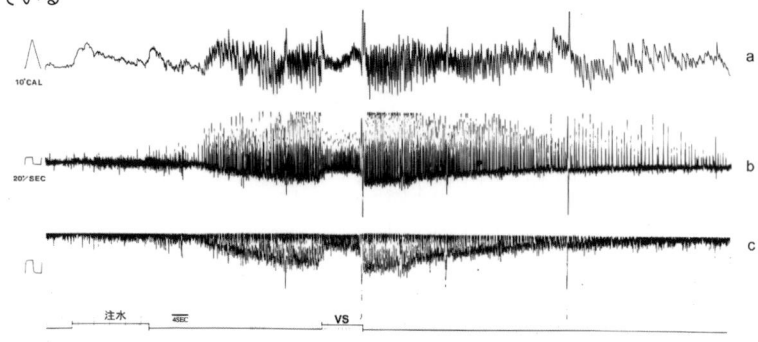

■ HST（head-shaking test）（図Ⅵ-39）
①紙送り速度5〜10mm/sec，暗所開眼下・前屈30度頭位で左右に振幅約90度，1秒間2往復で30回頭を振る．
②被検者は肩や首の力を抜き，自身で頭を振らないように注意する．
③後眼振記録の時間と注意点はOKANと同じである．

その他，必要に応じて温度刺激検査，回転検査，視性抑制検査（visual suppression test；VS）を行う（図Ⅵ-40, 41）．
頭位眼振検査・頭位変換眼振検査時の頭位の変化や頭振り眼振検査時の頭振り，温度刺激検査時の注水などは，臨床検査技師が行えない手技である．

### 眼振とアーチファクトの違い（生理的アーチファクトと異常眼球運動）

①よいENGを記録するには，眼振とアーチファクトの違いを理解することが大切である．眼振は障害の部位によりいくつかのタイプに分けられる．先天性眼振や特殊な疾患では特徴的な眼振が出現する（図Ⅵ-42）．
②生理的アーチファクトには心電図・筋電図・ドリフト・眼瞼痙攣・瞬目などがある（図Ⅵ-43）．異常眼球運動はパターンで障害の部位がわかり，重要である．アーチファクトと異常眼球運動は非常に似ているので注意する（図Ⅵ-44）．

図Ⅵ-42 眼振の分類（坂田の分類）
a：末梢前庭性眼振，b：脳幹性眼振，c：小脳性眼振，d：先天性眼振，e：後天性振子様眼振

1（模式図）　2（ENG記録）

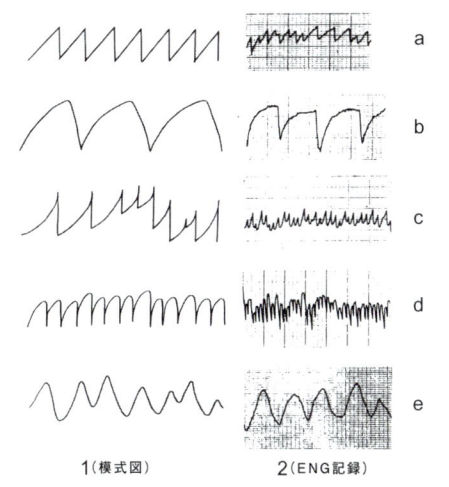

図Ⅵ-43 生理的アーチファクト
a：心電図，b：筋電図 顔面や奥歯に力を入れないよう注意する，c：ドリフト．発汗による動揺，d：眼瞼痙攣．眼瞼を指で軽く押さえると（矢印）消失する，e：瞬目．左右の電極位置が水平よりずれていると，水平誘導に瞬目が混入するので，電極の位置を直す

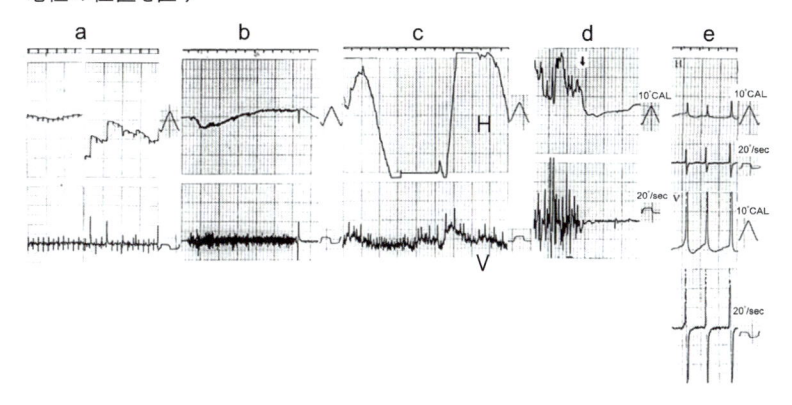

図Ⅵ-44 異常眼球運動
a：opsoclonus, b：lightning eye movement, c：kippdeviation, d：acquired pendular oscillation, e：flutter-like oscillation

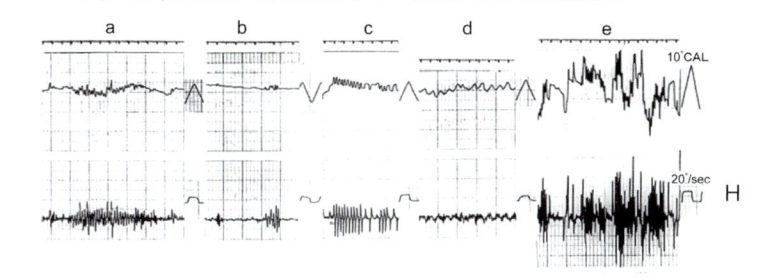

③異常な波形が記録された場合は，必ず患者の眼を観察する．異常な眼の動きは瞬時に消失する場合が多く，記録紙上に鉛筆で眼の動きなどを記入すると，診断するうえで重要な情報となる．眼の動きに異常がないときは操作法や機械の異常を点検する．

④検査中に気分が悪くなると，発汗などでドリフトする．検査を中断し様子をみる．診断に必要な検査であることを説明し，必要最小限の検査を実施する．

## 患者への接し方と注意点

①正しい検査を行うためには患者の年齢，理解度や重症度に応じ，臨機応変に検査内容の説明をし，理解と協力を得ることが大切である．たとえば，難聴者の場合は筆談や事前に検査説明の用紙を用意するなど心がける．

②病気の状態は，患者の様子とカルテを見て把握する．

③頭部外傷，脳圧亢進や腫瘍などの患者の場合は，医師に注意事項を聞く．

④患者が検査を拒否する場合は，検査がめまいの原因や病気の診断に必要なことを説明する．また，医師に相談する．

⑤検査中に突然，患者の容態が急変する場合もあるので注意する．嘔気，嘔吐，めまい発作や意識がなくなっていたり，痙攣発作を起こしている場合もある．

常に患者の様子に気を配ることが大切である．
⑥検査後，気分不快を訴えたり，電極貼付部に痛みや発赤を認めたときは看護師や医師に連絡する．

文献：(Ⅵ-①〜⑤)
1) 今岡薫ほか：重心動揺検査における健常者データの集計．*Equilibrium Res*, Suppl.12：1〜84, 1997.
2) 遠藤まゆみほか：異常眼球運動とアーチファクトの見分け方とアーチファクトの除去法．検査と技術, 31：1410〜1414, 2003.
3) 大都京子ほか：眼振の記録，ENGの検査．臨床検査, 39：161〜170, 1995.
4) 大都京子ほか：めまい・平衡障害・ENG検査図Ⅵ-譜—もっとやりがいのある検査を志す人々のために—．デジタルプレス, 2001, 83〜102.
5) 小松崎篤ほか：眼振図Ⅵ-ENGとり方・よみ方．篠原出版, 1983.
6) 坂田英治：臨床神経耳科学入門．医歯薬出版, 1980.
7) 時田喬：重心動揺検査—その実際と解釈—．アニマ社, 2000, 9〜46.
8) 日本平衡神経学会編：平衡機能検査の実際．南山堂, 1992.
9) 日本平衡神経学会編：イラストめまいの検査．診断と治療社, 1995.
10) 平衡機能検査法基準化のための資料　2006年平衡機能検査法基準化委員会答申書．*Equilibrium Res*, 65：468〜503, 2006.

（遠藤まゆみ）

---

### ＜HOT NEWS＞

視刺激検査（視運動性眼振検査，視標追跡検査など）を定量的に行うには，高額な刺激装置と広い設置スペースを必要とする（**図Ⅵ-34**）．ベッドサイドなどで定性的に行うにはメジャーテープやバラニー型の手廻ドラムなどを使用している（**図1**）．

近年プログラミング技術の発達により視刺激検査を行えるアプリケーション（アプリと略す）が開発され（例：アプリケーション"FushikiETT"），iPhone，Androidやタブレットにダウンロードし，定性的な検査を診察室やベッドサイドで実施することが可能になった（**図2**）．また，ENG計で記録すると定量的検査も行える．アプリを利用して実習をしてみよう．

文献：
1) 遠藤まゆみほか：視刺激に前庭刺激を組み合わせた中枢平衡障害検査の汎用化の試み．*Equilibrium Res*, 78: 538, 2019.
2) 土橋佑美ほか：平衡機能検査の普及を目的とした視刺激アプリケーションの実効性について．*Equilibrium Res*, 78: 539, 2019.

**図1　バラニー型手廻ドラム**
診察室でバラニー型手廻ドラムを用いて，視運動性眼振検査を行っている．

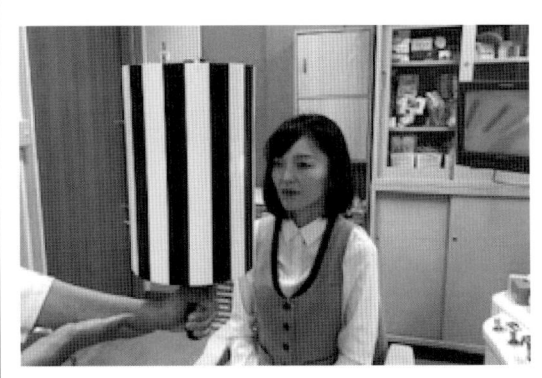

**図2　視刺激検査を行えるアプリ**
タブレットのアプリを使用して，視運動性眼振検査を行っている（アプリは黒田先生と伏木先生による共同制作）．

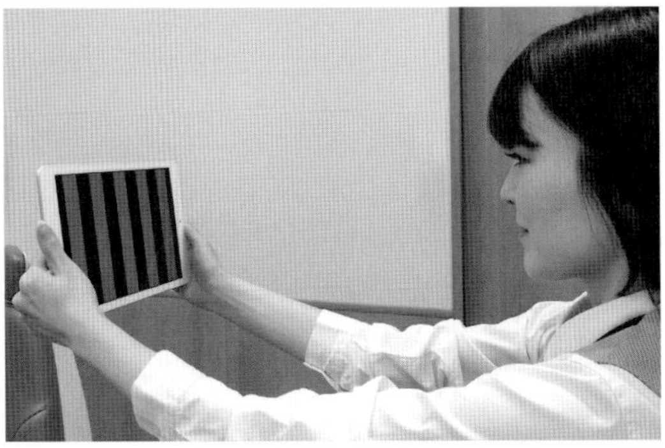

# 5 その他

## 1 味覚検査

### 目的

甘い・酸っぱい・塩辛い・苦いの4つの質の区別に対して検査することにより，味覚障害の有無およびその程度，神経障害についてみる．

### 実習前の基礎知識

①生体における舌の構造と働きについて
②舌の味覚部位について
③味覚の仕組みについて
④味覚障害の発生機序と原因について

### 実習目標（＝行動目標）

味の種類，濃度が異なる各液を味わうという分析結果から得られた情報をまとめて考察することにより，実際に臨床で行われている味覚検査法についての知識を得る．さらに，舌の構造や働き，味覚の仕組みについて理解する．

### 検討課題（液体の種類，濃度の違いによる結果の検討）　2人1組

甘　　い：ショ糖液（1％濃度〜0.3濃度）の場合
酸っぱい：酢酸液（0.5％濃度〜0.01％濃度）の場合
塩　辛　い：食塩水（0.5％濃度〜0.05％濃度）の場合
苦　　い：塩酸キニーネ液（$5\times10^{-2}$％濃度〜$5\times10^{-9}$％濃度）の場合

**原理**
①化学物質が感覚上皮に作用して生ずる感覚である．
②味蕾の構造，味覚を感じる仕組みついて．
　水や唾液によって水溶液となった味物質→味細胞を刺激→起こった興奮*が各神経によって伝達→味情報は延髄の孤束核，内側毛帯，視床の感覚性特殊中継核→大脳皮質の中心後回にある味覚中枢→味覚

*味覚舌前部2/3は顔面神経舌後部，1/3は舌咽神経によって支配され，舌以外の味覚情報は迷走神経を経て脳幹に伝わる．

味覚は甘い，酸っぱい，塩辛い，苦いの4種類が区別され，各々別個の味細胞で感受するものと考えられている．

甘い味と塩辛い味に対しては舌の尖端部，酸っぱい味に対しては周辺部，苦い味は背面後部が特に鋭敏であるといわれている．

**器具**
- 口洗いコップ（数個）
- 1ml用ディスポーザブルスポイト（25本）
- 37℃用高温恒温槽（1台）
- 脱脂綿3cm四方（50枚）
- ガーゼ（1枚）
- 試験液用50ml用ビン（25本）
- 試験用原液入ビン（5本）
- 蒸留水（3l）
- メスシリンダー 10ml，50ml，100ml（各1個）
- 温度計
- ごみ箱

**試薬調製**

（教員が作製）

ショ糖（サッカロース）液：5%から，1，0.9，0.8，0.7，0.6，0.5，0.4，0.3
酢酸液：1%から，0.5，0.4，0.2，0.1，0.05，0.01
食塩水：1%から，0.5，0.4，0.3，0.2，0.1，0.05
塩酸キニーネ水：0.5%から，$5×10^{-2}$，$5×10^{-3}$，$5×10^{-4}$，$5×10^{-5}$，$5×10^{-6}$，$5×10^{-7}$，$5×10^{-8}$，$5×10^{-9}$ 各液を50mlずつ作製し，ビンに用意する．

**測定法**

① あらかじめ試験液系列を種類別・濃度順に並べて，37℃恒温水槽中に浸して温めておく（試験開始60分前くらい）．

② 被検者は，コップの水で軽く口内をすすぎ，舌の表面を軽くガーゼで拭き，目を閉じて体の安定のために机に肘を着いて口を水平位に大きく開ける．

③ 検者はショ糖液の最も低濃度の液からスポイトで0.5ml吸い上げ，1滴ずつ舌の根部（奥），中央部，辺縁（左右），舌先に垂らし，被検者にすぐに吐き出してもらう．

④ 被検者が味を認識したら，その部位と濃度を記録する．

⑤ 味を認識しなかった場合は，②〜④の手順を繰り返し，低濃度から高濃度へ検査する．

⑥ 検査は甘味→酸味→塩辛味→苦味の順に，②〜⑤を同様に検査する．

**結果** 結果を記録表に記入する．

**評価** ■以下の①，②について考察する．
①各味における舌の部位別感受性変化について
②味質と閾値の関係について
③注意事項
　・スポイトは舌に触れない．
　・スポイトは味ごとに変える．
　・試験液は37℃の温度を守るため，スポイトで採取したらただちに舌上に滴下する．
④他の検査法を調べておく．
　・電気味覚検査法
　・濾紙ディスク法

文献：
1) 佐藤健次ほか：臨床検査学講座／生理学（第2版）．医歯薬出版，2011．
2) 坂井建雄ほか：系統看護学講座／専門基礎1　解剖生理学．医学書院，2009．
3) 佐藤昭夫ほか：人体の構造と機能（第2版）．医歯薬出版，2003．

（横尾智子）

# 2 嗅覚検査

## 目的

認知平均嗅力損失値（後述）を求めることにより，嗅覚障害の有無およびその程度を判定する．

## 実習前の基礎知識

①生体における嗅覚をつかさどる器官を説明できる．
②嗅覚の仕組みを説明できる．
③嗅覚障害を生じる疾患を説明できる．

## 実習目標（行動目標）

においの種類，濃度が異なる嗅覚測定用基準臭を用いた嗅覚検査法を実施した結果から得られた情報をまとめて考察することにより，実際に臨床で行われている嗅覚検査法についての知識を得る．さらに，嗅覚器の構造や働き，嗅覚の仕組みについて理解する．

## 検討課題（においの種類，濃度の違いによる検討） 2人1組

基準臭A（$\beta$-phenyl ethyl alcohol）：バラの花のにおい，軽くて甘いにおいの場合
基準臭B（methyl cyclopentenolone）：焦げたにおい，カラメルのにおいの場合
基準臭C（iso-valeric acid）：腐敗臭，古靴下のにおい，汗くさいにおい，納豆のにおいの場合
基準臭D（$\gamma$-undecalactone）：桃の缶詰，甘くて重いにおいの場合
基準臭E（skatol）：糞臭，野菜くず，口臭，いやなにおいの場合

**原理**
①化学物質が感覚上皮に作用して生ずる感覚である．
②嗅覚器の構造・嗅覚を感じる仕組みついて*
　吸気の一部→上気道→嗅上皮→嗅細胞→嗅神経→大脳の嗅球→側頭葉，視床→前頭葉→味覚

*嗅覚の感受性は鼻腔構造上の違いにより個人差がある．
嗅覚は順応がよく，1つのにおいはすぐに感じなくなるが，違うにおいは新たに感じることができる．

**器具**
・T&Tオルファクトメーター〔嗅覚測定用基準臭〕（1セット）
・7mm×15cm濾紙200枚〔または専用におい紙（1袋）〕
・オルファクトグラム（1冊）
・ごみ袋

・ごみ箱

できれば検査はドラフトチャンバー側での実施が望ましい．

**注意事項**
- 臭気のない室内（室温20～25℃）が望ましい．
- 濾紙（におい紙）は基準臭の種類・濃度が変わるごとに変える．
- 検者・被検者ともに無臭石鹸で洗った手によって検査するのが望ましい．

**その他の検査法**
- 静脈性嗅覚検査
- 脳波嗅覚検査
- 嗅電図
- smell identification test（SIT）など

**試薬調整**
特になし．
各種・各濃度の嗅覚測定用基準臭を専用金属製蓋付きバット内にセットする（できればドラフトチャンバー内にセットする）．

**測定法**
①嗅覚測定用基準臭7mm×15cm濾紙の先端1cm（専用におい紙には印あり）を浸し，被検者に渡す．
②被検者は鼻先約1cmに近づけてかぐ．
③においをかぐ順番は，基準臭のA，B，C，D，Eで，おのおの低濃度（−2）～高濃度へ順に行う．最高濃度は（+5）で，基準臭Bのみ（+4）．
④はじめてにおいを感じたところを被検者に言ってもらい，その基準臭番号をオルファクトグラムに記載する（検知閾値）．
⑤さらに強いにおいを順にかがせ，何のにおいか判定できたところの基準臭番号を同様にオルファクトグラムに記載する（認知閾値）．この際，検知閾値と異なるマークで記載するとよい．
⑥判定は，5種類の基準臭における認知閾値を平均した認知平均嗅力損失値をもって行う．

＜認知平均嗅力損失値と嗅覚障害の程度＞
−1.0～1.0　正常（においを正常に感じる）
　1.1～2.5　軽度減退（においが弱いと感じる）
　2.6～4.0　中等度減退（強いにおいは感じる）
　4.1～5.5　高度減退（ほとんどにおいを感じない）
　5.6以上　　脱失（まったくにおいを感じない）

**結果**
結果を記録表に記入する．

**評価** ①それぞれのにおいにおける閾値の違いについて
②環境や条件の変化による嗅覚への影響について

文献：
1) 佐藤健次ほか：臨床検査学講座／生理学（第2版）．医歯薬出版，2011．
2) 坂井建雄ほか：系統看護学講座／専門基礎1 解剖生理学．医学書院，2009．
3) 佐藤昭夫ほか：人体の構造と機能（第2版）．医歯薬出版，2003．

（横尾智子）

# VII

# 超音波検査

# VII 超音波検査

## 1 超音波検査

### 1 超音波検査の概要

#### 目的

超音波検査とはどのようなものかを，目で見て実感する．この実習は必須ではないが，可能なら超音波検査の講義開始直前に実施することが望ましい．

#### 実習の事前準備

学生の準備は特に必要ない．

#### 実習目標

① 超音波検査（心臓，腹部，甲状腺など）を，目で見て理解する．
② 超音波装置，各種プローブ，その使い方，および画像のあらましを理解する．
③ 各学生がプローブを持ち，超音波検査を体験する．そのリアルタイム性と自由度の大きさを体感する．

> 右記の実習プランは，学校が超音波診断装置を保有していることを前提としている．超音波装置はたいへん高価だが，病院で役目を終えた旧式装置なら，廉価ないし無償で入手できるかもしれない．講義前に実際の検査をみせ，体験させることは，その後の講義・実習の理解度を大きく向上させると考える．

**環境・器具**
- 全学生（40名）が集合できる実習室と人数分の椅子
- 超音波装置1台とプローブ3種（2〜5MHz程度のコンベックス型とセクター型および5〜10MHzリニア型）
- ベッド1台
- 正常被検者（あらかじめ，正常かつ良好な画像が得られることを確認）
- ゼリー（心臓用と腹部・体表用）
- 可能なら，液晶プロジェクター（2台），スクリーン（白壁で代用可），接続コード（超音波装置に接続可能なもの），ビデオカメラ

**実習内容**
① 超音波画像を装置からラインで取り出し，また，できれば，プローブを当てているようすもビデオカメラを経て，液晶プロジェクターでスクリーン（または実習室壁面）に映写する（図VII-1）．
② 超音波装置とベッドを囲み，学生を着座させる．指導教員が人体各所の超音波検査を実演した後，各学生にプローブを委ねることを予

## 図Ⅶ-1　超音波検査の様子を見る
超音波検査のあらましを見る．プローブ操作の様子をビデオカメラを経て，また画像を装置からラインで取り出し，2台の液晶プロジェクターでスクリーンや実習室壁面に拡大表示する

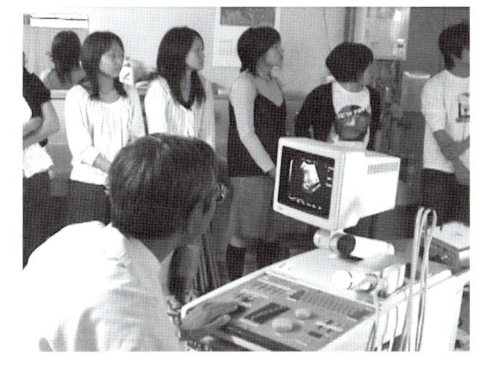

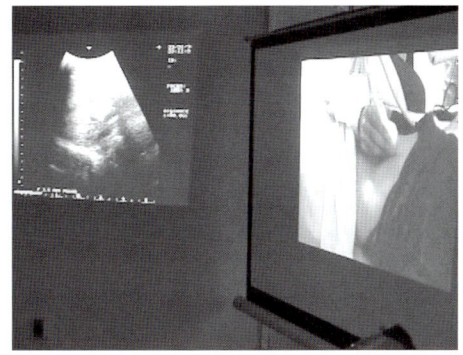

告，何を見るかを予め考えておくよう指示する．

③指導教員が，コンベックス型プローブを用い，上腹部の代表的な臓器（肝臓，胆嚢，脾臓，膵臓，腎臓など）のBモードと脈管の血流像（カラードプラ法とパルスドプラ法）を描出し，簡潔に説明する．

④指導教員が，セクタ型プローブを用い，心臓・大血管の代表的なBモード像（胸骨左縁長・短軸像，心尖部長軸断面など）のBモード像と心尖部からの血流像（カラードプラ法とパルスドプラ法）を描出し，簡潔に説明する．

⑤指導教員が，リニア型高周波プローブを用い，頸部の代表的な構造（甲状腺，頸動脈など）のBモード像を描出し，解剖を概説する．頸動脈では，カラードプラ法やパルスドプラ法も実演する．

⑥プローブの価格と脆弱性を知らせ，その扱いに注意を喚起する．

⑦各学生に希望する臓器のBモード像を描出させ，1～2枚の画像をプリントさせる（1人1～2分程度）．指導教員は，実演学生だけでなく，それ以外の学生の参考となる事項を即興的に解説する．

本学では，1年目の早期臨床体験実習でも，保健学科学生全員に心臓超音波検査を体験させることがある（図Ⅶ-2）．

### 図Ⅶ-2
**超音波検査を体験する**
早期臨床体験実習の1コマを使い，各学生がプローブを持ち，正常被検者の心臓超音波検査を体験する．1人1分程度ながら，超音波検査のリアルタイム性，自由度の大きさ，手技のむずかしさなどを体感することを目的とする

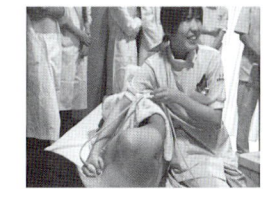

**考察・評価**　見学・体感が目的なので，特に考察は求めず，評価も行なわない

文献
1) 東條尚子，川良徳弘編：最新臨床検査学講座／生理機能検査学．医歯薬出版，東京，2017．
2) 谷口信行編：臨床検査技術学：生理検査学・画像検査学，医学書院，東京，2012．

（加賀早苗・三神大世）

## 2 超音波検査の原理・装置

### 目的
超音波検査の原理・装置および操作法の基本を理解する．

### 実習前の基礎知識
①超音波検査「基礎」講義の復習．

### 実習目標
①プローブの形状と発信周波数の違いによる，走査方式，分解能，対象臓器や用途の差異を説明できる．
②超音波装置モニター画面上の主要な表示（プリセット，患者入力，画像表示領域の形状，スケール，グレースケール，ボディーマークなど）を説明できる．
③装置の基本的な機能（つまみ）であるゲイン，STC，デプスなどと超音波画像との関係を説明できる．

### 環境・器具
- 学生のグループ分け（4〜10名程度）と人数分の椅子（ベッドで代用可）
- 超音波装置1台とプローブ3種（2〜5MHz程度のコンベックス型とセクター型および5〜10MHzリニア型）
- ゼリー（心臓用のやや硬いものがよい）

①多くて10人程度，できれば4〜5人のスモールグループで実施することが望ましい．
②本学では，これに相当する実習を，4年目の臨地実習の一部として，本学教員が病院検査室で実施している．

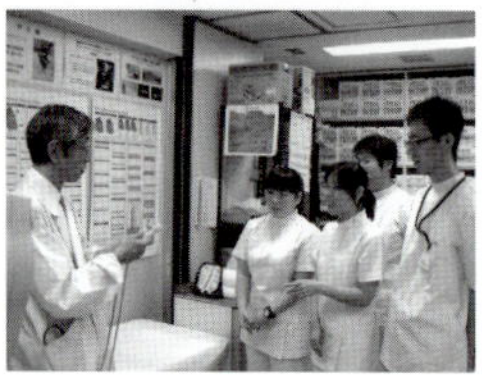

### 実習内容
①モニター画像と操作パネルが見られるよう，原則，立って超音波装置を囲む．その必要がないときは用意した椅子かベッドに腰掛ける．
②プローブの価格と脆弱性，各種プローブの形状と周波数，名称，用途およびその理由（原理）などについて討論する（図Ⅶ-3）．
③超音波装置モニターにプリセット画面，患者入力画面，プローブやプリセットごとの画面などを表示し，画像表示領域の形状，スケール，グレースケール，ボディーマークおよび表示された主要な画像条件（周波数，パワー，デプスなど）の意味について討論する．
④逆さにしたプローブに心臓用ゼリーを厚く乗せ，多重反射によるノイズ画像をモニターに表示する（図Ⅶ-4）．ゲイン，STC，デプスなどのつまみを変化させ，画像と装置の機構との関係，その背景となる原理や検査上の意義などについて討論する（図Ⅶ-5）．
⑤指導教員の手や前腕にプローブを当て（図Ⅶ-6），学生は装置パネルを操作する．ゲイン，STC，デプスなどを適切に調整する．また，コントラスト（ダイナミックレンジ）を変化させ，グレースケールの適切な調整とその意義を考える（図Ⅶ-7）．
⑥ゼリー画像や前腕・手の画像上，各種のアーチファクト（音響陰影，

図Ⅶ-3
超音波検査の原理・装置実習の開始
プローブの実物を見ながら，その価格，脆弱性，走査方式と周波数やその意義，用途などについて質疑応答する．超音波検査の原理についての知識を整理しながら，原理と実際の検査との関係を学ぶ

154

### 図Ⅶ-4 プローブにゼリーを乗せただけのノイズ画像

ゲイン，STC，デプスなど，超音波装置の基本的な機構の理解には，逆さにしたリニアプローブに心臓用ゼリーを厚く乗せ（左図），多重反射によるノイズを表示させた擬似超音波画像（右図）が便利である．プローブ表面（a）からゼリー表面（b）までの距離の2倍の位置に生じた多重反射（c）より奥は，比較的均一なノイズ画像が得られ，特にゲインやSTCの説明に適する

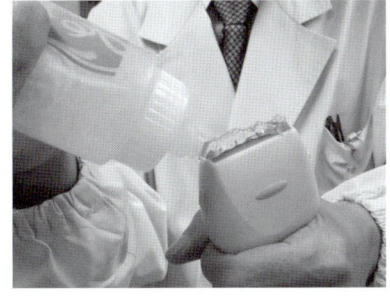

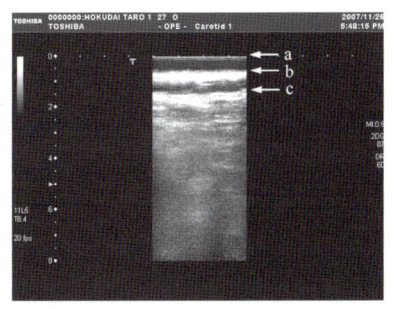

### 図Ⅶ-5 STCの意味と意義

図Ⅶ-4のノイズ画像を使い，STCの調整がBモード画像にどのような効果をもたらすかを実習する．本図には，プローブ近傍の反射が強く，深部からは弱い状況（左図）とその逆の場合（右図）を示す．生の超音波反射を画像化すると左図のようになること，実際の装置ではそれを補正して，浅部も深部もだいたい均一な輝度となるよう調整してあること，しかし，被検者や部位による超音波透過性の差異がゲインやSTCの微妙な調整を要求することなどを理解する

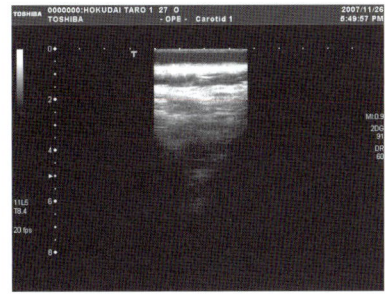

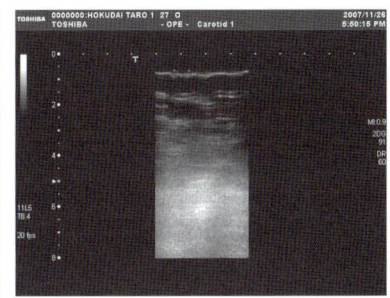

### 図Ⅶ-6 腕の超音波画像の描出

指導教員の腕にプローブを当て（左図），その横断面のBモード画像を描出する（右図）．生体画像におけるゲイン，STC，ダイナミックレンジなどの適正な条件設定の説明に用いるが，軟部組織のスペックルノイズ（a），骨による多重反射（b）や音響陰影（c）の説明にも便利である

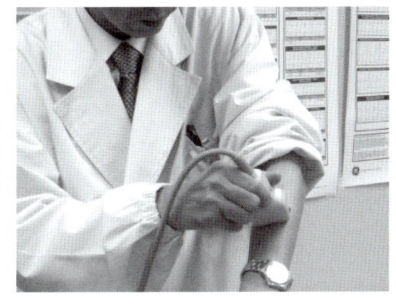

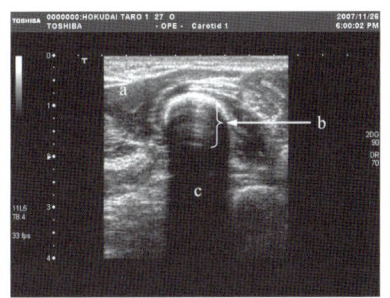

### 図Ⅶ-7 ダイナミックレンジの意義

図Ⅶ-6と同様の前腕の横断像である．ダイナミックレンジが狭い画像（左図）は一見明晰だが，ダイナミックレンジを広くとった画像（右図）に比べて，微妙な濃淡の差が消滅し，診断情報が減ることを理解する．その際，グレースケールバー（左図のa，右図のb）にも注目する

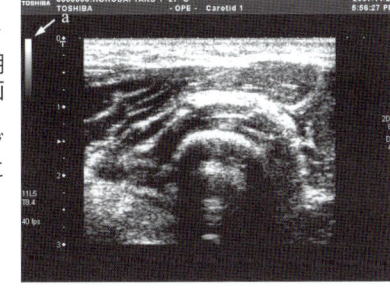

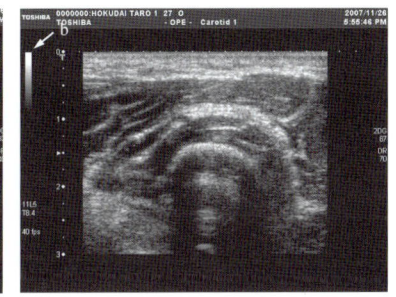

多重反射，サイドローブアーチファクト，スペックルノイズなど）を意図的に描出し，それらの名称や機序を考える（図Ⅶ-4，-6）．

⑦プローブの後始末，装置の移動を実施する．

**考察・評価**
①「実習内容」に記したような質疑応答で考察を深める．
②質疑応答の内容に基づき各学生を評価する．

文献：
1) 東條尚子，川良徳弘編：最新臨床検査学講座／生理機能検査学．医歯薬出版，東京，2017．
2) 谷口信行編：臨床検査技術学：生理検査学・画像検査学．医学書院，東京，2012．

（加賀早苗・三神大世）

# 2 心臓超音波検査

## 1 心臓超音波検査の準備

### 目的
患者対応を含む心臓超音波検査の準備について理解を深める．それにより，その後に行う正常被検者での実習を効率的にする．

### 実習前の基礎知識
①超音波検査「心臓」講義の復習．

### 実習目標
①心臓超音波検査のための患者対応を理解し実践できる．
②心臓超音波検査のための心電図装着法，被検者の体位および検者の姿勢などを習得し実践できる．

**器具**
- 学生のグループ分け（4〜10名程度）と人数分の椅子（丸椅子ないしパイプ椅子）
- 心臓用超音波装置とプローブ（2〜5MHz程度のセクター型）
- ベッド1台

**実習内容**
①検査室の室温調整，明るさ，脱衣場所などについて討論する．
②装置の電源ON，プリセット（プローブ）の選択，患者情報の入力などを行う．
③脱衣の説明（「上半身裸になってください」など），ベッドへの誘導と体位の説明（「このベッドに左を下にして寝てください」など）を行う（指導教員が被検者を演じる）．
④被検者（教員）の手足に心電図導子を装着し，Ⅱ誘導を表示する．3個の導子でⅡ誘導をとる方法，左側臥位なので電極面の向きが12誘導心電図とは違うこと，検査時間が長いのでくるぶし近くの導子装着が痛みを引き起こすことなどを注意する．

①多くて10人程度，できれば4〜5人のスモールグループで実施することが望ましい．
②本学では，これに相当する実習を，4年目の臨地実習の一部として，本学教員が病院検査室で実施している．

VII 超音波検査

### 図Ⅶ-8 教員を被検者にした模擬検査実習

指導教員が被検者代わりにベッドに寝て，学生が心電図を装着し（左図），次いで検者としてゼリーをつけないプローブを被検者に当てる（右図）．教員は，被検者を務めながら，検者が適切な体勢（プローブとパネルを無理なく操作できる）にあるかどうかを判定し，助言する．学生は，被検者の体勢の指示の仕方についても考える

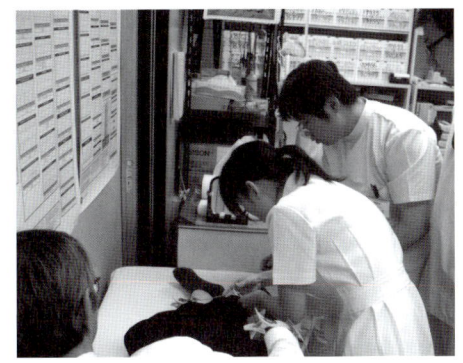

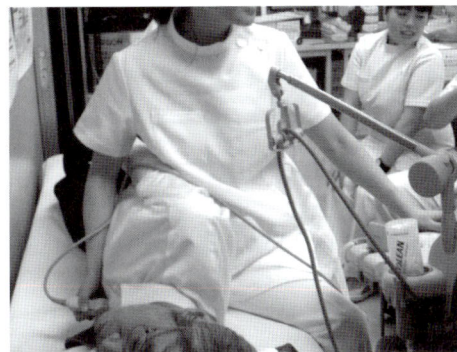

⑤被検者（教員，着衣のまま）を相手に模擬的に検査を実施する（図Ⅶ-8）．まず，左側臥位で胸骨左縁に，次いで左半側臥位として心尖部にプローブを当てる．ベッドに腰かける検者の体勢や被検者との位置関係，プローブの持ち方，装置パネルに手が届くかなどをチェックし，これらが適正となるようにする．

⑥プローブの後始末と収納，電源OFF，コードなどの収納を共同で行い，装置移動を実施する．

**考察・評価**

①実習内での質疑応答を通じて，心臓超音波検査の患者対応，患者誘導のための簡明かつ適切な言葉の選択，女性への配慮，検査室の条件や環境および被検者と検者の位置・体位などについて，考察させる．

②質疑応答の内容に基づき，学生を評価する．

文献：
1) 東條尚子，川良徳弘編：最新臨床検査学講座／生理機能検査学．医歯薬出版，東京，2017．
2) 谷口信行編：臨床検査技術学：生理検査学・画像検査学．医学書院，東京，2012．

（加賀早苗・三神大世）

# 2 心臓超音波検査の実際

## 目的

本実習では，心臓超音波検査の基本的な実技を修得する．そして，それらと心臓の解剖・生理と画像との関係を理解する．

## 実習前の基礎知識

①超音波検査「心臓」講義の復習．

## 実習目標

①超音波検査（心臓）の基本的なBモード断面，Mモード像，カラードプラ像およびパルスドプラ記録の描出・記録ができる．
②心臓超音波検査の各断面を心臓の立体構造との関係で理解し，各断面に描出された心腔や構造物の名称を述べることができる．
③基本的な心腔，壁厚および心機能計測を行うことができる．

①4〜5人程度のスモールグループで実施することが望ましい．
②本学では，これに相当する実習を，4年目の臨地実習の一部として，本学教員が病院検査室で実施している．

### 環境・器具

- 遮光可能な検査室または実習室
- 学生のグループ分け（4〜5名程度）と人数分の椅子（丸椅子ないしパイプ椅子）
- 正常被検者（アルバイトまたはグループ中の男子学生ボランティア）
- ベッド1台
- 超音波装置とプローブ（2〜5MHz程度のセクター型）
- ゼリー（心臓用）

図Ⅶ-9
健常被検者での
心臓超音波検査実習
健常被検者への超音波検査を実習している．指導教員は，言葉で，あるいはプローブを持つ学生の手を取り，適切なBモード断面設定の仕方を教える

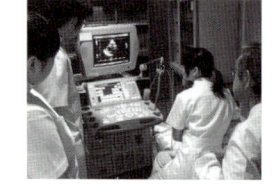

### 実習内容

①各学生がプローブを持ち，下記のリアルタイム描出を実施する．一部では静止画のサーマルプリンタへの記録を実施する（図Ⅶ-9）．
②胸骨左縁長軸像を描出し（a：できるだけ高位肋間から描出する，b：左心系構造の中央で切る，c：特に左室後壁心内膜の明瞭な描出に注意する），その拡張末期像と収縮末期像を記録する（図Ⅶ-10）．

図Ⅶ-10　胸骨左縁左室長軸像
左室や僧帽弁などの構造の中央で切るリアルタイム画像の描出に成功したら，それをフリーズし，シネメモリを用いて拡張末期像（左図）と収縮末期像（右図）それぞれを決定する

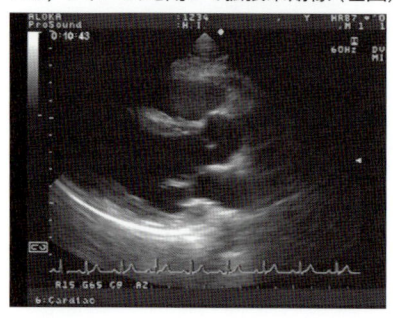

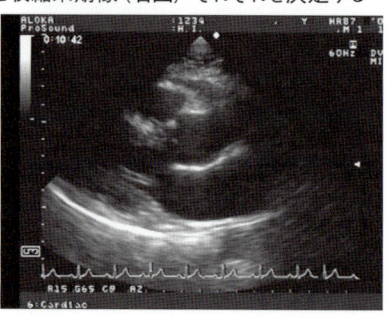

#### 図Ⅶ-11 左室短軸像とMモード心エコー図
左室短軸像のスキャン（大動脈弁レベルから左室のできるだけ心尖寄りまで）に成功したら，左室腱索レベルで左室短軸像を描出し，シネメモリを使い，その拡張末期像を決定する．また，ここで左室腱索レベルMモード像を描出する

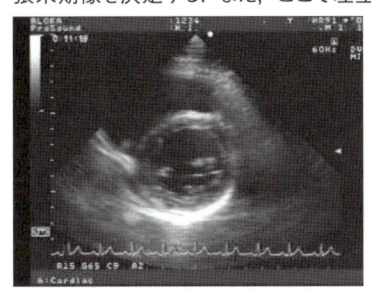

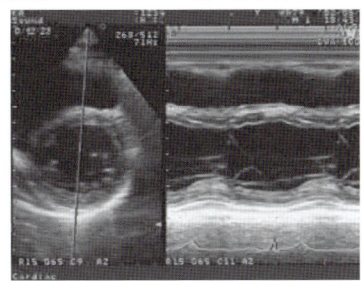

#### 図Ⅶ-12 心尖部左室長軸像，二腔像，四腔像の描出
心尖部アプローチにより左室長軸像，二腔像（左図）および四腔像（右図）を描出する

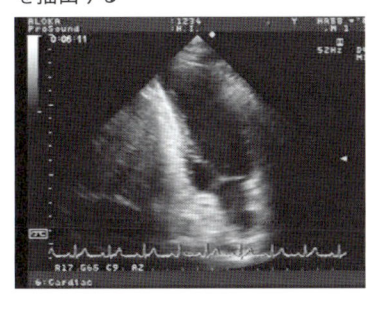

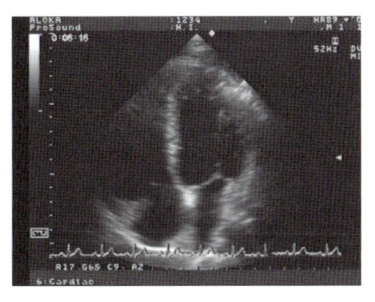

#### 図Ⅶ-13 心尖部カラードプラ像の描出
心尖部から左室長軸Bモード像を描出し，カラードプラモードに切り替える．収縮期（左図）には左室流出路にエイリアシングを伴う駆出血流（a）が，拡張早期（右図）には急速充満期左室流入血流（b）が観察されることを，リアルタイム画像で確認する

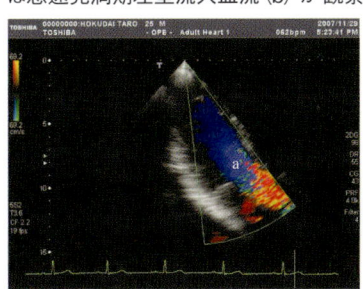

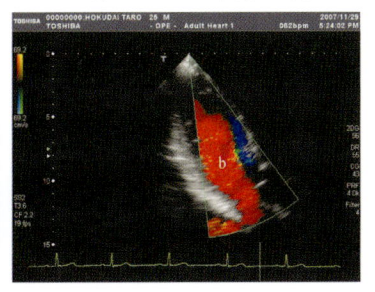

#### 図Ⅶ-14 左室流出路血流と経僧帽弁血流のパルスドプラ法による描出

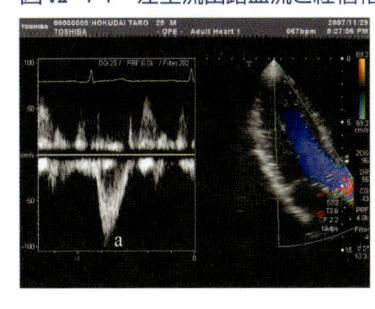

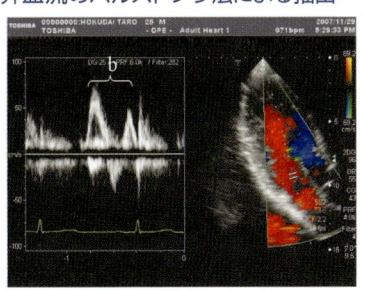

③大動脈弁レベル，僧帽弁レベル，左室腱索レベル，左室乳頭筋レベルの短軸断層像を描出し，連続的にスキャンする．また，左室腱索レベル拡張末期短軸像と同レベルMモード像を記録する（図Ⅶ-11）．
④心尖部からの左室長軸像，二腔像および四腔像を描出する（図Ⅶ-12）．
⑤心尖部長軸カラードプラ像の描出（図Ⅶ-13）．左室流出路と流入路血流および，もし見えれば正常僧帽弁逆流を観察する．

図Ⅶ-15　下大静脈の描出
心窩部から下大静脈の長軸像(a)と短軸像(b)を描出する

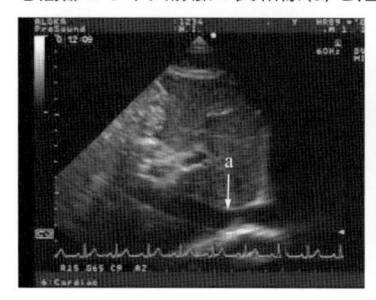

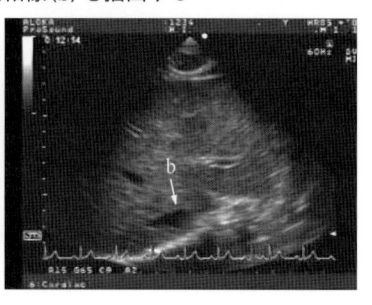

⑥心尖部長軸カラードプラガイド下パルスドプラ法で，左室流出路血流と経僧帽弁血流速度波形を描出し，記録する（図Ⅶ-14）．
⑦下大静脈の長短軸像を描出し，記録する（図Ⅶ-15）．

**考察・評価**

①検者学生は，常に，心臓の立体解剖と超音波画像との関係に留意する．これにより，超音波解剖の理解と"よい画像"の判断を促進する．
②みずから記録した全画像を添付し，以下の解説を加えたレポートを提出する．
- 全画像の記録方向を心臓の模式図上に図示する．
- 全画像をスケッチし，主要な心腔や構造の名称を記載する．
- デバイダを使い，Bモード画像または左室腱索レベルMモード画像から左室拡張末期径と収縮末期径を計測し，左室内径短縮率を算出する．また，左室長軸Bモード画像から心室中隔厚，左室後壁厚，左房径を計測し，その結果を記載する．
- 左室流出路の収縮期ピーク流速および経僧帽弁血流の拡張早期および心房収縮期ピーク流速を計測し，その結果を記載する．
③実習中の技量や質疑応答に基づき評価する．

文献：
1) 東條尚子，川良徳弘編：最新臨床検査学講座／生理機能検査学．医歯薬出版，東京，2017．
2) 谷口信行編：臨床検査技術学：生理検査学・画像検査学，医学書院，東京，2012．
3) 日本超音波検査学会監修（増田喜一，遠田栄一編）：心臓超音波テキスト（第2版）．医歯薬出版，2009．

（加賀早苗・三神大世）

## 3 心臓超音波検査の実地見学

### 目的
臨床現場で心臓超音波検査がどのように実施され，心疾患の診断にどう貢献しているかを理解する．

### 実習前の基礎知識
①超音波検査「心臓」講義の復習．

### 実習目標
①心臓超音波の検査現場において，患者対応，検査準備，検査の流れ，画像計測および結果の報告が，どのように行われているかを理解する．
②画像の読影と計測結果が超音波診断にどう結びつくか，また，それが心疾患診断にどうつながるかを理解する．

**環境・器具**
・心臓超音波検査室（臨地実習）
・学生のグループ分け（2～5名，できれば2～3名）
・患者の実習見学の了解

①2～3名のスモールグループで実施することが望ましい．
②本学では，臨地実習の一部として，病院検査室において実施している．

**実習内容**
①2～3名の学生グループごとに，実際の検査開始からレポート作成までの過程を見学する．
②実習指導者（病院検査技師）は手技などについて，必要なら検査現場で，また疾病に関する事項は検査終了後に解説する（図Ⅶ-16）．

### 考察・評価
①患者の心臓超音波検査の手技や内容について，指導者との質疑応答から，心臓超音波検査の臨床的意義についての理解を深める．
②質疑応答の内容に基づき，学生を評価する．

**図Ⅶ-16**
**心臓超音波検査現場での実習**
実習指導者（病院検査技師）が，検査見学の合間に，動画再生や計測結果を参照しながら検査レポートを作成しつつ，学生とその評価について討論する

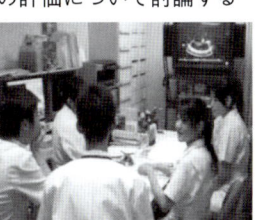

文献：
1) 日本超音波検査学会監修（増田喜一，遠田栄一編）：心臓超音波テキスト（第2版）．医歯薬出版，2009．
2) 湯田 聡ほか：エコーでコラボ主治医と検査者の相互理解を深める心エコー奥義．医学書院，2014．

（加賀早苗・三神大世）

# 4 心臓超音波画像の読影

## 目的

代表的な心疾患について，超音波画像の読影法を理解する．

## 実習前の基礎知識

①超音波検査「心臓」講義の復習

## 実習目標

①実際の検査画像から，代表的な心疾患の所見を読み取ることができる．
②代表的な心疾患としては，大動脈弁狭窄，僧帽弁逆流，大動脈弁逆流，心房中隔欠損，心室中隔欠損，動脈管開存，心筋梗塞，拡張型心筋症，肥大型心筋症，高血圧性心疾患，急性心膜炎などがあげられる．

**教材・器具**
①臨床例の心臓超音波検査画像の編集（個人情報を削除した代表的な心疾患の動画像7〜8例）
②コンピュータと液晶プロジェクター
③学生全員（40名）を6〜8グループに分割

代表的な心疾患の画像の供覧

**演習内容**
①診断上重要な部分を編集した心エコー動画を繰り返し見せる．
②代表的な計測項目につき，コンピュータ動画を適切な箇所で静止し，教員（または指名学生）が映写画像上で計測する（大雑把でよい）．
③読影所見と診断（疾患名，重症度，合併症など）について各グループ内で討論し，その結果を所定の用紙に記載させる．
④各グループの読影結果と診断について，教員，他グループの学生を交えて討論する．
⑤以上を代表的な心疾患7〜8例について行う．

①本学では，4年目の画像検査学演習のうち2コマを充てている．
②本学では，グループごとの採点結果を評価に反映させている．

## 考察・評価

①討論を通じて，心臓病診断における超音波検査の意義を考えさせる．
②読影結果と討論の内容をグループごとに評価する．

文献：
1) 東條尚子, 川良徳弘編：最新臨床検査学講座／生理機能検査学. 医歯薬出版, 東京, 2017.
2) 谷口信行編：臨床検査技術学：生理検査学・画像検査学, 医学書院, 東京, 2012.
3) 日本超音波検査学会監修（増田喜一, 遠田栄一編）：心臓超音波テキスト（第2版）, 医歯薬出版, 東京, 2009.
4) 湯田 聡ほか：エコーでコラボ主治医と検査者の相互理解を深める心エコー奥義. 医学書院, 2014.

（加賀早苗・三神大世）

# 3 臓器別画像解析

## 1 腹部臓器（消化器，産婦人科，泌尿器領域）

### 目的

腹部を中心とした超音波検査の対象は多臓器にわたり，上腹部領域として肝臓，胆囊，膵臓，腎臓および脾臓があり，下腹部（骨盤腔）領域として膀胱，子宮，卵巣および前立腺がある．さらに最近では胃，十二指腸，大腸などの消化管も対象となりつつある．これらを検査するうえで最も重要な点は位置関係などを含めた解剖学である．そこで，本稿では各領域における解剖学的位置関係と走査方法，基本画像などを学ぶ．なお，実習では対象領域が広いため上腹部，下腹部（骨盤腔），消化管領域の3つに分け，それぞれを1項目とし，実習を行う領域（項目）や時間数および描出する画像については各施設で調整して行う．

### 実習前の基礎知識

①対象臓器の形態や解剖学的位置関係について説明できる．
②上腹部，消化管（胃・十二指腸）および下腹部領域（子宮・卵巣・前立腺）の検査を行う前の処置と理由について説明できる．
③使用する周波数を切り替える理由，ゲインやダイナミックレンジを調節する理由について説明できる．
④検査を行ううえでの呼吸コントロールと扇（動）走査や追跡走査を行う理由について説明できる．
⑤各対象臓器の検査を行ううえで基本となる体位および走査部位について説明できる．
⑥各臓器で描出しにくい場合の対処方法について説明できる．
⑦各臓器の大きさ，壁厚および脈管径などの正常値について説明できる．

### 実習目標（＝行動目標）

①ゲイン，ダイナミックレンジおよび表示深度などの各種設定の調整ができる．
②呼吸コントロール，扇（動）走査および追跡走査を行うことができる．
③正しい走査部位にて各臓器の基本画像を描出することができる．

④描出しにくい場合の対処ができる．
⑤描出した画像についてシェーマ（略図）を描き説明することができる．

### 検討課題

個々で指定された基本超音波画像を描出し，走査部位，描出された臓器などを検討する．

### 使用装置・器具

- 超音波診断装置
  コンベックス型プローブ（3.5〜5.0MHz）
  リニア型プローブ（5.0〜10.0MHz，消化管の壁構造を評価する場合に用いる）
- エコーゼリー
- ベッド
- タオル，ティシュペーパー

### 解剖学的位置関係

腹部の超音波検査を行う場合，解剖学的位置関係からみたアプローチが必要となる．ここでは，各領域別の解剖学位置関係を中心に解説する．

① 上腹部領域

上腹部領域の超音波検査では消化器領域である肝臓，胆嚢，膵臓，脾臓および泌尿器領域である腎臓が対象となる（**図Ⅶ-17**）．

**肝臓**：肝臓は横隔膜直下に位置する体内で最も大きな臓器である．前面はその大部分が右肋骨胸骨に囲まれ，右葉の下面は胆嚢，十二指腸，右結腸曲，右腎，左葉の下面は胃前壁，食道下部，尾状葉は下大静脈と接している．肝臓は大きく分けると左葉と右葉に分けることができ，さらにCouinaud（クイノー）の肝亜

図Ⅶ-17　上腹部領域の走査部位

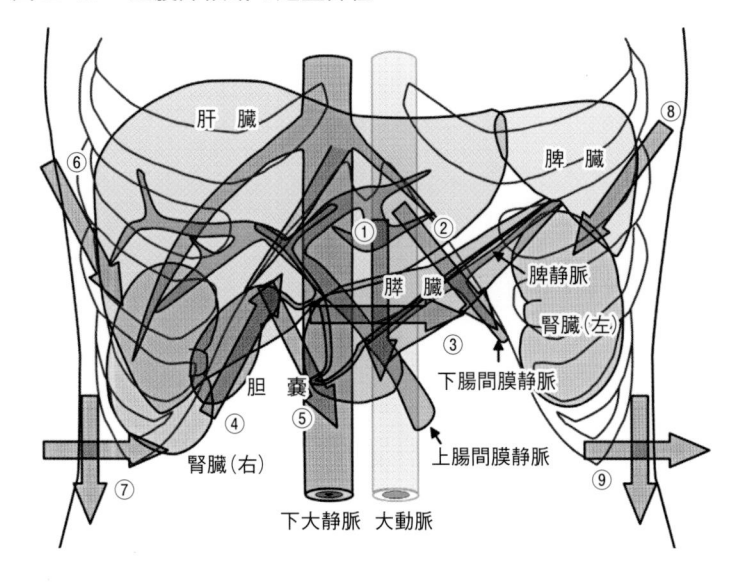

| | | |
|---|---|---|
| ①心窩部縦走査 | 肝臓，膵臓，大動脈など |
| ②左肋弓下走査 | 肝臓，胃など |
| ③心窩部横走査 | 膵臓，肝臓，大動脈など |
| ④右肋弓下走査 | 肝臓，胆嚢，右腎など |
| ⑤右季肋部（斜）走査 | 胆嚢，総胆管など |
| ⑥右肋間走査 | 肝臓，胆嚢，右腎など |
| ⑦右側腹縦（横）走査 | 右腎など |
| ⑧左肋間走査 | 脾臓，左腎など |
| ⑨左側腹縦（横）走査 | 左腎など |

注）矢印先端（矢頭）はプローブマークを表す．

区域分類により8葉に分けられる（**図Ⅶ-18**）．

**胆囊・総胆管**：胆囊は肝右葉下面の胆囊窩（右季肋部）に位置する西洋梨形をした袋状の臓器であり，内腔は胆汁で満たされている．大きさは長軸：7～8cm，短軸：3～4cm，壁厚：2mm以下である．胆囊は胆囊管によって総胆管と繋がっており，胆囊管側より頸部，体部，底部に分けられる．胆管は左右肝管，総肝管，さらに胆囊管合流部より下方を総胆管という（**図Ⅶ-19**）．なお，総胆管の正常径は肝門部付近にて7mm以下である．

**膵臓**：膵臓は周囲に消化管が存在するため描出しにくい臓器である（**図Ⅶ-19**）．膵臓は頭部，体部，尾部に分けられる．頭部と体部の境界は上腸間膜静脈・門脈の左側縁，体部と尾部の境界は大動脈の左側縁とする．また，膵頭部の中で上腸間膜静脈の背側部分を膵鉤部という．なお，主膵管は脾静脈よりやや足側に位置し，その正常径は2mm以下である．

図Ⅶ-18　Couinaud（クイノー）の肝亜区域分類

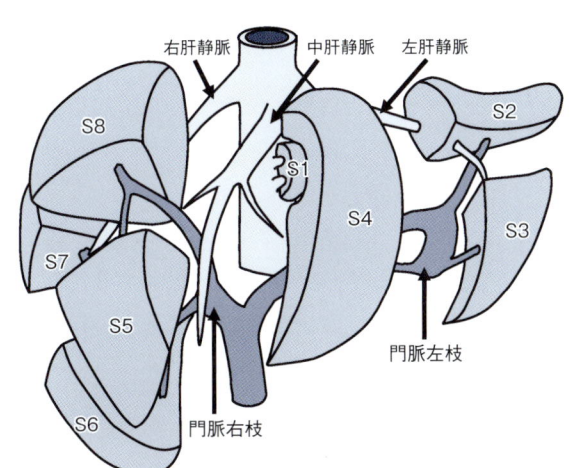

Segment1（S1）：尾状葉
Segment2（S2）：左葉上区域
Segment3（S3）：左葉下区域
Segment4（S4）：内側上・下区域
Segment5（S5）：右葉前下区域
Segment6（S6）：右葉後下区域
Segment7（S7）：右葉後上区域
Segment8（S8）：右葉前上区域

図Ⅶ-19　胆囊・胆管・膵臓の位置関係

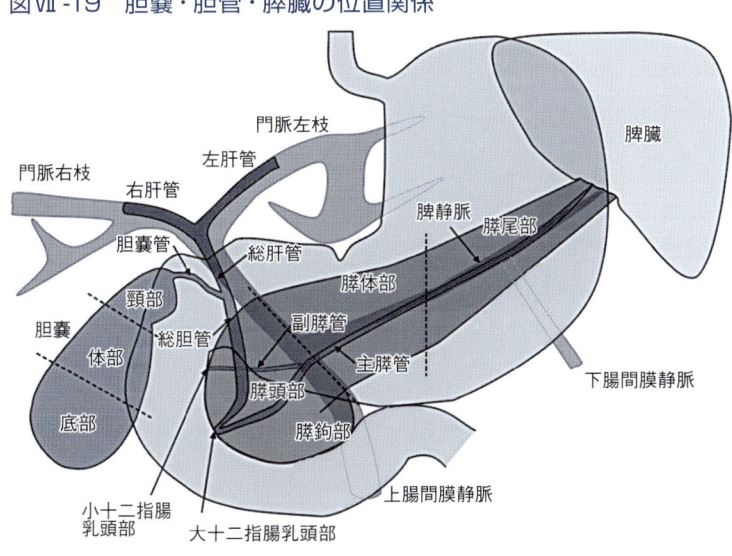

図Ⅶ-20 泌尿器科領域の走査部位

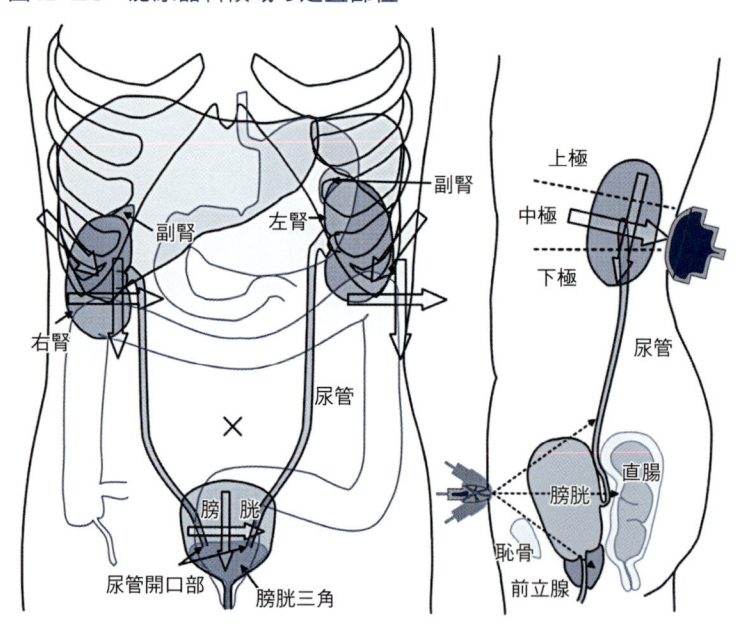

図Ⅶ-21 婦人科領域の走査部位

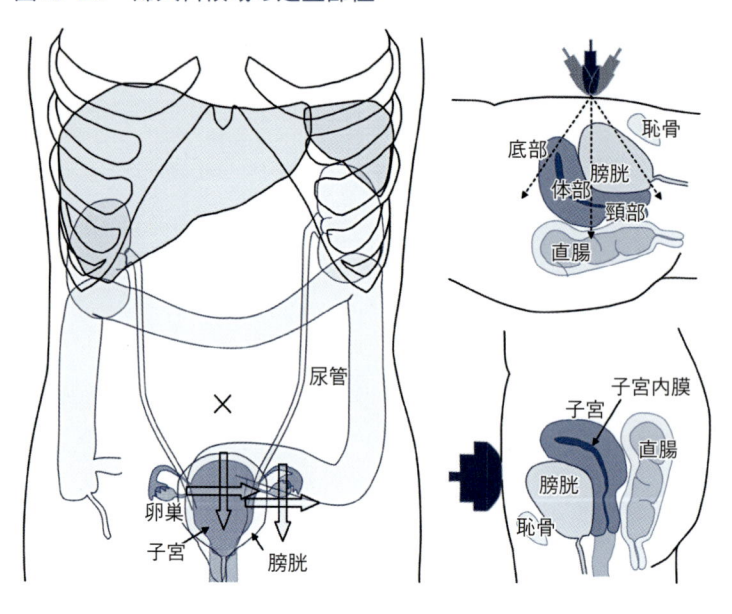

**脾臓**：脾臓は左上腹部背側（後腹膜腔）に位置し，脾臓の走行は左第9～11肋間の高さに一致し，前方は胃，上方は横隔膜，下方は左腎が接する．さらに脾内側（脾門部）の中央には膵尾部が接し，脾動脈，脾静脈，リンパ管が出入りする（図Ⅶ-19）．

**腎臓**：腎臓は後腹膜に位置し，右腎の頭側および腹側の一部は肝臓，左腎の頭側は脾臓，腹側には胃が位置するため，右腎は左腎より約1.5cm程度足側にある．なお，大きさは長軸：9～13cm，短軸：5～6cm，厚径：4～5cmであり，頭側より上極，中極，下極に分けられる（図Ⅶ-20）．副腎は，両腎の頭側（上極）に位置し，右は三角形，左は半月形を呈している．

図Ⅶ-22 胃・十二指腸の走査部位

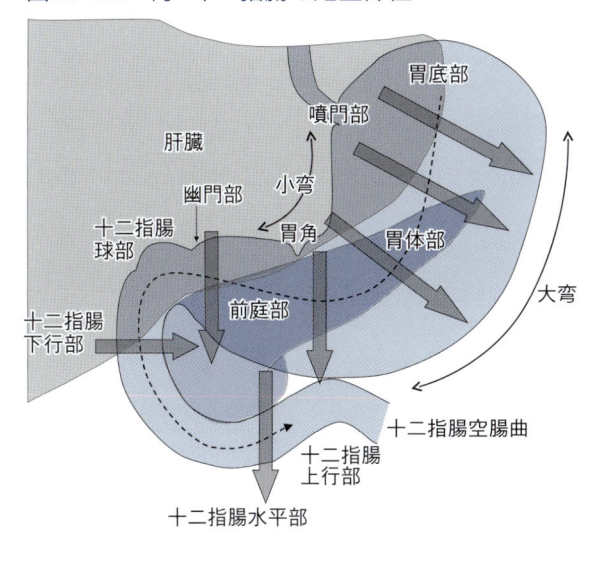

図Ⅶ-23 大腸の走査部位

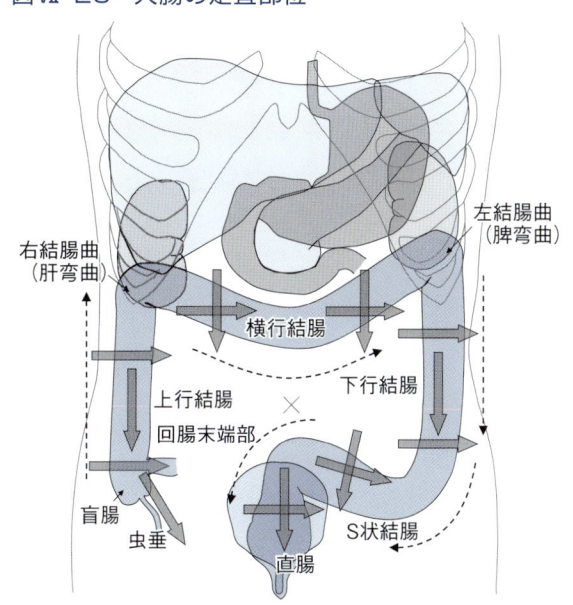

尿管：尿管は拡張していないと描出されない．腎盂尿管移行部，腸骨動脈交叉部，および尿管膀胱移行部は尿管結石などの生理的狭窄部とされている．

②下腹部（骨盤腔）領域

下腹部領域の超音波検査は，女性の場合は子宮，卵巣および膀胱が対象となり，男性の場合は前立腺，膀胱が対象となる．いずれの場合も膀胱に尿を溜めて検査を行う膀胱充満法が必要である．

子宮・卵巣：子宮・卵巣は骨盤腔に位置し，子宮は膀胱の背側，直腸の腹側に位置するため膀胱充満法にて恥骨を避けながら検査を行うとよい（図Ⅶ-21）．また，子宮・卵巣の位置は個人差があり，さらに性周期によって変化するため検査を行う際に被検者の性周期を参考にする必要がある．

膀胱：膀胱は尿を貯留・排泄を行う臓器であり，尿の貯留量により壁厚と形状は変化する．また，尿管が開口する部位から尿道までの部位を"膀胱三角"といい，膀胱癌の好発部位であるので注意して観察する必要がある（図Ⅶ-20）．

前立腺：前立腺は，膀胱の尾側に存在する長さ（上下径）2.5cm，幅（左右径）4.0cm，厚さ（前後径）1.5cm，重さ15g程度の栗の実状の臓器であり中央付近を尿道が貫通する（図Ⅶ-20右）．前立腺の内部は移行域，辺縁域に分けられる．

③消化管領域

消化管領域の超音波検査は胃，十二指腸，大腸が対象となる．

胃：胃は左季肋部が主体となって左上後方から右下前方にかけて斜めに位置し，食道側から噴門部，胃底部，胃体部，胃前庭部，幽門部となり，噴門部と幽門部が固定されている（図Ⅶ-22）．胃の小弯は肝左葉に覆われ，胃大弯は網囊を隔てて横行結腸と接している．胃底部は副腎，膵臓，左腎ならびに左結腸曲と網囊を隔てて接している．

十二指腸：十二指腸は膵頭部を囲むように位置し胃幽門側から球部，下行部，水平部，上行部，十二指腸空腸曲となる（図Ⅶ-22）．十二指腸下行部には，主

膵管と総胆管が開口する大十二指腸乳頭（Vater乳頭），副膵管が開口する小十二指腸乳頭がある（**図Ⅶ-19**）．

**大腸**：大腸は，回腸末端側から盲腸（虫垂），上行結腸，横行結腸，下行結腸，S状結腸，直腸となる．盲腸から下行結腸は比較的腹側に位置し，S状結腸から背側に移動し直腸は膀胱の背側に位置する（**図Ⅶ-23**）．右結腸曲（肝弯曲）と左結腸曲（脾弯曲）は固定されており，横行結腸の走行や虫垂の向きは個人差がある．

## 結果　各領域における走査部位および基本画像

各領域にて記録しなければならない超音波画像について，走査部位，描出のポイントについて解説する．なお，今回示す基本画像は静止画で評価することができる断面である．実際の検査では，腫瘍など病変がどこに存在するか分からないため，必ず扇（動）走査や追跡走査を行い対象臓器の隅々まで観察する必要がある．また，検査の基本体位は仰臥位で行い，呼吸のコントロールは上腹部では基本は深吸気で行うが，対象臓器が最も描出されるところで息止めを行うことが大切である．また，描出しづらい場合は体位変換もとり入れて行う．

①上腹部領域

ⅰ）肝　臓（**図Ⅶ-17**）

**走査部位**：①心窩部縦走査による肝左葉像（**口絵Ⅶ-1**）
　　　　　　②心窩部横走査による門脈左枝像
　　　　　　③右肋弓下走査による肝右葉（中・右肝静脈）像（**口絵Ⅶ-2**）
　　　　　　④右肋弓下走査による肝右葉（門脈右枝）像（**口絵Ⅶ-3**）
　　　　　　⑤右肋間走査による肝右葉（門脈右枝）像（**口絵Ⅶ-4**）

**基本画像**：肝辺縁は心窩部縦走査にて鋭角，肝表面は平滑である．また，肝実質（内部エコー）は全体に均一な細かい点状エコー斑（スペックル・パターン）として描出される．肝内には門脈と肝静脈が描出され，肝区域分類の指標となる（**図Ⅶ-2**）．なお，肝内胆管は門脈と併走しているが，正常ではあまり描出されない．

**描出ポイント**：肝臓を心窩部走査や肋弓下走査による描出時に，ガスなどにより描出が困難な場合は左側臥位で検査を行うとよい．右肋間走査では基本は呼気位で行うが，第10肋間など下方で描出する場合には吸気位で行うとよい．肝臓は大きな臓器であるため扇（動）走査を用いて見落としのないようにする．その目安は，上縁（頭側）は横隔膜，左葉の下縁（足側）は胃，膵臓など，右葉の下縁は胆囊，右腎などが描出できていればよい．

ⅱ）胆囊・総胆管（**図Ⅶ-17**）

**走査部位**：①右肋弓下走査もしくは右季肋部（斜）走査による胆囊の長軸像および短軸像（**口絵Ⅶ-5**）
　　　　　　②右季肋部（斜）走査による総胆管長軸像（**口絵Ⅶ-6**）

**基本画像**：胆囊の内腔は無エコーに描出され，胆囊壁は1層の高エコーに描出される．なお，胆囊は食事により萎縮（虚脱）するため食後には検査を行うことができない．胆囊は見落としをなくすために長軸のみならず短軸も観察

する必要がある．

**描出のポイント**：胆嚢は体格の良い人では上方に，痩せた人では下方に位置する．総胆管を右季肋部斜走査（深吸気位）にて描出する場合には，総胆管と門脈の走行の違いを意識してプローブの向きを調整すると描出しやすい（**図Ⅶ-19**）．なお，ガスなどにより胆嚢や総胆管が描出しにくい場合は左側臥位にすると良い．

ⅲ）膵臓（**図Ⅶ-17**）

**走査部位**：①心窩部横（斜）走査による膵全体（脾静脈もしくは主膵管）像（**口絵Ⅶ-7**）
　　　　　②心窩部縦走査による膵鉤部像
　　　　　③心窩部縦走査による膵尾部像

**基本画像**：膵臓は，脾静脈の腹側に厚さ約10〜20mmの点状エコーを呈する実質臓器として描出される．また，膵臓は食後では胃の内容物やガスにより超音波が透過しづらくなるため観察が困難となる．

**描出ポイント**：心窩部横（斜）走査（呼気位〜吸気位）にて，膵臓を描出する場合には，脾静脈を目安に描出すると良い．また，膵臓は胃の背側にあるため，500ml以上の脱気水を飲用して検査を行うこともある（胃充満法）．心窩部横（斜）走査のみでは膵頭部，鉤部および尾部は描出しきれていないため，体位変換（半座位，左・右側臥位）や心窩部縦走査による観察も必要である．さらに，左側腹部横走査は尾部の観察に有用である．

ⅳ）脾臓（**図Ⅶ-17**）

**走査部位**：①左肋間走査による脾臓（脾門部）（**口絵Ⅶ-8**）

**基本画像**：脾臓は，内側部分が陥凹した均一な点状エコーを呈した三日月状の実質臓器として描出される．脾門部は陥凹の中心に描出され，脾門部を中心に大きさの評価を行う．

**描出ポイント**：脾臓は後腹膜に位置する臓器であるため，比較的背側の肋間で描出するとよい．また，肺の影響で画像の一部が欠損することが多いため，呼吸のコントロールが重要である．

ⅴ）腎　臓（**図Ⅶ-17, 20**）

**走査部位**：①右側腹縦走査もしくは右肋間走査による右腎の長軸像（**口絵Ⅶ-9**）
　　　　　②左側腹縦走査もしくは左肋間走査による左腎の長軸像（**口絵Ⅶ-10**）

**基本画像**：腎臓は，低エコーを呈する腎実質と中心部の高エコー帯に大別される．なお，高エコー帯はCEC（central echo complex）と呼ばれ，血管や腎盂腎杯，脂肪組織が存在する．また，腎門部には腎動脈，腎静脈，尿管が存在する．腎臓は見落としをなくすために長軸のみならず短軸も観察する必要がある．なお，副腎は健常者では描出しづらい場合が多い．

**描出ポイント**：右腎を描出する場合，解剖学的位置関係により右側腹部縦走査にて肝臓を音響窓（acoustic window）として描出できる（**図Ⅶ-20**）．しかし，左腎は腹側に胃があるため背側より描出する．また，仰臥位で描出が困難な場合は腹臥位にて背側から観察するとよい（**図Ⅶ-20-右**）．

尿管の拡張を認めた際には尿管の走行を考慮して追跡走査により腹側や背側か

ら観察する．また，その場合，左右の腎臓と尿管を比較する必要がある．

### ②下腹部（骨盤腔）領域

ⅰ）子宮・卵巣（図Ⅶ-21）

**走査部位**：①下腹部縦走査による子宮の長軸像（口絵Ⅶ-11）
　　　　　　②下腹部横走査による子宮体部の短軸像
　　　　　　③下腹部走査による2方向からの卵巣像（口絵Ⅶ-12）

**基本画像**：子宮は前屈，後屈など個人差があり，全体に均一な細かい点状エコーを呈し子宮内膜は高輝度エコー像として描出される．なお，子宮内膜は性周期によって変化する．

卵巣の位置は個人差があり，長径4cm以下の類円形で内部に1cm以下の卵胞が円形無エコー像として描出されることがある．なお，卵胞は排卵直前には約2cm前後となるなど性周期によって変化する．

**描出のポイント**：子宮を検査する場合，子宮内膜面を描出するように心がける．また，消化管などにより卵巣が深部に位置する場合は低い周波数を用いると良い．

ⅱ）膀胱（図Ⅶ-20，21）

**走査部位**：①下腹部走査による膀胱の長軸像および短軸像

**基本画像**：膀胱は尿量によって形態が変化する．一般的に膀胱充満法（約150〜200ml程度が望ましい）で観察するため胆嚢同様内腔は無エコーに描出され，尿量によって壁の厚さは変化する．膀胱前壁は多重反射のため描出が困難な場合が多い．

ⅲ）前立腺（図Ⅶ-20）

**走査部位**：①下腹部走査による前立腺の長軸像および短軸像（口絵Ⅶ-13）

**基本画像**：前立腺は，境界明瞭な内部エコー均一な実質臓器として描出され，中央に尿道が貫通するように描出される．

**描出のポイント**：前立腺の描出は，膀胱を音響窓として恥骨より頭側から覗き込むように走査するとよい．

### ③消化管領域

ⅰ）胃・十二指腸（図Ⅶ-22）

**走査部位**：①左肋弓下走査による胃噴門部〜胃体部
　　　　　　②心窩部横走査による胃体部〜前庭部
　　　　　　③心窩部縦走査による胃前庭部（口絵Ⅶ-14）
　　　　　　④心窩部縦走査による十二指腸球部〜下行部
　　　　　　⑤心窩部横走査による十二指腸水平部

**基本画像**：胃や十二指腸を3.5〜5.0MHzの周波数で観察すると腹側の前壁とそれより背側に内容物やガス像が観察される．さらにガスが少ない場合には後壁が観察される．なお，壁構造は3層に描出されることが多い．しかし，高周波プローブで観察すると，正常の胃壁は5層構造に描出され，各層の肥厚や不整像などの観察が可能となる．

図Ⅶ-24　心窩部縦走査による肝左葉

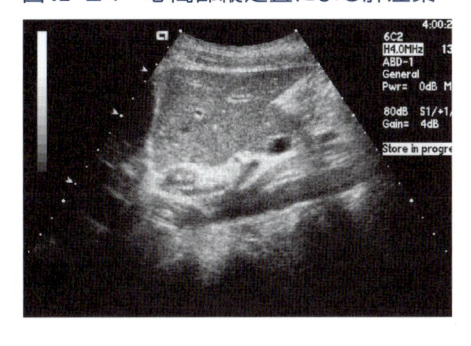

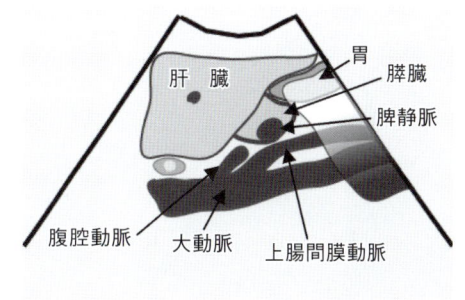

図Ⅶ-25　下腹部走査による子宮の長軸像

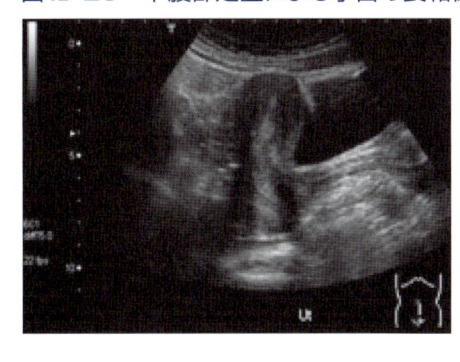

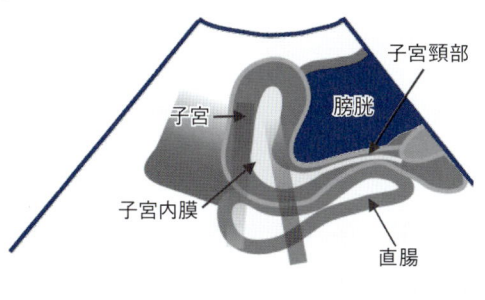

図Ⅶ-26　心窩部縦走査による胃の短軸像（胃前庭部）

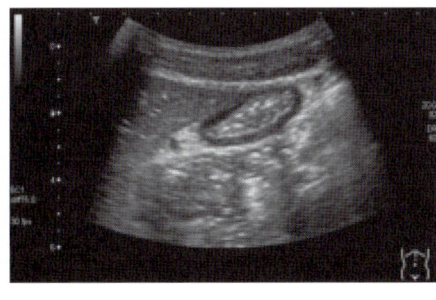

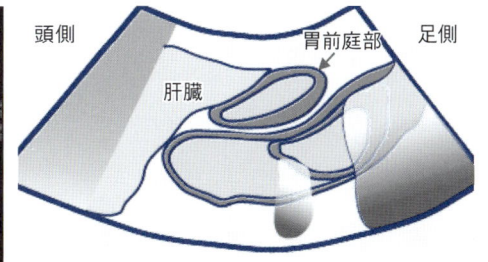

**描出のポイント**：消化管の検査を行う場合，高周波数，ダイナミックレンジを狭く（コントラストの強い画像）設定し，1本の管をイメージしながら走査（追跡走査）を行う．さらに消化管ガスを移動させて音響窓を確保するために圧迫や体位変換などを組み合せて描出するとよい．胃や十二指腸などを検査する場合には脱気水を飲用した胃充満法により検査を行うことがある．

ⅱ）大腸・虫垂（**図Ⅶ-23**）

**走査部位**：①右下腹部走査による虫垂の長軸像および短軸像（**口絵Ⅶ-15**）
　　　　　②大腸の走行に併せた走査による各大腸の長軸像および短軸像（**口絵Ⅶ-16**）
　　　　　③下腹部走査による直腸

**基本画像**：大腸は，長軸方向の走査により結腸膨隆（ハウストラ）を反映したガス像の分節パターンが観察される．大腸のガスが多い場合は音響陰影となり，少ない場合は多重反射により帯状の高エコーを示す．通常では壁エコーは観察されない．なお，記録をする際にはBody markを表示する．

図Ⅶ-27　失敗例（右肋間走査による肝右葉）

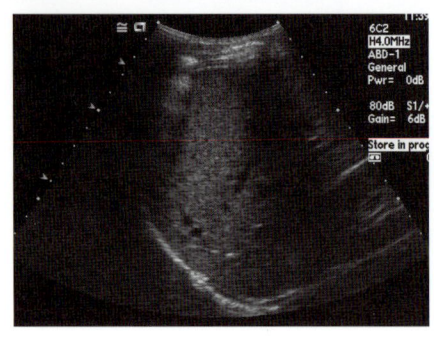

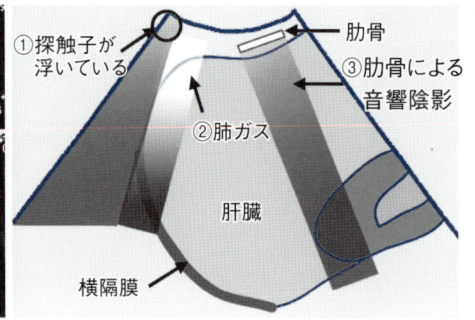

| 現象 | 対処法 |
|---|---|
| ①探触子が浮いている | エコーゼリーを足す |
| ②肺ガスによる描出不良 | 息をはいてもらう |
| ③肋骨による音響陰影 | 肋間の走行に沿わせる |

**描出のポイント**：虫垂は上行結腸を12時とすると3～6時方向に存在する場合が多いので，この部分を重点的に観察するとよい．大腸の走査方法は回腸末端から開口部（バウヒン弁）を検索し，圧迫しながら大腸の走行に併せて走査し結腸内のガス像を指標として追跡走査を行うとよい（**図Ⅶ-7**）．基本的には消化管ガスのため前壁しか描出されないが，壁肥厚や内腔に腸液が貯留する場合は後壁も観察されるようになる．直腸などを観察する場合，膀胱充満法で行うとよい．

### 考察・レポート作成

記録した超音波画像をもとにレポートを作成するためのポイントを説明する．
①指定された超音波像を描出し，略図を作成し走査方法名，描出されている臓器などの各名称を記入する（**図Ⅶ-24～26**）．
②描出ができていない超音波画像（失敗例）についても，現象と対処法を数例まとめる（**図Ⅶ-27**）．

文献：
1) 腹部エコーのABC　第2版　日本医師会編　医学書院　2004．
2) 新超音波医学　第2巻　消化器　日本超音波医学会編　医学書院　2000．
3) 新超音波医学　第4巻　産婦人科，泌尿器科，体表臓器およびその他の領域　日本超音波医学会編　医学書院　2000．
4) 腹部超音波テキスト　上・下腹部【改訂第三版】辻本文雄編　松原馨，井田正博著　ベクトルコア　2006．
5) 超音波エキスパート2　腹部超音波スクリーニング　見落としをしないコツ．遠田栄一，谷内亮水編　医歯薬出版　2004．
6) 腹部超音波テキスト　第3版　日本超音波検査学会監修　医歯薬出版　2024．
7) 新超音波検査　消化管　関根智紀著　ベクトルコア　2006．

（刑部恵介）

## 2 体表臓器（甲状腺，乳腺，頸動脈）

### 実習前の基礎知識

①表在臓器における超音波検査方法について理解する．
②甲状腺，乳腺，頸動脈の超音波的解剖を理解する．
③甲状腺，乳腺，頸動脈の標準的な正常像の描出の走査法を理解する．
④表在臓器は前処置を必要としない検査であるが，検査部位によっては個人情報にかかわるので十分に配慮する．

### 実習目標（＝行動目標）

①甲状腺，乳腺，頸動脈検査について，日本超音波医学会の提唱する表示法に基づいた走査法を実施できる．
②標準的な検査法を理解し，適切な探触子（プローブ）や使用周波数を選択できる．
③甲状腺乳腺頸動脈検査のスクリーニング方法を実施できる．
④表在臓器の立体的構造をイメージしながら記録できる．
⑤記録画像は指標となるものとともに描出し，誰が見てもわかるように撮像を実施できる．

### 検討課題

①甲状腺，乳腺，頸動脈検査の各臓器の臨床画像を理解する．
②患者接遇について，検者としての心構えを理解する．

### 使用機器

表在臓器には図Ⅶ-28，-29に示すような高周波プローブ（周波数7.5MHz以上）を使用する[11]．

### 解剖と走査法および表示法

日本超音波医学会の提唱する表示法に基づき走査する．

図Ⅶ-28　電子リニア型プローブ

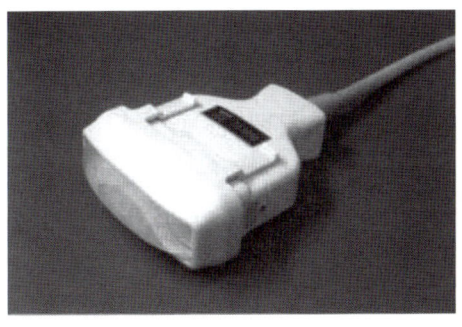

図Ⅶ-29　メカニカルセクタ型プローブ（アニュラアレイ）

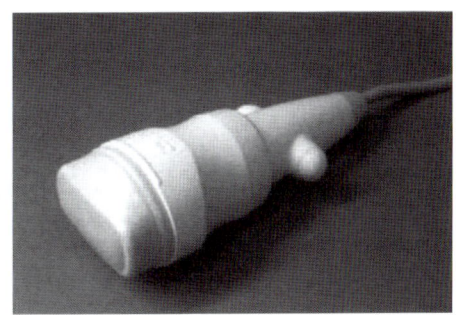

図Ⅶ-30 頸部の解剖

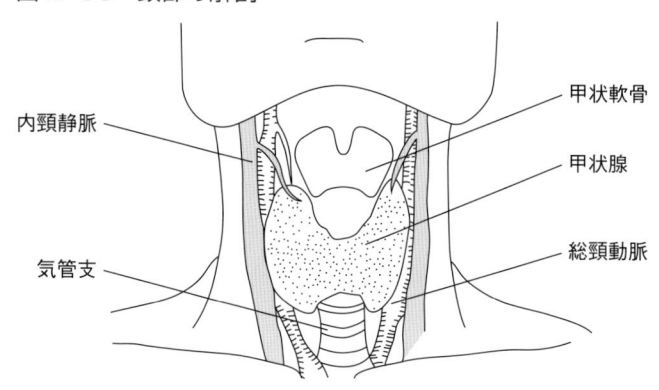

### 考察

①超音波検査は検体検査と異なる点を理解したうえで，検者が常に被検者に対して気をつけていなければいけない事項を考察する．
②甲状腺，乳腺，頸動脈検査の計測結果より健常人基準値と比較し検討する．

## A．甲状腺検査

### 目的

超音波検査は甲状腺疾患の画像スクリーニング法として適しており，特に腫瘍性病変の検出に優れ，5mm以下の小腫瘤でも容易に描出できる．びまん性疾患でもそれぞれ特徴的な所見が認められるが，Basedow（バセドウ）病や腫瘍性病変にはカラードプラが有用である．限局性病変の良・悪性の質的診断は困難な場合があり，超音波ガイド下生検が必要となることがある．

### 解剖（図Ⅶ-30）

甲状腺は内分泌臓器であり，喉頭から気管の移行部を中心に左葉右葉と両葉をつなぐ峡部からなる．上極は甲状軟骨レベルに，体部は輪状軟骨と気管レベルに位置する．重量は個人差があるが，成人で20〜25g程度である．男性は女性に比べ咽頭の位置が低く甲状軟骨が前方に突出しているため，甲状腺の位置も低い．

### 超音波画像と計測法

甲状腺の超音波画像を図Ⅶ-31に，計測法を図Ⅶ-32，33に示す．

**測定法**
①被検者を仰臥位にし，頸部が伸展するように枕を肩から頸部にかけて当てる．このとき，頭が下がりすぎないように注意する．
②プローブを表在臓器モードに設定し，頸部正中部に当て，横断像で気管を描出し，気管と両側頸動脈に挟まれた甲状腺を描出する．
③横断走査や縦断像でプローブを上下方向に動かし，甲状腺の全体像

図Ⅶ-31 甲状腺横断走査[18]

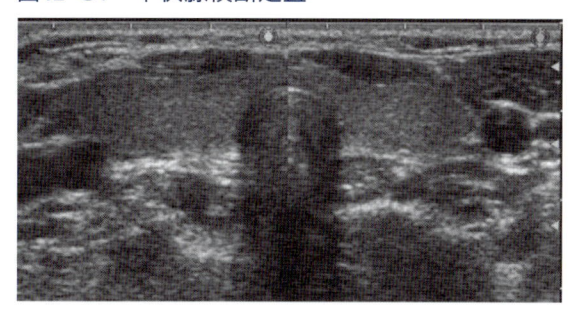

図Ⅶ-32 甲状腺横断像の計測法[4]

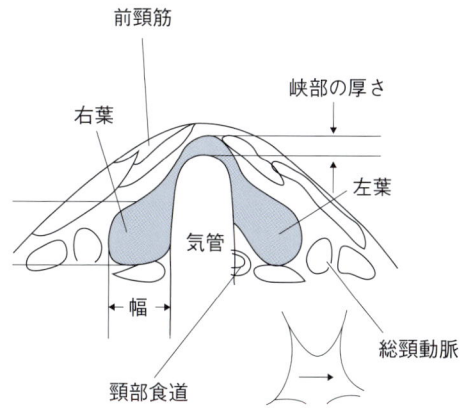

図Ⅶ-33 甲状腺縦断像の計測法[4]

表Ⅶ-1 正常成人の甲状腺の大きさ (mm)[9]

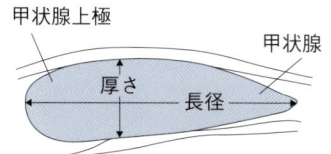

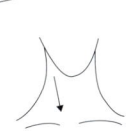

|  | 右葉 | 左葉 |
| --- | --- | --- |
| 長軸 | 43.9 ± 4.6 | 42.8 ± 5.3 |
| 厚さ | 13.2 ± 3.6 | 11.5 ± 2.9 |
| 幅 | 15.4 ± 3.1 | 14.4 ± 3.4 |
| 峡部圧 | 2.5 ± 0.9 |  |

表Ⅶ-2 甲状腺結節（腫瘤）超音波診断基準

| 所見<br>悪性度 | 形状 | 境界明瞭性 | 境界性状 | 境界部低エコー帯 | 内部エコーエコーレベル | 内部エコー性状 | 高エコー |
| --- | --- | --- | --- | --- | --- | --- | --- |
| 良性 | 整 | 明瞭 | 平滑 | 整 | 高～低 | 均一 | 粗大・単発 |
| 悪性 | 不整 | 不明瞭 | 粗雑・粗造 | 不整 | 低 | 不均一 | 微細・多発 |

を観察する．
④横断走査縦断像の断層写真を撮像する．横断走査（図Ⅶ-31）では気管を中心に右葉と左葉を連続して撮影する．
⑤甲状腺両葉および峡部の計測をし（図Ⅶ-32, 33），甲状腺のエコーレベルを観察する．

**評価** 正常甲状腺の大きさと甲状腺結節（腫瘤）超音波診断基準を表Ⅶ-1, 2に示す．腫瘤の良・悪性は形状境界境界部低エコー帯内部エコーなどより診断される．

**注意点** 実習では，衣服にゼリーがつかないよう，襟のない服装で行う．

図Ⅶ-34 乳房の解剖[4]

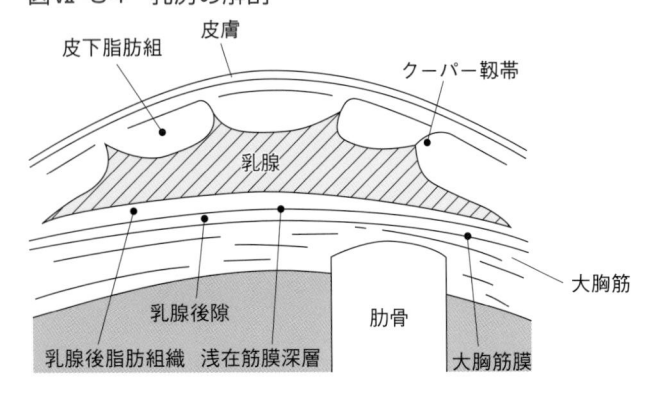

図Ⅶ-35 正常乳腺画像[18]

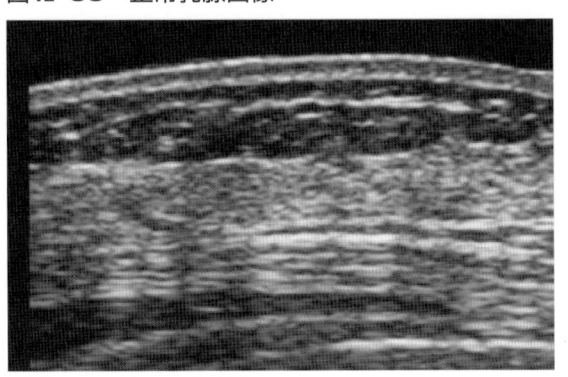

## B. 乳腺検査

### 目的

乳腺疾患の画像スクリーニング法として適しており，乳癌の早期発見に有効な検査である．妊娠中の人なども気軽に受けられる検査で，痛みも伴わない検査である．限局性病変の良・悪性の質的診断にはドプラ検査の併用や超音波ガイド下生検が行われる．

### 解剖（図Ⅶ-34）

乳房は，皮膚・脂肪組織・乳腺組織と，それらを支える結合組織からなっている．皮膚側から，浅在筋膜浅層・皮下脂肪組織・乳腺・乳腺後脂肪組織・浅在筋膜深層・大胸筋が存在する．乳腺はクーパー靱帯により吊り上げられ，クーパー靱帯は浅在筋膜浅層に連続している．成人女性の乳腺は20個程度の乳腺葉から形成され，乳腺葉は個々に乳管を有し，乳管は乳頭に連続している．

### 超音波画像とシェーマ

乳腺組織は全体が高エコー像として描出され，乳腺葉の区別は不可能である．通常，拡張のない乳管も基本的には連続する管状には観察されないが，乳管とその周囲の間質が乳腺内に不規則な低エコーとして描出される（図Ⅶ-35）．
図Ⅶ-36に乳房の領域表示を，図Ⅶ-37に乳房超音波断層像の表示法を示す．

**測定法**
① 被検者を仰臥位にし，検査側の乳房がなるべく水平になるように，背側に枕を頸部に当てて調節する（図Ⅶ-38）．
② プローブを表在臓器モードに設定し，乳房超音波断層像の表示法に従って検側の乳房に当て，脂肪組織と大胸筋に挟まれた乳腺を描出する．
③ 横断走査や縦断像でプローブを左右上下に動かし，乳腺の全体像を観察する．
④ 横断走査の断層写真を撮像する（図Ⅶ-35参照）．

### 図Ⅶ-36 乳房の領域表示[10]
A：内上部，B：内下部，C：外上部，C'：外下部，
D：外下部，E：乳輪部，E'：乳頭部

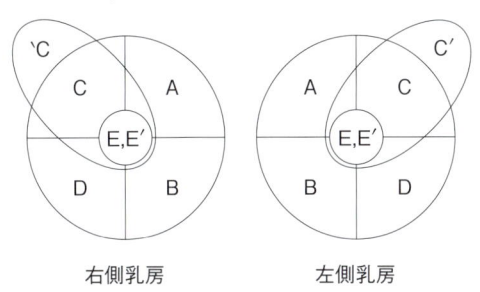

右側乳房　　　　　　左側乳房

### 図Ⅶ-37 乳房超音波断層像の表示法[10]
横断像では患者の足側から見た断面で記録し，斜断面像は横断像に準じ，縦断像は患者の右側から見た断面で記録する

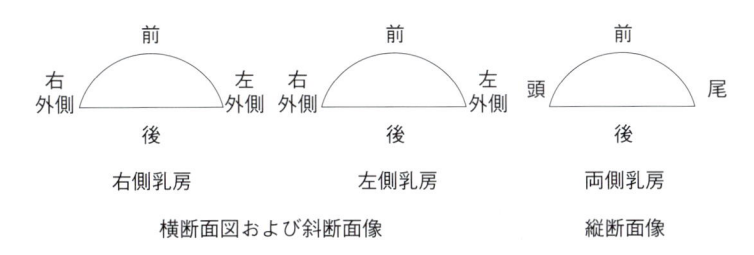

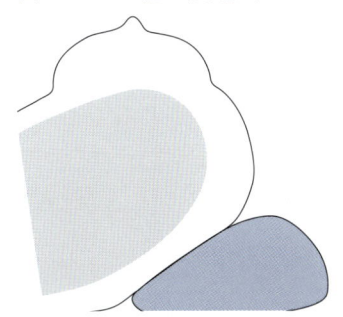

右側乳房　　　左側乳房　　　両側乳房
横断面図および斜断面像　　　縦断面像

### 図Ⅶ-38 枕の使用法[10]

**評価** 乳腺の超音波画像は，加齢・授乳経験・肥満などの背景にある理由により，描出される画像に個体差が認められる（**図Ⅶ-39，40**）．乳腺の限局性病変の質的診断を**表Ⅶ-3**に示す．限局性病変の良・悪性は形状，辺縁，境界エコー，内部エコー，後方エコー，外側（側方）陰影，縦横比などより診断される．

### 図Ⅶ-39 青年期の乳腺画像[18]
若い女性の乳腺はエコーレベルが低いことがしばしばある

→乳腺組織

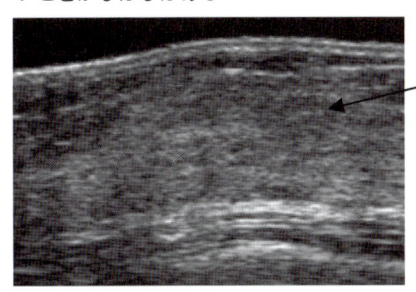

### 図Ⅶ-40 高齢期の乳腺画像[18]
加齢により乳腺組織は退縮し脂肪組織に置き換わることにより，乳腺組織は薄い

→乳腺組織
→乳腺後脂肪組織

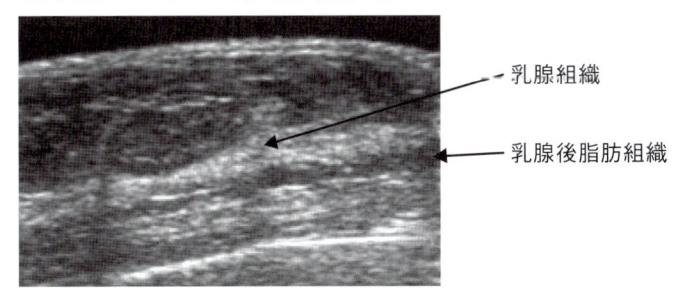

### 表Ⅶ-3 乳腺限局性病変の質的診断

| 所見<br>腫瘍 | 形状 | 辺縁 | 境界エコー（像） | 内部エコー（像） | 後方エコー（像） | 外側陰影 | 縦横比 |
|---|---|---|---|---|---|---|---|
| 良性<br>↕<br>悪性 | 整<br><br>不整 | 平滑<br><br>粗雑 | なし<br>規則的<br>線状<br>不規則<br>帯状 | なし<br>繊細均一<br><br>粗雑不均一 | 増強<br><br>不変<br>減弱<br>消失 | 著明<br><br>なし | 小<br><br>大 |

## C. 頸動脈検査

> **目的**

頸動脈はアテローム性動脈硬化の好発部位であり，表在に位置するという利点から，頸動脈エコーは非侵襲的に簡便に検査できるため有用である．頸動脈エコーは，加齢や生活習慣などの危険因子による頸動脈の壁の肥厚や内腔の状態（狭窄・閉塞）を視覚的にとらえることができる検査である．さらに，カラードプラ法やパワードプラ法を併用することで診断精度が向上する．

> **解剖**

右総頸動脈と右椎骨動脈は右鎖骨下動脈より分枝し左総頸動脈は大動脈から直接分枝する．総頸動脈（CCA）から内頸動脈（ICA），外頸動脈（ECA）が分岐する．椎骨動脈は第6頸椎から横突起に入る（図Ⅶ-41）．

> **超音波画像**

総頸動脈（図Ⅶ-42）から内頸動脈（図Ⅶ-43）が後方へ，外頸動脈（図Ⅶ-44）が前方へ分岐する．内頸動脈径は外頸動脈に比べ同じか太い．頸動脈の血管壁は内膜・中膜・外膜の3層構造であり，内膜と中膜の厚さを内膜中膜複合体（intima-media complex；IMC，図Ⅶ-45）といい，IMCの厚さを内膜中膜複合体厚（IMT）という．

**測定法**
① 被検者の体位は通常，枕は使用せず，少し顎を上げ，顔を左右に軽く傾けた状態で行う．
② 頸動脈断層像の表示法（図Ⅶ-46）に従い，プローブを中枢側（頭側）が画面上右側になるように持ち表示する．
③ 総頸動脈から分岐部・内頸動脈・外頸動脈の中枢側を観察する．
④ リニア型プローブを血管モードに設定し，Bモード断層で血管壁の性状を観察する．
⑤ 内膜中膜複合体厚（IMT）や血管径の計測をする．

図Ⅶ-41 頸動脈の走行[16]

図Ⅶ-42 総頸動脈[18]

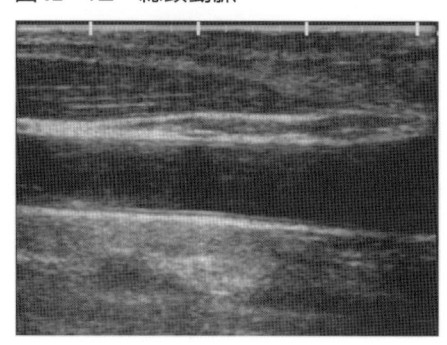

図Ⅶ-43　内頸動脈[18]

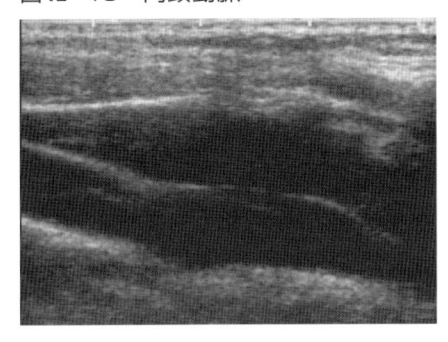

図Ⅶ-44　外頸動脈[18]

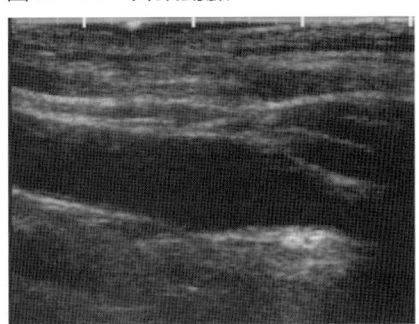

図Ⅶ-45　内膜中膜複合体厚（IMT）

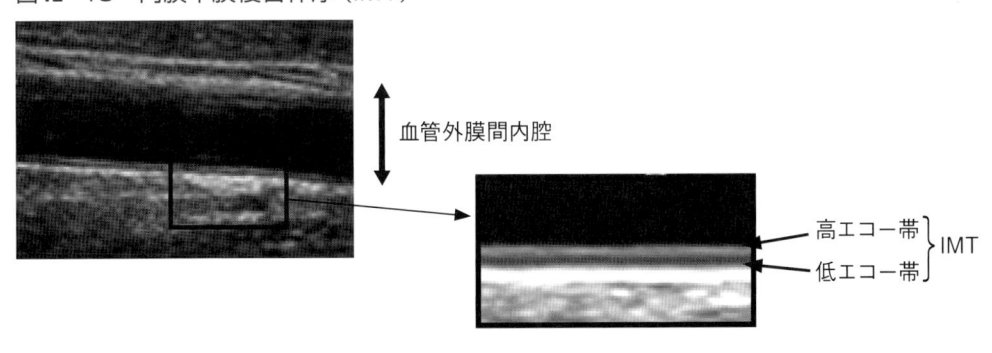

血管外膜間内腔

高エコー帯 ┐
低エコー帯 ┘ IMT

⑥カラードプラ法，パルスドプラ法にて各脈管の血流測定を行う．

**計測法**
①血管径の計測：総頸動脈の血管内腔の径を計測する．
②内膜中膜複合体厚（IMT）の計測：総頸動脈の内腔側の高エコー，低エコーを合わせた厚みを計測する（**図Ⅶ-45**）．
③血流の計測：総頸動脈・内頸動脈・外頸動脈それぞれの流速を計測する（**口絵Ⅶ-17〜19**）．

**評価**
頸動脈の計測値・血流速・形態を総合的に評価する．頸動脈検査各計測結果より基準値と比較し，また正確に計測できているか判定する．**表Ⅶ-4**に異常血流速を，**表Ⅶ-5**に頸動脈の計測値の基準値を示す．総頸動脈のIMTは1mm以下である．

**注意点**
①血管径やIMTの計測時には，血管に対して超音波のビーム斜めに入射すると過大評価になるので，ビームが血管に対して垂直になるように描出する．
②ドプラビームと血管のなす角度を$\theta$とするとき，$\theta$が大きくなるに従い血流速度の誤差も増加する．このため角度補正を行い，正確な血流速度を計測する．角度補正は60°以内を限度とし，超える場合はスラント機能を用いるかアプローチの角度を工夫する（**図Ⅶ-47，口絵Ⅶ-20**）．

図Ⅶ-46 経動脈断層像の表示法[4]

表Ⅶ-4 頸動脈の異常血流[13]

| 1 | 本来血流があるべきところに血流が存在しない |
|---|---|
| 2 | 異常高速<br>最高流速（Vmax）＞1.5m/sec（＞50％狭窄）<br>最高流速（Vmax）＞2.0m/sec（＞70％狭窄） |
| 3 | 血流波形パターンが著しい左右差を示す<br>拡張末期血流速度比（ED ratio）＞1.3 |

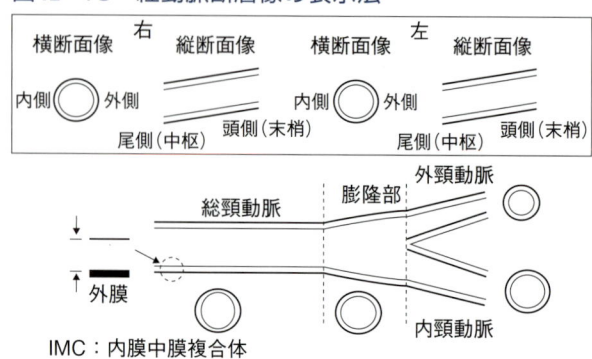

表Ⅶ-5 頸動脈の計測値の基準値[13]

| | 総頸動脈 | 内頸動脈 | 椎骨動脈 |
|---|---|---|---|
| 動脈系（mm） | 7.0±0.9 | 5.4±1.0 | 3.1±0.6 |
| IMT（mm） | 0.5〜1.0 | 0.5〜1.0 | |
| 最高血流速度（cm/sec） | 90±20 | 63±20 | 56±17 |
| 平均血流速度（cm/sec） | 47±12 | 37±13 | 30±10 |
| 拡張末期血流速度（cm/sec） | 21±7 | 21±7 | 15±7 |

図Ⅶ-47 ドプラビームと血管のなす角度

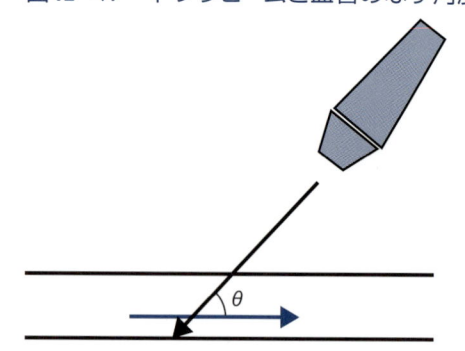

③血流速度は血管の中心で速く，壁の近くで遅いため，サンプルボリュームは血管径の2/3以上で血管径を超えない幅になるように設定する．

文献：
1) 甲状腺ガイドライン 2010年版，金原出版，2010.
2) 乳房超音波診断ガイドライン 2版，南江堂；改訂第2版，2008.
3) 佐久間浩：乳房超音波トレーニングブック，ベクトル・コア，2011.
4) 狩野元成，他：臨床検査臨地実習マニュアル，医歯薬出版，2011.
5) 永江学：手にとるようにわかる超音波検査法，2001.
6) 和賀井敏夫ほか：超音波基礎と装置，ベクトル・コア，2006.
7) 日本頭頸部腫瘍学会編：頭頸部癌取り扱い規約（改定第4版），金原出版，2007.
8) 甲状腺外科研究会編：甲状腺癌取り扱い規約（第6版），金原出版，2007.
9) 高梨 昇：甲状腺・唾液腺アトラス，ベクトル・コア，2006.
10) 佐久間浩ほか：Medical Technology別冊／乳房超音波実践マニュアル，2005.
11) 佐久間浩：乳房アトラス改訂版，ベクトル・コア，2005.
12) 日本乳腺学会編：臨床・病理 乳癌取り扱い規約 第16版，金原出版，2008.
13) 遠田栄一ほか：Medical Technology別冊／頸動脈・下肢動静脈超音波検査の進め方と評価法．2004.
14) 日本超音波検査学会監修：血管超音波テキスト．医歯薬出版，2005.
15) 宮本幸夫ほか臨床画像．超音波データブック，11月臨時増刊号，メジカルビュー社，2003.
16) 北川敬康ほか：血管超音波検査．日本放射線技術学会雑誌60巻12号 1651-1661.
17) 奥田大輔：当院における頸動脈超音波検査の現状 2004.
18) 天理よろづ相談所病院腹部超音波検査室：写真提供

（後藤きよみ）

# VIII

# 磁気共鳴画像検査（MRI）

## VIII 磁気共鳴画像検査（MRI）

# 1 装置

### 目的

本項では病院やメーカーの展示室での見学を想定して実習をすすめる．
MRI装置は撮影中でなくても非常に強力な磁場を発生しており，被検者や見学者が不用意に撮影室に入室することは危険である．実習に先立ち，撮影（検査）の原理や手技を復習すると共に，MRI検査の安全管理やリスク，禁忌などを十分に理解する．
MRI撮影の人体への影響や危険性を理解し，安全に撮影を行うためのチェック項目や患者への処置ができるようにする．

### 実習前の基礎知識

①撮像の原理が説明できる．
・磁気共鳴現象とは何か．
・受信したNMR信号から断面像を作るためには，傾斜磁場，共鳴周波数，二次元フーリエ変換という手法を組み合わせる．MRI画像の再構成法をこれらの用語を用いて説明できる．
・T1強調画像，T2強調画像，プロトン強調画像，それぞれの特性を説明できる（図VIII-1）．
②MR装置の構成を説明できる．

図VIII-1　撮像方法による信号強度の違い

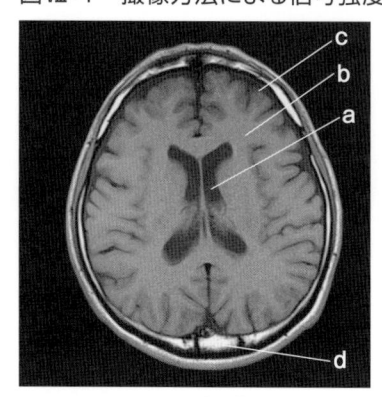

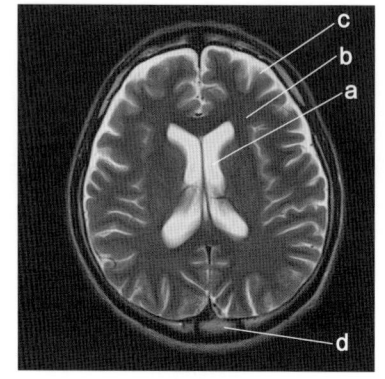

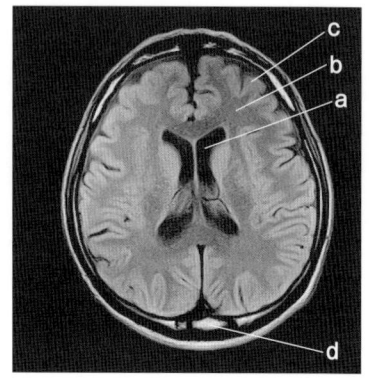

T1強調像　　　　T2強調像　　　　プロトン像

a：脳室（髄液），b：白質，c：灰白質，d：頭蓋骨（骨）

## 実習目標（＝行動目標）

①検査前の安全確認と問診ができる．

②検査の禁忌とその理由を理解している．

③造影検査の禁忌を理解する．

④造影剤の投与によりおこる副作用とその対処を理解している．

⑤撮影部位や目的により受信コイルが選択される．受信コイルの装着と撮影部位の固定ができる．

## 検討課題

①MRIのアーチファクトとその対処方法について
- ・呼吸の動きによるアーチファクト
- ・心臓の動きによるアーチファクト
- ・体内金属によるアーチファクト

②特殊な撮像方法［拡散強調画像，MRA，MRCP］の特徴と目的について

### 図Ⅷ-2 MRI検査室の例

MRI検査室の配置と内部の様子．A：撮影室——撮影装置本体が設置され，受信コイルやインジェクタ（造影剤の注入装置）などの備品が置かれている．この部屋は電磁シールドされている．B：撮影室扉——撮影室入口には，室内では強い磁気を発生していることなど注意を促す掲示が義務づけられている．C：制御室——コンピュータおよびポンプ，電源部が設置されている．空調が施され24時間クーリングしている．D：操作室——MRI装置の操作および画像の確認を行う．被検者監視モニタやインジェクタのコントローラなども備えている

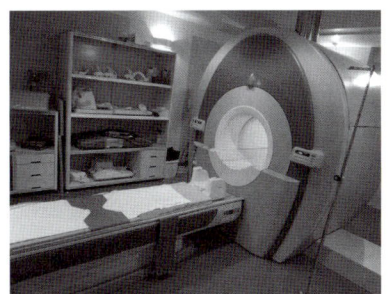

▲ A：撮影室

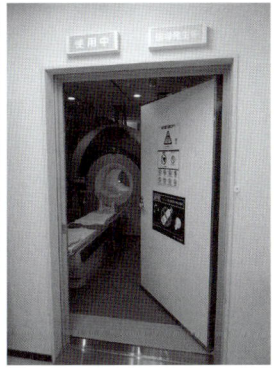

B：撮影室扉 ▶

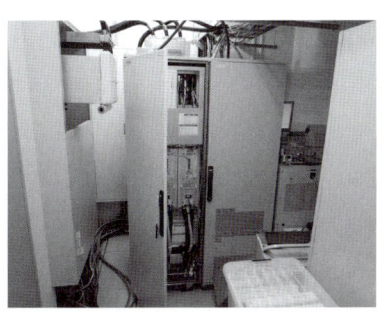

▲ C：制御室

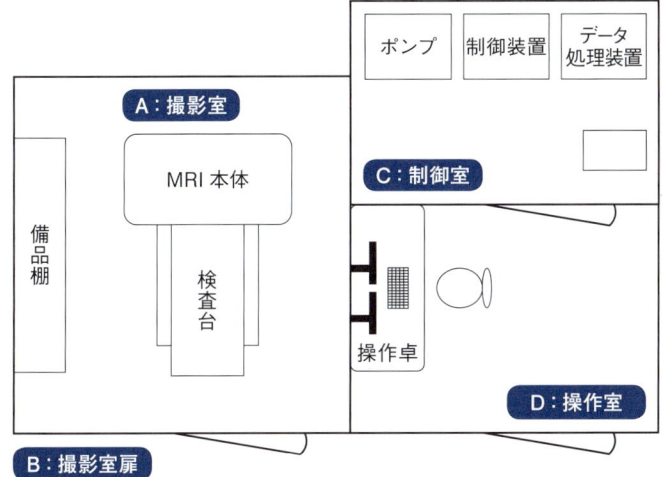

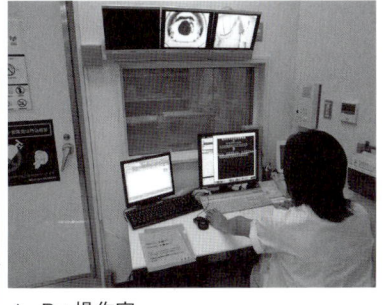

▲ D：操作室

VIII 磁気共鳴画像検査（MRI）

# 2 検査法

### 実習準備

■検査室に持ち込んではいけないものは何か
①検査室に誤って持ち込まれる可能性のある持込禁止物には何があるかを考える．
■検査の禁忌と検査前の問診票
①禁忌を絶対禁忌と相対禁忌にわけて理解する．
②実際に使っている問診票のチェック項目とその理由を理解する．
■検査前の被検者（患者）への説明
①被検者への説明の要点を整理する．
■急変時の対応
①検査によって気分が悪くなる，あるいは造影剤の投与により副作用が起きた場合の対処を確認しておく．（緊急時の対応も含める）

**器具**
①受信コイル
・撮影部位や目的により受信コイルが選択される．受信コイルの種類を調べる．
②撮影部位による検査台への患者の固定
・固定に使うマット，タオル，ベルトなどの使い方を確認する．

**方法**
■検査の流れ
MRI検査の被検者（患者）の受付から検査終了までの作業は以下のような流れである．実際に被検者モデルを使って検査の流れを確認する．
①被検者（患者）の受付（**図VIII-3, 4**）
本人確認，造影検査の場合には承諾書の確認，検査前の確認票の記入，被検者への検査の説明と注意，被検者の金属など装着物の確認，被検者の着替え
②被検者を検査室へ誘導し検査台に固定
再度金属類の確認，撮影室へ入室，受信コイルなどの装着，検査台に固定，検査の説明
③操作室での撮影プロトコルの選択※と各種パラメータ（撮影条件など）の調整と設定

図Ⅷ-3 確認票
確認票の例．上段が絶対的禁忌や身体から外すことのできない金属類についてのチェック項目，下段が検査前に外していただく金属などのチェック項目となっている．このほか，輸液ポンプなどは検者が目視で確認する．点滴台・車椅子・ストレッチャーは撮影室に持ち込める専用のものを使う

---

# MRI 検査準備票

検査日時　　年　　月　　日　　時　　分

MRI 検査を受けられる方は必ずお読みください。
MRI 検査は磁気と電波を利用して体内の情報を画像化する検査です。

検査を安全に行うために、下記の項目について確認いたします。
該当しなければ、いいえ×でお答えください。

| 項　目 | × | 項　目 | × |
|---|---|---|---|
| 心臓ペースメーカー |  | 体内に金属材料を使う手術 |  |
| 人工内耳 |  | 持続点滴装置 |  |
| 人工関節（関節に手術） |  | その他医療機器 |  |
| ステント・クリップ・コイル |  | 閉所恐怖症 |  |
| インプラント |  | 喘息・アレルギー |  |
| 入れ墨・アートメーク |  |  |  |

検査室へ金属や磁性体を持ち込む事はできません。次のものは故障したり画像に悪影響を及ぼしたりすることがありますので、検査前に必ず取り外して下さい。
下記のものを、検査直前に外したかを確認し、チェック✓を記入してください。

| 項　目 | ✓ | 項　目 | ✓ |
|---|---|---|---|
| 時計 |  | 補聴器 |  |
| 眼鏡 |  | 取り外せる義歯 |  |
| カギ |  | コルセット、サポーター |  |
| ライター |  | カイロ |  |
| ヘアピン |  | エレキバン、湿布薬 |  |
| ネックレス |  | カラーコンタクトレンズ |  |
| 銀行カード、キャッシュカード |  | その他金属を使ったもの |  |
| 定期券、診察券 |  |  |  |
| 携帯電話 |  |  |  |

ご確認署名欄　　上記をご確認記入の上、ご署名ください。

（本　人）＿＿＿＿＿＿＿＿＿＿＿＿＿＿＿＿

検査を受ける方が小児もしくは意識障害などがある場合

（代理人）＿＿＿＿＿＿＿＿＿＿＿＿＿　　（患者さまとの間柄：　　　　）

○○病院　診療放射線科　MRI 室　電話○○-○○○-○○○○内線○○

図Ⅷ-4　造影検査の同意書
造影検査を受ける患者には，医師が造影検査の内容やリスクの説明をし，同意をいただく．この文書は複写紙になっており，一方を患者自身が所持し，もう一方を診療録（カルテ）に添付し保管される

## MRI造影検査を受けられる方へ

### 造影剤のご説明・問診・同意書

Q. 造影剤とは何ですか？

A. 画像診断にあたって情報量を増やすために画像コントラストをつける検査薬です。通常、静脈内に投与します。MRI検査では、ガドリニウムイオン製剤や鉄製剤が使われます。

　腎機能が正常であれば、注射後に6時間で約90％は尿として排泄され、やがて全てが体外に排出されます。

Q. 副作用はあるのでしょうか？どのような人には造影検査ができないのでしょうか？

A. 造影剤の副作用として熱感、嘔気、くしゃみ、動悸、血圧上昇あるいは低下、じんましんなどが生じることがあります。副作用の発現率は軽症のものも含めて2.4％前後と報告されています。ただしアレルギー体質の方は副作用を生じる可能性が約3倍高いといわれ、なかでも喘息の方は約10倍といわれています。喘息の方や腎機能低下がある方は原則的には造影検査できません。

　副作用は通常は投与直後におきますが、検査終了後数時間から数日後に発症する遅発性副作用が生じることもあります。また100万人に3人ほどの割合で死亡例を含む重篤な副作用も報告されています。

＜造影剤問診＞
　　　　　　科　依頼医師名　　　　　　　　　　　　　　年　月　日
　下記の項目に○で答えて、体重をご記入下さい。
1. 今までに造影剤（注射）を用いた検査を受けたことがありますか？
　　（ない、ある）　CT、MRI、腎臓検査　その他（　　　　　　　　　）
　　その時、副作用はありましたか？
　　（ない、ある）　発疹、吐き気、その他（　　　　　　　　　　　）
2. 喘息、アレルギー性の病気、その他、持病がありますか？
　　（ない、ある）　喘息、アレルギー、じんましん、
　　　　　　　　　腎疾患、甲状腺疾患、透析中、心疾患
　　　　　　　　　その他（　　　　　　　　　　　）
　　　　　　　　　　　　　　　　　　　　　体重　　　　kg

＜同意書＞
私は今回のMRI検査における造影剤使用に関して上記の検査の方法、目的、ならびにそれに伴う危険性、副作用などについて説明を受け、その必要性につき理解しました。
つきましては、検査を受けることに同意します。
○○病院　　　　　　　　　科　部長・医長　　　　　　　　殿
○○病院院長殿　　　　　　　　　　　　　　　　年　月　日
　本 人 署 名　　　　　　　　　　代理人署名
（検査を受ける方が未成年もしくは意識障害などがある場合には代理人が署名します）

○○病院　診療放射線科　MRI室　電話○○-○○○○-○○○○内線○○

患者基本情報（氏名，IDなど）を確認，撮影部位と目的に応じた撮影
※プロトコルの選択：MRIの撮影条件は基本となる条件（シーケンス）が予め組まれており，これを基本プロトコルという．さらに，撮影部位や目的によって基本プロトコルをセットにしてあり，これを選択して撮影するのが一般的である．ただし検査目的やさまざまな条件により基本プロトコルの細部を調整して撮影することも多い．

④撮影

撮影はプロトコルに従い装置が自動で行うので，検者は被検者の状態などを監視していればよい．

⑤終了

被検者を台から降ろし状態の確認をする．気分が悪くならなかったか，痛みなどを感じなかったかなどを確認する．造影検査の場合には副作用発現がないことを確認し，検査を終了する．

■受信コイルの種類と装着，被検者の固定

受信コイルはメーカーにより性能や形状が改良されており，種類や形状のバリエーションが種々ある．受信コイルは撮影部位に応じて被検者に装着したり，あるいは切り替えて使う．被検者とコイルの固定と装着には撮影部位と目的に適した方法があり，検者の工夫が必要である．被検者の身体の固定とコイル装着の要点を以下にあげる．

①解剖学的に分かりやすい（病変を映しやすい）位置と方向
②姿勢に無理がなく撮影時間に堪えられること
③適切なコイルの選択
④部位およびコイルが動かないこと（モーションアーチファクトの軽減）
⑤腕や足の位置，コードの引き回しなど火傷が生じないように配慮すること

**結果**
①撮影した画像は目的の部位全体が映せたかを確認する．
②画像での解剖を理解する．

**評価**
①異常所見があるか確認する．
②アーチファクトがあるか確認する．
③撮像した画像にアーチファクトがあれば指摘し，どうして現れたアーチファクトか考察する．

文献：
1) 臨床検査学講座／生理機能検査学　医歯薬出版　2011
2) MRIの原理と撮像法／基礎から高速撮像まで　メジカルビュー　2000
3) MR撮像技術学　オーム社　2008

（鶴岡尚志）

# IX

## 熱画像検査

# 1 熱画像検査（サーモグラフィ検査）

### 目的

熱画像検査は人体から放射される熱を検出し，得られた温度分布を画像に表示し，温度分布の異常，皮膚温度の高・低の異常から臨床診断や経過観察の補助手段として用いられる．しかしながら体表温度は環境因子や生理的因子により強い影響を受ける．実習を通してこれらの点について検討・考察し，臨床に有用な熱画像データを得るためのポイントと検査の概要を理解する．

### 実習前の基礎知識

①熱画像検査の臨床的意義を説明できる．
②絶対温度（ケルビン：K）が説明できる．
③プランクの式（Plankの放射公式），ステファン・ボルツマン（Stefan-Boltzmann）の法則を調べ，熱画像測定との関わりを説明できる．
④検査結果に影響する環境因子をあげることができる．
⑤熱的平衡，中立温度が説明できる．
⑥測定時の注意事項を説明できる．

### 実習目標（＝行動目標）

①熱画像検査の実習を行うための装置・器具を揃えることができる．
②安静時熱画像測定の手順を把握し測定することができる．
③冷水負荷試験の意義および測定手順を理解し，冷水負荷試験が測定できる．
④測定結果の良否を判断できる．
⑤装置を正しく操作することができる．

### 検討課題

①測定環境（室温，湿度，直射日光，風，熱源）の影響について考察する．
②室温順化時間の必要性について教科書および実習の結果から考察する．
③冷水負荷試験の回復過程（回復率）をグラフ化し，結果について考察する．
④熱画像検査で高温相，低温相を呈する疾患を上げなさい．
⑤冷水負荷試験で回復の遷延する疾患を上げなさい．

## 原理

### ■ 医用熱画像検査法の種類

熱画像検査は，生体の皮膚表面から（皮下1mm以内）**放射される赤外線を測定する遠隔式熱画像検査法**（テレサーモグラフィ）と生体皮膚表面の**温度分布を直接測定する接触式熱画像検査法**（コンタクトサーモグラフィ）に大別できるが，今日では遠隔式熱画像方式が主流である．

### ■ 人の皮膚表面から放射される電磁波

絶対温度が0K以上のすべての物体表面から電磁波が放射されるが，**人の皮膚表面から放射される電磁波は赤外線やマイクロ波で，その大部分は赤外線**である．

K：ケルビン

### ■ 黒体からの放射

黒体が絶対温度T（K）である時，黒体表面から放射されるエネルギーはプランクの放射公式で表される．このエネルギーを全波長にわたり積分し放射される赤外線の全エネルギー量Mを求める．これを**ステファンボルツマンの式**「物体から放射されるエネルギーは黒体の温度の4乗に比例する」$M=\sigma T^4$ にあてはめて赤外線量Mから温度Tの計測を行う．

赤外線の放射・吸収に関して人体は黒体のような理想物体ではないが，常温では黒体に近い0.98〜0.99の放射率（ε）を有している．

0K：絶対零度(-273℃)

### ■ 赤外撮像装置の原理

赤外撮像装置に使われる赤外検出器はHgCdTeまたはInSbの光子型検出器であるが，使用に際しては冷却が必要で，冷却には液体窒素（−196℃）やペルチェ効果による電子冷却，ヘリウムガスを圧縮，膨張して検出器を冷却するスターリングクーラ方式の装置などがある．また，最近ではボロメータを用いた非冷却方式の装置も市販されている．

## 装置・器具

1班：10名

・サーモグラフィ装置　1台（ビデオプリンタ記録紙）

※液体窒素使用装置は液体窒素が必要となる．

・手置き台　1台（両手検査時に使用）
・洗面器　1個（冷水負荷用：氷，水，温度計1個，タオル1枚）
・ストップウォッチ　1個
・椅子（被検者用）　1脚
・温度（室温）・湿度計

液体窒素は，事前に準備しておく．

## 測定準備

①被検者×2名，装置オペレーター担当者×2名，記録係2名，実習セッティング係×4名を決める．

②サーモグラフィ測定環境を整える．

・無風環境であること．
・室温は22〜26℃程度（20℃以下の条件は避ける），湿度は50〜70％に保つ．
・付近に発熱体（太陽光，ストーブ，ヒータ，白熱灯）がないこと．

③サーモグラフィ装置を設置し，電源を入れる（**図Ⅸ-1，2**）．
④測定環境が整ったら，被検者は測定体位で安静を保つ．
⑤冷水負荷用0℃の氷水の調整：洗面器に水を張り，十分な氷を入れ，温度計で水温を測り0℃の氷水を作成する準備をする．

**測定法**

■ 安静時の測定（25℃無風状態）

①被検者情報の入力・測定条件の記録：被検者の年齢，性別，氏名を検査装置に入力し，室温，湿度，天候や特記事項を記録しておく．

②撮影対象：両手

③画像設定（装置設定）

・撮影時間（走査時間）：1秒

・温度レンジ（幅）：固定（6～10℃），感度×1，中心温度30℃前後，

・手置き台の上で，両手（手背）の指尖から手首までが画像に収まるようにズームキーを調節し，次いで画像の焦点を合わせる．

④温度測定領域・点の設定：領域（area）測定機能を有する装置では両手第2指の甘皮を含む1cm$^2$程度のareaを設定し，両手背部の中心を含む約10cm$^2$のareaを設定しておく（**図Ⅸ-3**）．

area測定機能のない装置では多点温度機能を用い，両手の第2指および最高温度の指尖部，最低温度の指尖部の甘皮部付近を測定ポイントとする（**図Ⅸ-4**）．

⑤測定

・温度計測モードで両手背部の所定のareaまたは測定ポイントを計測・記録する．

・ビデオプリンタに記録し内部メモリあるいは外部メモリに保存する．

・室温馴化の影響をみるためモニタ画面で観察を続け，温度変化が安定したら，両手背部の所定のareaまたは測定ポイントを計測・記録し，冷水負荷前のコントロール画像とする．データはビデオプリ

図Ⅸ-1 サーモグラフィ装置本体

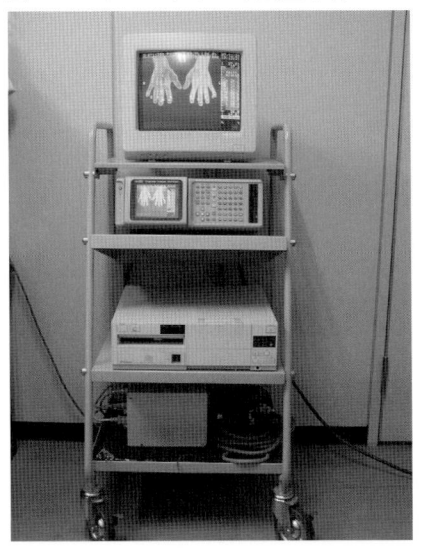

図Ⅸ-2 サーモグラフィ検出器（三脚含む）と手置き台

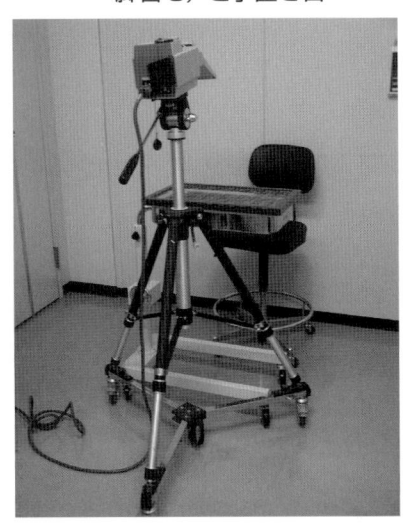

#### 図Ⅸ-3 温度エリア測定（温度領域）
エリアを指定して測定できる装置の場合は，設定したエリアを他の部位にコピーして用いるとよい（エリア測定では平均・最高・最低の各温度が測定できる）．図は第2指尖部（右：A，左：B），手背部（右：C，左：D）

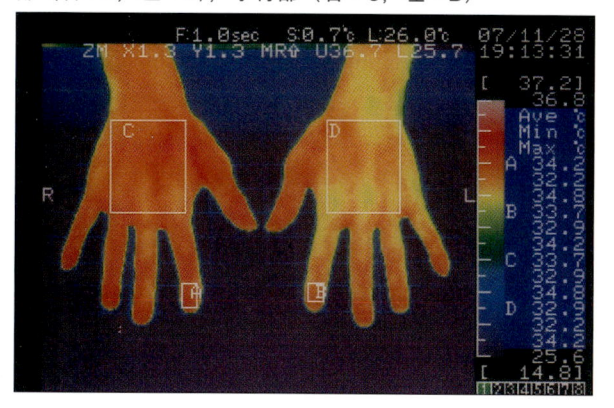

#### 図Ⅸ-4 多点温度測定
右——a：第2指甘皮部，b：第3指甘皮部，c：第4指甘皮部，d：第5指甘皮部，i：手背部
左——e：第2指甘皮部，f：第3指甘皮部，g：第4指甘皮部，h：第5指甘皮部，j：手背部

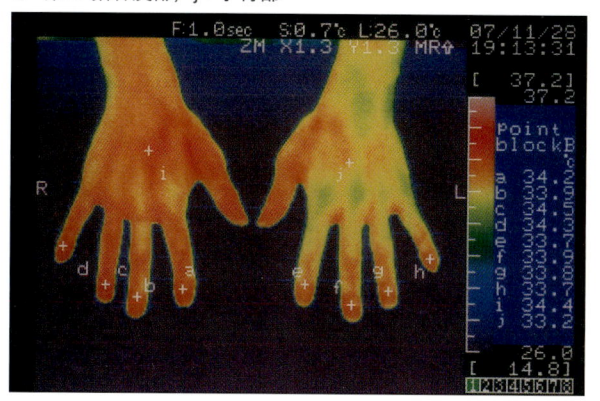

ンタに記録し，内部メモリあるいは外部メモリに保存する．安定するまでの時間を記録し，表（**表Ⅸ-1**）にまとめる．

■ 冷水負荷試験

① 冷水負荷用に0℃の氷水を調整・準備し手置き台の横に準備する（温度計，タオル）．
② 冷水負荷：0℃の氷水に10秒間，両手首まで浸漬し，直ちにタオルで水を拭いとる．
③ 直後：直後の画像を撮像し，area温度あるいは測定ポイントを計測・記録する．
④ 負荷後：引き続き2分→5分→7.5分→10分→15分→20分まで負荷後の測定・記録を行う．
　※負荷後，皮膚温が負荷前温度に回復し，安定した場合は10分までの測定とする．
⑤ 冷水負荷試験における温度回復曲線（回復率）は下記の式を用いて計算する．

回復率＝（t分後皮膚温−直後皮膚温）／（負荷前皮膚温−直後皮膚温）×100

> 多点機能での測定では，両手第2指の指尖甘皮部2点を経時的に測定する．

### 結果

＜実習1　安静時負荷前の測定＞

サーモグラフィ装置で観察開始の温度，皮膚温の安定した時点の測定温度・経過時間

表Ⅸ-1　室温馴化（負荷前）の測定結果（area測定の場合は平均温度を記入）

|  | 右手 |  |  |  | 左手 |  |  |  |
|---|---|---|---|---|---|---|---|---|
|  | 2指 |  |  |  | 2指 |  |  |  |
| 測定直後 |  |  |  |  |  |  |  |  |
| 温度安定（　分後） |  |  |  |  |  |  |  |  |

**<実習2　冷水負荷試験>**（0℃・10秒間負荷）

実習1の20分後を冷水負荷の負荷前コントロールとし，冷水負荷直後→2分→5分→7.5分→10分→15分→20分までの記録を表にまとめグラフ化する（**表Ⅸ-2**）．

表Ⅸ-2　0℃・10秒間冷水負荷試験結果（area測定は平均温度を使用）

|   |   | 負荷前 | 直後 | 2.5分後 | 5分後 | 7.5分後 | 10分後 | 15分後 | 20分後 |
|---|---|---|---|---|---|---|---|---|---|
| 右 | 第2指 |  |  |  |  |  |  |  |  |
|   | 回復率 | ― |  |  |  |  |  |  |  |
|   |   |  |  |  |  |  |  |  |  |
|   | 回復率 | ― |  |  |  |  |  |  |  |
|   |   |  |  |  |  |  |  |  |  |
|   | 回復率 | ― |  |  |  |  |  |  |  |
| 左 | 第2指 |  |  |  |  |  |  |  |  |
|   | 回復率 | ― |  |  |  |  |  |  |  |
|   |   |  |  |  |  |  |  |  |  |
|   | 回復率 | ― |  |  |  |  |  |  |  |
|   |   |  |  |  |  |  |  |  |  |
|   | 回復率 | ― |  |  |  |  |  |  |  |

回復率＝（t分後皮膚温―直後皮膚温）／（負荷前皮膚温―直後皮膚温）×100

**評価**

①熱画像検査の測定条件（室温22〜26℃，湿度50〜70％，無風，熱源のない環境）について考察する．

②室温（バックグランド）とサーモグラフィ画像との関係について考察する．

③<実習1>から室温馴化時間の必要性について考察し，加えて室温との関係，着衣の影響，中立温度について考察する．

④<実習2>の冷水負荷試験回復過程について検討し，あわせて冷水負荷で回復の遷延する疾患について調べる．

⑤生体（温血動物）の体温および皮膚温と血流・神経・代謝との関係について考察し，熱画像検査における血管性由来の疾患，神経由来の疾患，代謝異常由来の疾患を調べる．

**臨床的意義**

サーモグラフィー検査は閉塞性動脈硬化症をはじめとする末梢循環障害（レイノー病，バージャー病，糖尿病性末梢循環障害など）では温度低下，炎症性皮膚疾患，精索静脈瘤や神経ブロックの効果などでは血行亢進による温度上昇，乳腺腫瘍（組織代謝活性亢進）などの体表近くに存在する腫瘍性病変では温度上昇を認め，**表Ⅸ－3**にあげた診断や評価に有用である．

また近年では，空港や公共施設などにおいてSARS（severe acute respiratory syndrome：重症急性呼吸器症候群），新型インフルエンザなどの新型感染症の検出スクリーニングとして用いられている．

表Ⅸ-3　サーモグラフィ検査適用疾患（サーモロジー学会基準）

| 適用領域 | 適用疾患 | 診断原理 |
|---|---|---|
| 血行障害 | 動脈狭窄・閉塞性疾患，静脈瘤，動静脈瘤血管奇形，リンパ浮腫などの疾患，血流に影響を及ぼす薬剤・治療法の効果の経過観察，移植皮膚片の活着状況の判定，インポテンツの病態分析 | 組織血流量の推定と血流分布異常または異常血管による温度分布異常の発見 |
| 代謝異常 | 多くの皮膚疾患，皮下組織疾患 | 組織代謝率の異常部位の発見 |
| 慢性疼痛 | 慢性疼痛性疾患，頭痛，後頭神経痛，三叉神経痛，内臓関連痛，脊髄神経根刺激症状（椎間板ヘルニアなど）などの神経疾患および間欠性跛行など | 侵害受容器由来の慢性疼痛と血管性疼痛および筋肉虚血性の疼痛の存在部位の温度異常分布の発見 |
| 自律神経障害 | 自律神経疾患，脊椎神経疾患および交感神経系に影響を及ぼすと思われる神経疾患，神経ブロックの効果判定，麻酔深度および部位の判定，Raynaud疾患の各負荷による分析，電気刺激の効果判定 | 自律神経，ことに交感神経系の活動度の神経皮節温度分布（thermatome）による分析，負荷反応分析 |
| 炎症 | 各種表在性急性炎症，リウマチ様関節炎・慢性炎症の経過観察や消炎剤の治療効果の判定 | 炎症による高温の発見と指標化による炎症の程度の判定 |
| 腫瘍 | 乳房腫瘍，甲状腺腫，皮膚腫瘍，骨肉腫，陰嚢水腫，その他の表在性腫瘍，転移性腫瘍の発見と悪性度の判定 | 代謝率の異常による鑑別診断，動脈吻合による高温皮膚静脈の発見 |
| 体温異常 | 神経性食欲不振，温度中枢の異常を思わせる疾患，ショックのモニター | 体温の異常と末梢温の格差のモニター |

## サーモグラフィ撮影上のテクニカル・ガイドライン（日本サーモロジー学会基準案）

①室温は無風に保つ（エアコンは一時切ること）．

②高温の赤外線源を計測部位から遮蔽すること（スチーム等と患者の間に衝立などを置くこと）．

③室温は25℃±1℃に保つこと．撮影の都度，室温，湿度を記録しておくこと．

④冬季は室温順化時間を20分以上おくこと．

⑤検査前4時間は禁煙．

⑥湿布薬，冷湿布，ジアテルミー[注1]などの理学療法は検査当日は禁止すること．

⑦EMG，動脈造影，ミエログラム[注2]はサーモグラフィ検査の前24時間は実施せぬこと．針刺入式のEMGとは72時間をあけること．できればサーモグラフィ検査を先行させること．

⑧関連情報として次の項目を必ず，病歴に記載すること．

氏名，性別，年齢，主訴，たばこ，アルコール，利腕，疼痛のある部位（図示），冷感，温熱感，撮影日・時間，室温，湿度，壁温

⑨画像の再現性と経時的変化を確認するために最初に撮影した画像と同一部位を最後にもう一度確認すると良い．

注1）ジアテルミー：温熱療法（高周波治療）
注2）ミエログラム（ミエログラフィー）：脊髄腔の形状・交通性をみる検査（X線，MRI）

文献：
1) 日本サーモグラフィー学会編：医用サーモグラフィー．中山書店，1984．
2) 藤正　巌監修：最新医用サーモグラフィ―熱画像診断テキスト―．日本サーモロジー学会，1999．
3) 清水加代子ほか：臨床検査技術学7　生理検査学・画像検査学，医学書院，2003．
4) 椎名晋一ほか：臨床検査講座17　臨床生理学．医歯薬出版，1998．

（司茂幸英）

# X

# 一次救命処置

# 1 一次救命処置 (basic life support ; BLS)

## 1 自動体外式除細動器 (AED) 操作を含む一次救命処置

### 目的

突然，心肺停止もしくは心肺停止に近い状態になった人に対して，AEDや感染防護具などの簡易器具以外には特殊な医療資材を必要とせず，誰でも実施できる一次救命処置（BLS）を体得する．

### 実習前の基礎知識

①BLSの必要性が説明できる．
②心肺蘇生と社会復帰率の関係を説明できる．
③AED（automated external defibrillator）が適応となる心電図波形を説明できる．
④胸骨圧迫（心臓マッサージ）の方法を説明できる．
⑤AEDの操作方法を説明できる．

### 実習目標（＝行動目標）

①BLSの意義を理解する．
②誰もがAEDが使えるようにした意義を理解する．
③心肺蘇生に効果的な胸骨圧迫を修得する．
④BLSが，必要に応じて，いつでも実践できるようになる．

### 検討課題

①臨床検査技師がBLSを実施するうえで必要な知識と技術は何か．
②AEDが適応となる心電図波形と病態は何か．
③フェイスシールドやフェイスマスクの意義は何か．
④救急車到着後，救命救急士または医師に伝えるべき事柄は何か．

X 一次救命処置

**原理** 胸骨圧迫を100〜120回／分以上で繰り返す心肺蘇生(cardiopulmonary resuscitation；CPR)やAEDを用いた除細動，異物で窒息をきたしたときの気道異物除去などを実施する．

**器具**
・CPRトレーニングマネキン（成人，できれば小児・乳幼児も）
・ハイムリック法トレーニングマネキン
・フェイスシールド
・アルコール綿
・AEDトレーニング・シミュレータ

**操作法**

■ 求められる一次救命処置（BLS）

①倒れているヒトを発見したら素早く駆け寄り，安全を確認したのち，やさしく肩を叩きながら意識確認する．

②反応がない場合，大声でヒトを集め「意識がないヒトがいます」，「119番に電話して救急車を呼んで下さい」，「AEDを探して持ってきて下さい」と指示する．

③気道確保（Airway）を行い，5秒以上10秒未満で呼吸確認を行う（**図X-1左・中**）．胸と腹部の動きを観察する．

④感染防護具を用い1〜2秒で胸が挙上する人工呼吸を2回行う(省略可)．

⑤5秒以上10秒未満で頸動脈の脈拍確認を行う（省略可）．

⑥呼吸も脈拍も確認できない場合は，ただちに胸骨圧迫（心臓マッサージ）を実施する．胸の中央（胸骨の下半分）に手を置き，もう一方の手をしっかり重ね，肘を伸ばし，垂直に胸が約5cm程度沈むことを確認しながら100〜120回/1分間以上のリズムで胸骨圧迫を繰り返す（**図X-1右**）．圧迫と圧迫の間の除圧を意識する．なお，人工呼吸は可能な場合のみで可．ちなみに，胸骨圧迫30回，人工呼吸2回を1セットとして繰り返すことをCPR（心肺蘇生法）とよぶ．

⑦AEDが到着したら，他の救護者と協力して胸骨圧迫を継続しながら，AEDの電源を入れて起動させる．AEDの指示に従って，電極パットを装着し，コネクタをAED本体に接続する．

⑧AEDが心電図を自動解析し，ショックが必要と判断したら，自分を

図X-1 気道確保（頭部後屈―あご挙上）

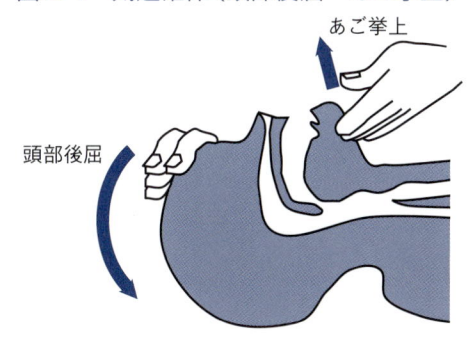

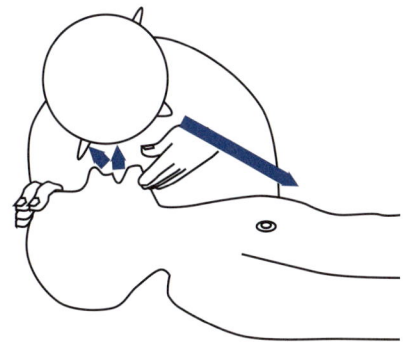

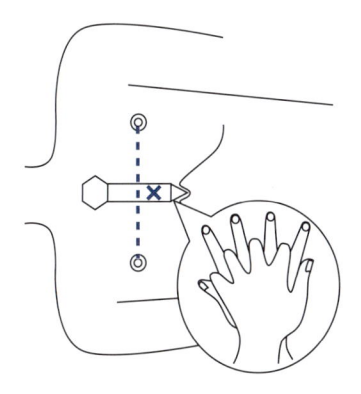

図X-2 窒息サイン
　　　（universal choking sign）

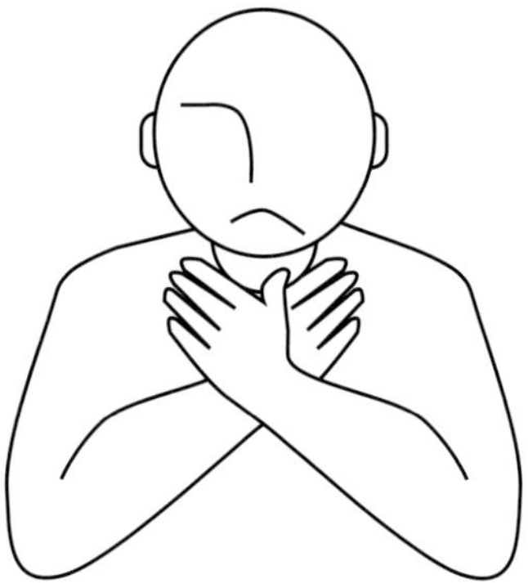

含む周囲のヒトの安全を完全に確保した上で，AEDのメッセージに従い放電ボタンを押す．

⑨電気ショック後，明らかな反応が現れなかった場合は，即座に胸骨圧迫を繰り返し，救急車の到着を待つ．反応があれば，意識確認を行う．なお，AEDは2分ごとに心電図解析が行われるため，救急隊に引き継ぐまで⑧〜⑨を繰り返す．

■ 気道異物除去（ハイムリック法）

気道に異物が入り窒息したヒトは窒息サイン（universal choking sign）を呈す（**図X-2**）．窒息したヒトを見つけたら，ただちに119番通報し，救急車を呼んだうえで，前傾姿勢をとらせ背部を叩打したり（背部叩打法），背部から片手で握り拳を作り，みぞおちの少し下に当て，その上をもう一方の手で握り，両腕をすばやく上内方に引き絞るようにして腹部を圧迫する（ハイムリック法）．意識がなくなったら，胸骨圧迫からCPRを開始する．

**結果**　どんな場合でも，効果的な胸骨圧迫およびCPRを理解し実践できる．

**評価**
①ただちに119番に通報して救急車を依頼する意義を考察しなさい．
②最低限必要な行為は何かを考察しなさい．
③より効果的な一次救命蘇生法を行うためのポイントを考察しなさい．
④いつ，いかなる場合でも，即座に効果的なBLSを実施できるよう，心がけておくべき理由を考察しなさい．
⑤AEDの設置および配置の具体的な場所について考察しなさい．

文献：
1) American Heart Association：BLSプロバイダーマニュアル AHAガイドライン2015準拠．シナジー，2016．
2) 平出敦ほか：写真と動画でわかる一次救命処置（改訂版）．学研メディカル秀潤社，2012．
3) 日本蘇生協議会・日本救急医療財団：JRC蘇生ガイドライン2010．ヘルス出版，2011．

（所司睦文）

# XI

## 実習モデル

## XI 実習モデル

# 1 学内実習モデル

### 標準モデル策定に関する基準

①履修単位：3単位（135時間）とする．

②授業時間：授業1時限を45分とし，1回の実習時間を4時限（90分を2コマ）とする．回数は33回（132時間）とし，34回目（3時間）は筆記または実技の確認試験を行うことが望ましい．

③実習内容：

・学生同士がお互い検者と被検者になり，生体の生理的状態が正確に記録できるようにする．また，それを通じて患者心理の理解および接遇などを習得する．

・各実習項目の目的を十分理解し，必要な基礎的知識・技術を習得する．

・各種計測機器の構造，電気的安全性に関する実際的知識・技術を習得する．

・緊急対応が必要な状態の理解とそれが判断できる知識を習得する．

④実習人数：40人が望ましい．

⑤アドバンスコース：＊を付けた項目を含め，全4単位（180時間）として行うことが望ましい．

表XI-1　生理機能検査学　学内実習モデル

| 回数 | 項目 | 備考 |
|---|---|---|
| 1～4 | Ⅲ　循環機能検査<br>1　心電図検査<br>　①心電計<br>　②12誘導心電図<br>　③負荷心電図（禁忌事項を含む）＊<br>　　a.マスター2階段試験<br>　　b.エルゴメータ負荷試験<br>　④ホルター心電図<br>　⑤その他の心電図 | ＊a,bどちらかを実施 |
| 5 | 2　心音図検査<br>　①心音計<br>　②心音図<br>3　脈波検査＊<br>　①頸動脈波<br>　②指尖容積脈波 | ＊時間的に余裕があれば実施 |

XI 実習モデル

| 回数 | 項目 | 備考 |
|---|---|---|
| 5 | 4　脈管疾患検査*<br>　①足関節上腕血圧比（ABI）<br>　②脈波伝播速度（PWV） | |
| 6〜8 | 呼吸機能検査<br>1　換気機能検査<br>　①装置<br>　②肺気量分画<br>　③フローボリューム<br>　④コンプライアンス<br>　⑤機能的残気量<br>　⑥呼吸抵抗<br>　⑦ピークフローメータ | |
| 9〜10 | 2　肺胞機能検査<br>　①肺内ガス分布*<br>　②クロージングボリューム<br>　③肺拡散能力<br>　④呼気ガス分析 | *解説のみ |
| 11, 12 | 3　血液ガス分圧測定<br>　①装置<br>　②動脈血液ガス分析[*1]<br>　③経皮的血液ガス分圧測定<br>　④パルスオキシメータ<br>4　その他<br>　①基礎代謝検査<br>　②睡眠時無呼吸検査[*2] | [*1] 静脈血を用いるも可<br><br>[*2] 装置が準備できれば簡易式で実施 |
| 13〜15 | 神経筋機能検査<br>1　脳波<br>　①脳波計<br>　②脳波検査<br>　③賦活法<br>2　誘発脳波*<br>　①事象関連電位（ERP）検査法<br>　　a. P300<br>　　b. 随伴陰性変動（CNV） | *時間的に余裕があれば実施 |
| 16, 17 | 3　筋電図<br>　①筋電計<br>　②筋電図<br>　　a. 針筋電図[*1]<br>　　b. 表面筋電図<br>4　誘発筋電図<br>　①運動神経伝導検査（MCV）<br>　②F波伝導速度検査<br>　③H反射[*2]<br>　④感覚神経伝導検査（SCV） | [*1] 医師によるデモを見学<br><br>[*2] 時間的に余裕があれば実施 |
| 18, 19 | 感覚機能検査<br>1　体性感覚誘発電位（SEP）<br>2　視覚機能検査<br>　①眼底写真検査<br>　②視覚誘発電位（VEP） | |

| 回数 | 項目 | 備考 |
|---|---|---|
| 20 | 3　聴覚機能検査<br>①聴力検査<br>②聴覚脳幹誘発電位（ABR） | |
| 21 | 4　平衡機能検査<br>①眼振電図検査<br>②重心動揺検査<br>③平衡機能検査法* | *時間的に余裕があれば実施 |
| 22 | 5　その他<br>①味覚機能検査<br>②嗅覚機能検査 | |
| 23〜26 | 画像検査<br>1　超音波検査<br>①超音波の性質（アーチファクト含む）<br>②超音波診断装置<br>2　心臓超音波<br>①検査技術<br>　a.Bモード<br>　b.Mモード<br>　c.ドプラ法<br>②超音波画像 | |
| 27〜30 | 3　臓器別画像解析<br>①腹部臓器（消化器・産婦人科・泌尿器）<br>②体表臓器（甲状腺，乳腺，頸動脈）<br>4　超音波検査の前処置 | |
| 31 | 磁気共鳴画像検査（MRI）<br>①装置<br>②検査法<br>③磁気共鳴画像 | *MRI工場見学や病院見学でもよい（説明も受けられる） |
| 32 | 熱画像検査<br>①装置<br>②画像処理<br>③熱画像検査法 | |
| 33 | 一次救命救急処置 | 消防署にも依頼はできる |

（今井　正）

# XII

# 臨地実習

# 1 臨地実習の心構え

XII 臨地実習

## 一般目標

生理検査の特殊性を見極め，検者と被検者の立場より一体的思考を展開する．すなわち，医療の現場での双方のかかわりと，それを推進するときの絶対的な条件を認識し，病態の変化に対してのみならず，被検者（患者）への十分な対応ができるための基礎を知り，少しでも多くの事柄に接し，身をもって体得することを目指す．検査室の業務とその流れを知ったうえで，自分にできることを探し，積極的に実習する．

<技能>
①検査に必要な主な機械の準備，操作，データ整理など一連の技術を実施する．
②実際に使用されている主な検査機械について，機械の準備，操作，データ整理や保守安全管理など，使用するうえでの基礎的な技術を実施する．
③検者が，被検者から最適な条件，最大の努力を得るための技術を実施する．
④検査機械を取り扱ううえでの，接する作法（マナー）を身につける．

<認知>
⑤学内の講義・実習で学んできた知識・技術が，どのように検査現場で応用され，実践されているかを認識する．
⑥検査データと疾患との関係を知り，病態解析への関心を高める．

<情意>
⑦被検者（患者）との接し方を学び，臨床検査技師としての態度を身につける．

## 生理学的検査実習での心得

生理学的検査のように直接被検者（患者）に接する部門では，実習生であっても職員の一員とみなされるので実習態度，服装や言葉使いなど接遇に十分注意する．
①被検者（患者）に接する場であるので身だしなみに注意する．
②挨拶ははっきりと，言葉遣いは明瞭にする．
③私語は慎む．
④被検者（患者）の前では，質問をひかえ，不安を抱かせるような言動をしない．
⑤検査成績は被検者（患者）や他人に漏らしてはならない（守秘義務）．
⑥被検者（患者）から質問されたら即答は避け，指示を仰ぐ．

（市村輝義）

# 2 臨地実習の一例（終日12日間実習）

## ■ 呼吸機能検査（終日3日間）

| 実習項目 | 実習内容 |
|---|---|
| ①呼吸機能検査の方法（原理）の理解 | ・各検査項目（呼気ガス分析，動脈血採血，呼吸抵抗，スパイログラム，クロージングボリューム，吸気ガス分布，肺拡散能力，機能的残気量，気道抵抗測定）の理解と実際の把握 |
| ②臨床検査における呼吸機能検査の流れの把握（業務実習を含む） | ・検査依頼から報告・結果の保存（利用）まで<br>・術前スパイログラム（対象，目的，術前・術中・術後における意義）<br>・総合肺機能検査の流れ（呼気ガス分析，動脈血採血，呼吸抵抗，スパイログラム，クロージングボリューム，吸気ガス分布，肺拡散能力，機能的残気量，気道抵抗測定）<br>・検査中の患者さんに対する説明，誘導のポイントを技師の対応を見聞きして理解する<br>・分析器のメンテナンスに対する考え方 |
| ＜業務実習＞ | ・消毒・マウスピースの洗浄（感染症に対する考え方）<br>・測定機器の校正 |
| ③患者さんとの接遇および医療従事者としての考え方の理解 | ・患者さんとの接遇について（見学および実習）<br>・患者さんの観察および患者情報の収集 |
| ④検査と疾患との関係の考察 | ・呼吸器（肺）疾患と呼吸機能に障害を及ぼす疾患<br>・患者データの見方とその利用方法 |

## ■ 循環機能検査（心電図＜終日3日間＞，心臓超音波＜終日3日間＞）

| 実習項目 | 実習内容 |
|---|---|
| ①検査室業務を流れとして理解する項目 | ・検査前準備（機器設定および電極）<br>・患者の流れ（依頼項目ごとの処理）<br>・患者との接し方（言葉使い，説明，質問などへの対応）<br>・患者の誘導，電極の装着<br>・記録および所見判読とデータの流れ（サーバなど） |
| ②各種検査を見学し理解する項目 | ・ホルター心電図の装着および解析手順<br>・マスター負荷心電図の方法と判定基準<br>・トレッドミル負荷心機能の方法と判定基準<br>・ポータブル検査時の患者との対応<br>・心エコー図検査，経食道心エコー図検査 |
| ③検査機器を使用しての実技 | ・安静心電図検査（実際に患者さんを検査）<br>・長時間記録心電図解析器にて例題症例の解析<br>・心エコーデータの解析（ビデオによる症例検討） |

■ 画像検査（主に腹部超音波＜終日5日間＞，MRI＜終日1日間＞）

| 実習項目 | 実習内容 |
| --- | --- |
| ①検査の流れ，患者接遇の習得（検査前の被検者への注意，検者の心構え） | |
| ②超音波検査装置（LOGIQ-500）の操作手順の習得 | |
| ③各種検査の見学（随時見学する） | ・上・下腹部：検査目的を把握し，検査所見が理解できるよう心がける．<br>・甲状腺，乳腺：検査の概要を知る<br>・特殊検査：術中検査・腎生検・エコーガイド下穿刺などの実際を知る |
| ④基本的な走査法の習得 | ・腹部：各走査方法と描出される臓器の理解，飲水法や膀胱充満法の実施<br>・甲状腺：基本走査と超音波画像の理解 |
| ⑤異常エコー像と診断基準の理解 | |
| ⑥各種診断会への参加 | |
| ⑦MRI検査の説明と見学 | |

■ 神経機能検査（終日3日間）

| 実習項目 | 実習内容 |
| --- | --- |
| ①脳波検査 | ・通常の脳波検査（成人）<br>・小児の脳波検査（乳幼児を含む）<br>・ポータブル検査 |
| ②誘発電位 | ・体性感覚誘発電位（SEP）：上肢・下肢<br>・聴覚誘発電位（AEP）：聴性脳幹反応（ABR），蝸電図（EchoG）<br>・視覚誘発電位（VEP）：フラッシュVEP，パターンリバーサルVEP，網膜電位図（ERG）<br>・ポータブル検査 |
| ③筋電図 | ・誘発筋電図（神経伝導検査 NCS），眼輪筋反射（Blink-reflex），疲労検査，F波検査など<br>・針筋電図検査<br>・表面筋電図検査 |
| ④その他の検査 | ・自律神経機能検査<br>・サーモグラフィ<br>・末梢血管検査（ABI，指尖容積脈波など） |

（市村輝義）

【編者】
今井　正
　香川県立保健医療大学名誉教授

【著者】（執筆順）
今井　正
　上記
石山　陽事
　元　つくば国際大学教授（医療保健学部医療技術学科）
尾形　申弐
　前　東京医科大学茨城医療センター（中央検査部技師長）
山本　誠一
　元　純真学園大学特任教授（保健医療学部検査科学科）
吉田　髙子
　元　神戸常盤短期大学教授（衛生技術科）
横尾　智子
　新渡戸文化短期大学教授（臨床検査学科）
松浦　雅人
　田崎病院副院長/東京医科歯科大学名誉教授
長田　美智子
　竜王共立診療所（検査室）
高嶋　浩一
　宇都宮記念病院（診療技術部検査科技師長）

所司　睦文
　京都橘大学教授（健康科学部臨床検査学科長）
遠藤　まゆみ
　目白大学耳科学研究所クリニック臨床検査技師長（耳鼻咽喉科）
加賀　早苗
　北海道大学大学院保健科学研究院准教授（病態解析学分野）
三神　大世
　北海道大学名誉教授
刑部　恵介
　藤田医科大学准教授（医療科学部生体機能解析学分野）
後藤　きよみ
　関西医療大学（保健医療学部）
鶴岡　尚志
　新浦安虎の門クリニック副院長
司　茂幸英
　元　杏林大学客員教授（保健学部臨床検査技術学科）
市村　輝義
　元　関西医療大学教授（保健医療学部臨床検査学科）

---

臨床検査学実習書シリーズ
生理機能検査学　実習書　　　　　　　　ISBN978-4-263-22329-1

2012年6月25日　第1版第1刷発行
2025年7月5日　第1版第8刷発行

　　　　監　修　一般社団法人
　　　　　　　日本臨床検査学教育協議会
　　　　編　者　今　井　　　正
　　　　発行者　白　石　泰　夫
　　　　発行所　医歯薬出版株式会社
　　　　〒113-8612　東京都文京区本駒込1-7-10
　　　　TEL．（03）5395-7620（編集）・7616（販売）
　　　　FAX．（03）5395-7603（編集）・8563（販売）
　　　　　　　　　https://www.ishiyaku.co.jp/
　　　　　　　　郵便振替番号　00190-5-13816

乱丁，落丁の際はお取り替えいたします　　印刷・壮光舎印刷／製本・愛千製本所
© Ishiyaku Publishers, Inc., 2012.　Printed in Japan

本書の複製権・翻訳権・翻案権・上映権・譲渡権・貸与権・公衆送信権（送信可能化権を含む）・口述権は，医歯薬出版(株)が保有します．

本書を無断で複製する行為（コピー，スキャン，デジタルデータ化など）は，「私的使用のための複製」などの著作権法上の限られた例外を除き禁じられています．また私的使用に該当する場合であっても，請負業者等の第三者に依頼し上記の行為を行うことは違法となります．

JCOPY＜出版者著作権管理機構 委託出版物＞

本書をコピーやスキャン等により複製される場合は，そのつど事前に出版者著作権管理機構（電話 03-5244-5088，FAX 03-5244-5089，e-mail：info@jcopy.or.jp）の許諾を得てください．